编委会

主　审： 吴佳玉　四川省医学科学院·四川省人民医院
　　　　　 陈　亿　四川大学华西医院

主　编： 宗志勇　四川大学华西医院
　　　　　 乔　甫　四川大学华西医院

副主编： 尹维佳　四川大学华西医院、四川大学华西天府医院
　　　　　 向　钱　四川省医学科学院·四川省人民医院
　　　　　 黄文治　四川大学华西医院
　　　　　 张　慧　四川大学华西医院

学术秘书： 陶思源　四川大学华西医院

参　编：（按拼音音序排序）

陈燕平	四川大学华西天府医院	裴小琴	成都市第三人民医院
程琳芝	四川大学华西医院	彭雅兰	四川大学华西医院、四川大学华西厦门医院
邓宇骅	四川大学华西医院	石　武	四川大学华西医院
杜　亭	四川大学华西天府医院	舒明蓉	四川大学华西医院
段晓菲	成都市公共卫生临床医疗中心	陶思源	四川大学华西医院
郭琳雯	四川大学华西医院	王妍潼	四川大学华西医院
胡　鑫	四川大学华西天府医院	卫　丽	四川大学华西医院
黄　静	四川大学华西医院	吴　熠	广安市人民医院
李　多	西南医科大学附属医院	吴春霖	四川省肿瘤医院
李　娟	四川大学华西第二医院·华西妇产儿童医院	肖亚雄	宜宾市第一人民医院
		徐世兰	四川大学华西医院
李诗雨	四川大学华西医院	曾庆会	四川大学华西医院
李宜哲	四川大学华西天府医院	张　琳	成都上锦南府医院
林　吉	四川大学华西医院	张誉铮	国家心理健康和精神卫生防治中心
刘　磊	四川省骨科医院	赵　霏	四川大学华西第二医院·华西妇产儿童医院
刘　欣	广州医科大学附属第三医院		
刘　璇	沈阳药科大学	周威龙	四川省儿童医院·四川省儿童医学中心
罗棵濒	四川大学华西天府医院		
罗若城	四川大学华西医院	朱仕超	四川大学华西医院、四川大学华西天府医院
吕　宇	四川省医学科学院·四川省人民医院		
		庄红娣	四川大学华西医院
庞启迪	成都中医药大学附属医院	左泽锦	四川大学华西医院

四川省预防医学会

华西感控

医院感染流行病学实践

宗志勇　乔甫　主编

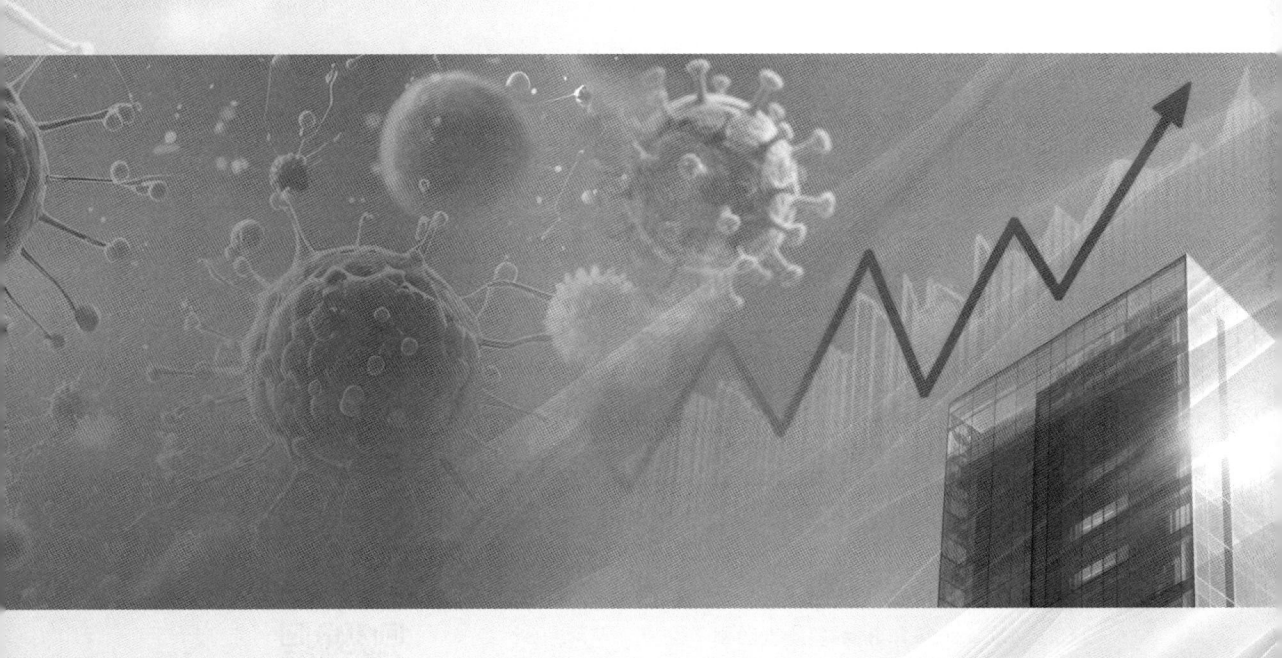

四川大学出版社

图书在版编目（CIP）数据

医院感染流行病学实践 / 宗志勇，乔甫主编．
成都：四川大学出版社，2025．5（2025．8重印）．
-- ISBN 978-7-5690-7756-8

Ⅰ．R197.323；R18

中国国家版本馆CIP数据核字第20250WQ616号

书　　名：医院感染流行病学实践
　　　　　Yiyuan Ganran Liuxingbingxue Shijian
主　　编：宗志勇　乔　甫

选题策划：许　奕
责任编辑：许　奕
责任校对：倪德君
装帧设计：胜翔设计
责任印制：李金兰

出版发行：四川大学出版社有限责任公司
　　　　　地址：成都市一环路南一段24号（610065）
　　　　　电话：（028）85408311（发行部）、85400276（总编室）
　　　　　电子邮箱：scupress@vip.163.com
　　　　　网址：https://press.scu.edu.cn
印前制作：四川胜翔数码印务设计有限公司
印刷装订：成都金龙印务有限责任公司

成品尺寸：185mm×260mm
印　　张：20
字　　数：490千字

版　　次：2025年6月 第1版
印　　次：2025年8月 第2次印刷
定　　价：80.00元

本社图书如有印装质量问题，请联系发行部调换

版权所有 ◆ 侵权必究

扫码获取数字资源

四川大学出版社
微信公众号

前 言

医院感染防控既是科学，也是艺术。它既需要流行病学理论的严谨支撑，也依赖临床实践的智慧沉淀。在医疗技术革新与病原体进化并行的当下，医院感染防控已从单一的消毒隔离演变为多学科交叉的系统工程。本书以"理论为骨、实践为魂"作为编写理念，搭建起一座连接流行病学原理与医院场景应用的桥梁。

全书层层递进，构建了"基础—方法—应用—拓展"的完整知识体系。开篇从医院感染流行病学的历史沿革入手，立足学科本源，明确伦理边界并展望未来图景。接着以统计学工具为基础，系统梳理从描述性研究到监测体系构建、从分析性研究到实验设计的方法论全貌。尤为难得的是，书中创新性地将理论流行病学模型与分子生物学技术深度融合，既展现了运用数学建模预测感染传播的宏观视角，又揭示了通过基因分型锁定传染源的微观视角。

本书的实践价值在场景化章节中体现得尤为明显。例如，通过实战案例聚焦医疗机构内特殊传染病防控和医院感染暴发调查，深度还原从病原溯源到干预复盘的全流程实战逻辑。更值得关注的是，本书纳入了医院感染卫生经济学评价，运用成本-效果分析、成本-效用分析等工具，破解"感控投入与医疗效益"这一经典难题。

与传统医院感染防控专著不同，本书呈现出三大创新维度：一是方法论跨界融合，涵盖从质性研究到人工智能模型、从 Meta 分析到分子分型技术等内容，满足不同场景的需求；二是防控关口前移，通过风险评估矩阵设计、感控措施依从性监测等，将被动应对转变为主动防御；三是贯穿全链条思维，通过案例引入，形成"问题识别—数据分析—决策实施—效果评价"的闭环逻辑。

本书既可以作为医院感染管理人员的全景式工作手册，为临床医务人员提供循证感控决策支持，也能为公共卫生研究者开辟"医院微生态"这一特殊研究领域。在DRG支付改革与医院评审标准升级的背景下，书中涉及的感染经济负担测算、多部门协作模板等内容，恰好为现代医院精细化管理提供了关键支撑。

当我们看到超级细菌突破抗菌药物防线、新兴病原体挑战传统防控体系时，医院感染流行病学已不仅是专业领域的课题，更关乎医疗安全底线。愿这本书成为医院感染防控实践者的"战术工具箱"、医院管理者的"防控路线图"，让"零感染"在医疗质量提升中得以实现。

目录

第一章 概 论 ··· 1
  第一节 医院感染流行病学发展史 ······························· 1
  第二节 医院感染流行病学的重要内容 ························· 3
  第三节 医院感染流行病学的伦理考量 ······················· 12
  第四节 医院感染流行病学展望 ································· 19

第二章 常见医院感染统计指标及分析方法 ······················ 24
  第一节 定性资料描述 ·· 24
  第二节 定性资料分析 ·· 31
  第三节 定量资料的统计分析 ···································· 37

第三章 描述流行病学在医院感染管理中的应用 ··············· 50
  第一节 个案调查、病例报告在医院感染管理中的应用 ····· 50
  第二节 横断面调查在医院感染管理中的应用 ············· 55
  第三节 生态学研究在医院感染管理中的应用 ············· 60
  第四节 质性研究在医院感染管理中的应用 ················ 65

第四章 监测在医院感染管理中的应用 ······························ 71
  第一节 医院感染发病率监测 ···································· 71
  第二节 手术部位感染的目标性监测 ·························· 75
  第三节 导管相关感染的目标性监测 ·························· 80
  第四节 血透事件的目标性监测 ································· 92
  第五节 多重耐药菌感染的目标性监测及细菌耐药性监测
    ·· 100
  第六节 医务人员职业暴露及健康监测 ····················· 113

第七节 医院感染防控措施依从性监测 ········· 116
第八节 风险评估 ········· 134

第五章 分析性流行病学在医院感染管理中的应用 ········· 148
第一节 病例对照研究在医院感染管理中的应用 ········· 148
第二节 队列研究在医院感染管理中的应用 ········· 160

第六章 实验流行病学在医院感染管理中的应用 ········· 166
第一节 类实验研究在医院感染管理中的应用 ········· 166
第二节 随机对照试验在医院感染管理中的应用 ········· 171
第三节 整群随机试验研究在医院感染管理中的应用 ········· 177

第七章 理论流行病学在医院感染管理中的应用 ········· 185
第一节 仓室模型在医院感染管理中的应用 ········· 185
第二节 基于个体的模型在医院感染管理中的应用 ········· 192
第三节 灰色模型在医院感染管理中的应用 ········· 196
第四节 神经网络模型在医院感染管理中的应用 ········· 198
第五节 人工智能在医院感染管理中的应用 ········· 203

第八章 分子流行病学在医院感染管理中的应用 ········· 208
第一节 脉冲场凝胶电泳在医院感染管理中的应用 ········· 208
第二节 聚合酶链式反应在医院感染管理中的应用 ········· 211
第三节 基质辅助激光解吸电离飞行时间质谱在医院感染管理中的应用 ········· 215
第四节 测序技术在医院感染管理中的应用 ········· 221

第九章 医院感染卫生经济学评价 ········· 226
第一节 医院感染的经济负担 ········· 226
第二节 卫生经济学评价的基本概念和基本步骤 ········· 232
第三节 医院感染的成本－效果分析 ········· 234
第四节 医院感染的成本－效用分析 ········· 237
第五节 医院感染的成本－效益分析 ········· 242

第十章 传染病流行病学在医院感染管理中的应用 ········· 245
第一节 概述 ········· 245
第二节 医疗机构传染病监测 ········· 248
第三节 医疗机构内传染病防控 ········· 252
第四节 医疗机构重点关注传染病的调查处置实践 ········· 255

第十一章 系统综述和Meta分析在医院感染管理中的应用 ········· 259
第一节 概述 ········· 259
第二节 系统综述在医院感染管理中的应用 ········· 262
第三节 Meta分析在医院感染管理中的应用 ········· 267

第十二章 医院感染暴发流行病学调查 ··· 273

- 第一节 流行病学调查步骤 ··· 273
- 第二节 建筑曲霉菌暴发事件调查 ··· 276
- 第三节 新生儿病房少见病暴发 ··· 280
- 第四节 手术部位感染暴发 ··· 283
- 第五节 军团菌医院感染暴发调查 ··· 286
- 第六节 内镜中CRE感染暴发调查 ··· 291
- 第七节 医务人员职业暴露暴发 ··· 296
- 第八节 中医操作相关医院感染暴发调查 ··· 298
- 第九节 呼吸道传染病暴发调查 ··· 302

附 录 ··· 307

第一章 概 论

第一节 医院感染流行病学发展史

医院感染监测可追溯到19世纪早期。Simpson医生通过监测发现患者截肢后的感染死亡率因医院不同而异。

1846年，Semmelweis被任命为维也纳总医院产科的助理。那时产妇发生产褥热并因此死亡的情况非常普遍。维也纳总医院有两个产科病房，一个由产科医生和医学生负责（Ⅰ部），另一个则由助产士负责（Ⅱ部）。通过监测，Semmelweis发现Ⅰ部产妇产褥热导致的死亡率为18.3%，而Ⅱ部产妇产褥热导致的死亡率仅为2%。通过调查，他否定了Ⅰ部产妇死亡率与瘴气、社会经济条件、食物、水、拥挤程度、季节、被服和通风等因素有关，因为Ⅰ部和Ⅱ部的情况十分接近。他经过详细的观察和研究发现，产科医生和医学生常常直接从解剖室到产房接生，而没有清洗双手。他怀疑这种从尸体上带来的"腐败的颗粒"（实际上是微生物）是导致产褥热的原因。因此，1847年，Semmelweis引入了一项新规定，要求所有进入产房的产科医生和医学生必须先用氯化钙溶液洗手，这项规定的效果立竿见影，产科病房的死亡率急剧下降至1.3%。随后，为了证实他的猜想，Semmelweis又进行了回顾性调查，结果发现产妇的死亡率在开展尸体解剖前是很低的，而随着医学的发展强调尸体解剖后才突然增加。

尽管Semmelweis的发现具有重要意义，但是他的理论和做法并未得到认同，当时的医学界还没有细菌的概念，很多人认为疾病是由不平衡的体液引起的，因此他们无法接受Semmelweis的洗手理论。由于持续的批评和社会的排斥，Semmelweis的心理健康开始恶化。1865年，他被诱骗进入一家精神病院，并在几周后因感染而死亡。Semmelweis的工作直到他去世几十年后才得到了医学界的广泛认可，这要归功于路易·巴斯德和约瑟夫·李斯特等人对细菌理论的进一步研究和推广。今天，Semmelweis被视为医院感染防控领域的先驱，他也被后人尊称为"医院感染流行病学之父"。洗手已成为现代医疗卫生中不可或缺的一部分。

从20世纪70年代末期开始，随着医疗体系的逐步完善和公共卫生意识的提高，我国开始重视医院感染的监测和控制工作。1976年，居正华等在《国外医学参考资料·流行病学传染病学分册》中介绍了医院感染流行病学的相关内容。1978年，卫生部（现更名为国家卫生健康委员会）正式成立了医院感染研究小组，这标志着中国医院感染管理工作的起步。1986年，在卫生部医政司的领导下成立的医院感染监控协调小组开始组织实施医院感染监测项目，负责全国医院感染监控工作的组织、指导和监督管理，并建立了由 17 所医院和 8 所防疫站组成的医院感染监控系统。1989 年，建立全国医院感染监控网后，监控范围扩大到 29 个省（自治区、直辖市）的 103 所医院，1991 年发布的数据报告显示医院感染总的发病率约为 10%。1998 年，全国医院感染监控网由全国医院感染监控管理培训基地接管，2023 年更名为全国医疗机构感染监测网。

在监测制度建设方面，1995 年发布的《医院感染管理规范》对在医院内开展病例监测、环境监测、暴发处置等都进行了较为详细的规定。2006 年颁布的《医院感染管理办法》也对相关的工作提出了相应的要求。为了更好地落实医院感染流行病学相关工作，2009 年我国颁布了《医院感染监测规范》（WS/T 312—2009），并于 2023 年更新为《医院感染监测标准》（WS/T 312—2023）。2019 年颁布了《医院感染暴发控制指南》（WS/T 524—2016），用于规范处置、应对医院感染暴发事件。这些法律法规和行业标准的颁布，标志着医院感染流行病学工作开展的逐步规范化和标准化。

20 世纪 80 年代，医院开始重视医院感染相关问题，开始尝试使用流行病学的方法进行处置。1985 年，安徽医科大学流行病学教研室开展了婴幼儿轮状病毒肠炎的流行病学研究，对 1982—1983 年合肥市两所综合性医院儿科住院儿童肠炎医院感染进行了监测和病原性检测。1986 年，姚敬业等报告了一起鼠伤寒沙门菌所致的新生儿胃肠炎暴发案例的调查处置，共涉及 33 人，通过采取流行病学调查（流调）、停止接收新产妇、彻底消毒等措施成功控制了暴发。1986 年，成都生物研究所发表了《绿脓杆菌的分型方法及其在医院获得性感染中的应用》，针对绿脓杆菌（铜绿假单胞菌）的分型方法及其应用进行了研究。1987 年，山东济南卫生防疫站开展了医务人员手污染的多中心调查，揭示了医务人员手污染的严重程度。1992 年，第四军医大学西京医院的孙艳平首次报道了心血管外科术后医院感染前瞻性调查，标志着前瞻性、目标性监测的起步。1989 年，李六亿开展了心脏外科院内感染经济损失的研究，结果显示医院感染的医疗费用比对照组平均高出 2207 元，平均住院时间延长 14 天。1995 年，北京天坛医院报道了其于 1992 年 7 月起开展的前瞻性随机对照临床试验，试验组术前 30 分钟规范使用头孢噻肟三嗪，结果试验组的医院感染发生率为 6.29%，明显低于对照组的 17.43%，其中试验组颅内感染发病率为 2.29%，显著低于对照组的 8.00%。在循证医学引入我国后，2001 年，胡必杰等首先发表了对医院内肺炎的流行病学现状的荟萃分析，解释了医院内肺炎的发病率为 2.33%，病死率为 24.08%，高于全国监测网数据的情况。

虽然我国的医院感染流行病学已经取得了长足的进步，但是不可否认，仍然存在一些问题，比如研究设计不严谨、统计方法有误、特别偏爱卡方检验等。未来，应该从方法、模式等方面进行优化和提升。目前各种数学模型、预测模型层出不穷，许多优秀的模型也可考虑引入医院感染的管理工作中使用。另外，应考虑大数据的使用、机器学习、人工智能（AI）、数字健康、元宇宙等新技术的使用。例如，国际上已经有人通过图像识别系统开发了手术部位感染的自动监测系统，便于患者出院后开展相应的监测工作。应该不断扩展医院感染流行病学的外延和内涵，明确适用范围等。例如，在医院感染监测方面已经出现了血透相关感染事件、手术部位感染事件等监测内容，使感染防控更好地融入临床工作。

（乔甫）

第二节 医院感染流行病学的重要内容

一、相关定义

（一）医院感染

卫生部 2001 年发布的《医院感染诊断标准（试行）》和 2006 年发布的《医院感染管理办法》中，将医院感染定义为住院患者在医院内获得的感染，包括在住院期间发生的感染和在医院内获得、出院后发生的感染，但不包括入院前已开始或入院时已存在的感染。医务人员在医院内获得的感染也属于医院感染。

1. 下列情况属于医院感染。

1) 无明确潜伏期的感染，入院 48 小时后发生的感染为医院感染；有明确潜伏期的感染，自入院起超过平均潜伏期后发生的感染为医院感染。

2) 本次感染直接与上次住院有关。

3) 在原有感染的基础上出现其他部位新的感染（排除脓毒血症迁徙灶），或在原感染已知病原体的基础上又分离出新的病原体的感染（排除污染和原来的混合感染）。

4) 新生儿在分娩过程中和产后获得的感染。

5) 由诊疗措施激活的潜在性感染，如疱疹病毒、结核分枝杆菌等的感染。

6) 医务人员在医院工作期间获得的感染。

2. 下列情况不属于医院感染。

1) 皮肤黏膜开放性伤口只有细菌定植而无炎症表现。

2) 由于创伤或非生物性因子刺激而产生的炎症表现。

3) 新生儿经胎盘获得的感染（出生后 48 小时内发病），如单纯疱疹、弓形虫病、水痘等。

4) 患者原有的慢性感染在医院内急性发作。

2008 年，美国疾病预防控制中心（Centers for Disease Control and Prevention，CDC）提出了医疗保健相关感染（Healthcare-associated Infection，HAI）的定义，即患者因其他状况在接受治疗过程中获得的感染，或医务人员在医疗环境中履行职责时获得的感染。此定义后来在世界卫生组织（World Health Organization，WHO）相关文件中被广泛使用，我国在《医疗机构门急诊医院感染管理规范》（WS/T 591-2018）中也引入了此定义。医疗保健相关感染是指患者或就诊者在诊断、治疗和预防等医疗保健活动中所获得的感染。此定义在一定程度上弥补了医院感染人群覆盖方面的一些不足，如门诊就诊人群、体检人群等。但此定义缺乏明确的时间、空间定义，在实际操作中存在不足。

（二）流行病学

流行病学是人类与疾病斗争过程中逐渐发展起来的一门学科，其诞生、形成与传染病的防治有密不可分的关系，人们面临的已不仅仅是传染病，而是更广泛的健康相关问题，所以其内涵也早已超越了最初的定义。我国《流行病学》统编教材中给出的定义为：流行病学是研究人群中疾病与健康状况的分布及其影响因素，并研究防治疾病及促进健康的策略和措施的科学。

（三）医院感染流行病学

流行病学与其说是专业学科，不如说是一种方法论或平台学科，它可以与其他学科相互交叉、相互渗透，从而帮助人们发现、描述以及解决这些专业学科的问题。

流行病学与医院感染防控结合产生了医院感染流行病学，或者说医院感染防控本身就是流行病学在医疗保健领域中的一个应用，而医院感染就是为了对医疗保健质量进行监测而创造的一个流行病学定义。所以我们可以认为医院感染流行病学就是研究特定人群（就诊人群、住院患者、医务人员等）中感染性疾病的分布及其影响因素，并研究防控感染和提高医疗保健质量的策略和措施的科学。

二、研究方法

流行病学既是一门应用学科，也是逻辑性很强的科学研究方法。它以医学为主的多学科知识为依据，利用观察和询问等手段来调查社会人群中的疾病和健康状况，描述频率和分布，通过归纳、综合和分析提出假说，进而采用分析性研究对假说进行检验，最终通过实验研究来证实。人们了解清楚疾病的发生规律之后，还可以上升到理论高度，用数学模型预测疾病。

流行病学研究采用观察法、实验法和数理法（图1-1），以观察法和实验法为主。观察法按是否有事先设立的对照组可进一步分为描述性研究和分析性研究。因此，流行病学研究按设计类型可分为描述流行病学、分析流行病学、实验流行病学和理论流行病学四类，每种类型又包括多种研究设计。描述流行病学主要是描述疾病或健康状态的分布，起到揭示现象、为病因研究提供线索的作用，即提出假设。而分析流行病学主要是检验假设。实验流行病学则用于验证假设。每种方法各有其适用性和优缺点，在后面的具体章节中会详细讲述。

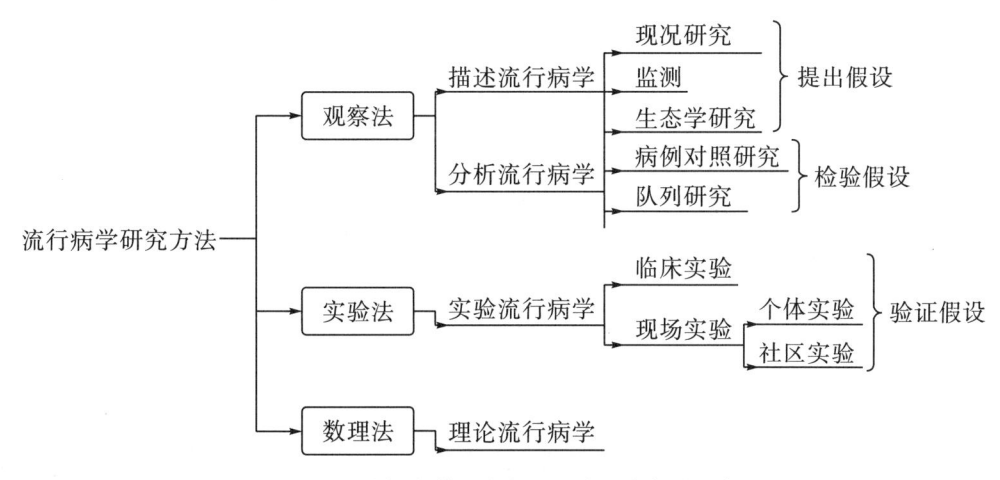

图 1-1　流行病学研究方法（按设计类型分类）

在实际的工作中按照工作性质和任务分类，医院感染流行病学调查可以分为病例调查、暴发调查、专题流行病学调查（摸底调查）。病例调查又称个案调查，它实际是现况研究或调查在现场中的应用，用于调查个体发病的"来龙去脉"，对于疾病（尤其是传染病）的鉴别诊断、判断其流行病学意义有重要作用。暴发调查是应用所有可及的流行病学方法寻找暴发原因和探索对策的调查，除了描述流行病学方法，还会用到分析流行病学方法，以及一些其他工具和方法来形成令人信服的证据链，比如血清学检测、分子生物检测等。专题流行病学调查是现况调查的实际应用，它除了关注疾病的分布以外，还关注一些相关危险因素，以及可能与干预措施相关的因素，对卫生决策有很强的指导作用。

三、流行病学的特征

（一）群体

流行病学研究人群中的疾病和健康状态，即从人群分布入手，将人群分布作为研究起点，而不考虑个人的患病和治疗，也不关注这些问题如何体现在器官和分子层面。流行病学研究始终关注人群问题。

人群的疾病和健康状态不可避免地带有社会烙印。如研究人群分布，就要考察职业、宗教信仰、居住地等社会特征，分析数据时也考虑生活习惯、社会经历、经济条件等社会因素影响。流行病学借鉴社会学研究方法，如非概率抽样、问卷设计、定性分析。采取措施时，也运用社会手段，如加强宣传教育、改善生活和经济条件、完善卫生设施和医疗保健服务。流行病学是医学中渗透和结合诸多社会因素的学科。

（二）对比

对比贯穿流行病学研究的始终，这是流行病学研究方法的核心。只有通过对比调查和分析，才能发现疾病发生的原因或线索，如对比高血压组和非高血压组的冠心病发病率、疫苗接种组和未接种组的病毒性肝炎发病率，以及素食者和非素食者的寿命。流行病学工作常针对疾病人群、正常人群或亚临床人群进行概率对比。

此外，我们还观察两个或多个结果之间是否存在相关性，即研究它们是否一致，而不仅仅是差异，这也是一种比较。例如，进行一致性检验，探究剂量－反应关系，计算相关系数等，这在流行病学研究中也很常用。

（三）概率论和数理统计学

流行病学极少用绝对数表示各种分布情况，更多使用频率指标，因为绝对数无法显示人群中发病的强度或死亡的危险性。频率实际上是一种概率，流行病学强调概率。计算概率必须有正确的分母数据，所以有人称流行病学是"分母的学科"。此外，流行病学工作要求有充足的数据量。所谓充足不是越多越好，而是"合理的"充足，避免增加不必要的经济负担和工作难度，也不能太少而难以正确说明问题。合理的数据量依靠统计学原则决定，同时考虑具体情况灵活调整。

（四）社会心理

人群健康与环境有着密不可分的关系。疾病的发生不仅与人体内环境相关，还受到自然环境和社会环境的影响。在研究疾病的病因和传播因素时，我们应全方位考察研究对象的社会心理。

（五）预防为主

作为公共卫生和预防医学的重要组成部分，流行病学始终坚持以预防为主的方针，这也是该学科的核心研究内容之一。与临床医学不同，流行病学面向整个人群，关注疾病预防尤其是一级预防，以保护人群健康。

（六）发展

从流行病学发展历史来看，针对不同时期主要的公共卫生问题，流行病学的定义和任务在不断变化，研究方法在不断改进。流行病学不断吸收其他学科的营养，产生了许多新分支。这些都彰显了该学科的发展特征。

四、医院感染流行过程

医院感染的发生需要感染源、感染途径和易感人群三个相互关联的环节及其之间的相互作用，缺一不可。

（一）感染源

1. 患者及病原携带者：一般的传染病在潜伏期末、症状明显期均有明显的传染性，少数传染病如伤寒，在恢复期早期仍有传染性。病原携带者（如痢疾杆菌携带者）有传染性。隐性感染者（如甲型肝炎病毒隐性感染者）有传染性。多数传染病患者及病原携带者的传染性都有时限性。非传染病患者及非传染病病原携带者，如甲氧西林耐药金黄色葡萄球菌感染者或携带者、多重耐药鲍曼不动杆菌感染者或携带者等，多是此类病原菌的定植者，其病原菌定植的时间往往较长，较难被消除，其感染性没有明显的时限性。

2. 受到病原体污染的医院环境与物体表面：床单元、输液架、输液泵、监护仪器与导联线、呼吸机、治疗车（护理车）、电脑键盘与鼠标、门把手、水龙头、担架和轮椅等物体的表面，尤其是接触患者的物品表面和手接触的表面，既可以被来自宿主的病原体污染，又可以被来自环境的病原体污染。一旦被污染，若未进行有效的清洗、消毒，该表面就可以成为感染源。

3. 污染的手：医务人员、陪护人员、探视人员等所有与患者有接触的人员的污染的手，其病原体可以来自患者、物体表面和水。若手卫生存在缺陷，这些病原体可存活一定时间。如果污染的手再接触患者或患者所处环境的物体表面，就会造成病原体扩散。此外，被病原体污染的手套也可以成为感染源。

4. 污染的医疗用水与食物：自来水，尤其是二次供水的自来水，常因被病原体污染而成为感染源，造成器械污染或直接传播至患者。暴露于空气中的水常被污染。

5. 污染的空气：空气中含有经呼吸道传播的病原体时可成为感染源。这些病原体包括结核分枝杆菌、军团菌、流感病毒等。空调房间自然通风不良时，污染空气中也可以培养出霉菌、金黄色葡萄球菌、鲍曼不动杆菌等。

6. 污染的诊疗器械：未被彻底清洁、消毒灭菌的诊疗器械、内镜和手术器械等。

7. 污染的清洁工具与消毒设施：用于清洁地面、物体表面的拖把、抹布等若受到污染后未能得到有效清洗和消毒，再次使用时就会成为感染源。用于消毒医疗器械的设施若在使用中被污染后未能得到有效处理，再次使用时也会成为感染源。

8. 污染的消毒剂：其被污染时可以污染消毒对象，尤其是污染待消毒的医疗器械。

9. 污染的药物：被污染的药物本身就可以成为感染源。

10. 医务人员：其感染或携带病原体时可以成为感染源，如医务人员的鼻腔携带的肺炎克雷伯菌会导致新生儿感染，医务人员的鼻腔携带的金黄色葡萄球菌会引发患者的切口金黄色葡萄球菌感染等。需要强调的是，医务人员既可以成为感染源，也是医院感染的易感者。

（二）感染途径

传播可能通过一个或多个途径发生：接触（直接或间接）飞沫、空气、公共媒介和虫媒等。一种病原体可能有单一的传播途径，也可能有两种或多种传播途径。例如，结核分枝杆菌通过空气传播；麻疹病毒主要通过接触传播，但也可能通过空气传播；沙门菌可能通过接触公共媒介、空气或虫媒传播。因此，在明确传播途径的过程中，虽然某种途径可能是涉及医院感染问题的明显途径，但另一种途径也可能是有效的。特定病原菌传播途径的相关知识对人们研究医院感染问题是非常有帮助的，其有助于指出感染源并帮助人们更快速地制定控制措施。

1. 接触传播：重要的和常见的医院感染病原体的传播方式。其可分为两类：直接接触传播和间接接触传播。直接接触传播包括以下几种：身体表面的直接接触、易感宿主与感染者或定植者之间的微生物物理转移（发生于给患者沐浴或进行需要直接接触的患者诊疗活动时）。直接接触传播也能在两个患者之间发生（一个作为感染微生物来源，另一个作为易感宿主）。间接接触传播涉及易感宿主和受污染的中间对象的接触，受污染的中间对象通常是无生命的，如受污染的器械、针、敷料，受污染的未洗的手以及接触两个患者后未更换的手套。中间对象可能被一个有生命或无生命的感染源污染。举个例子，当内镜接触到感染患者（起始患者）时，若存在内镜清洁、消毒缺陷，肠道微生物可能通过污染的内镜转移到易感宿主。

2. 飞沫传播：理论上讲，这是一种接触传播形式，但病原体转移到宿主的机制与直接或间接接触传播截然不同。因此，在医院隔离预防指南中，飞沫传播被认为是一种独立的传播途径。飞沫主要是人在咳嗽、打喷嚏、说话和执行特定操作（如吸痰和支气管镜检查）期间产生的。当包含病原体的飞沫（大粒径，粒径$\geqslant 5\mu m$）通过空气被推动一小段距离并沉着于宿主的结膜、鼻黏膜或口腔时，则发生传播。大粒径飞沫传播需要感染源和宿主之间的密切接触，因为飞沫不能在空气中保持悬浮，一般仅通过空气短距离移动，通常是1m或更少。由于飞沫不能在空中保持悬浮，不需要使用特别的空气处理和流通措施去预防飞沫传播（相对于空气传播）。

3. 空气传播：通过空气飞沫核（小粒径，粒径$< 5\mu m$）或包含病原体的尘埃颗粒传播。飞沫核包含长时间（数小时甚至数日）悬浮于空气的病原体。这种方式携带的病原体能通过气流广泛分散，并可能被相同房间内或离感染源更远的易感宿主吸入。因此，需要使用特别的空气处理和流通措施去预防空气传播。

一些呼吸道传染病的传播途径其实是相对复杂的，不能简单或武断地认为仅是飞沫传播或仅是空气传播，如新型冠状病毒的传播。人体被此类病原体感染后会产生包含病原体、水和呼吸道分泌物的颗粒，这些颗粒通过呼吸、交谈、唱歌、吐痰、咳嗽或打喷嚏离开感染者的口腔或鼻腔进入周围空气中，先随气流移动，再通过房间内的空气流动进一步分散和稀释。这些颗粒被称为"感染性呼吸道颗粒"（Infectious Respiratory Particles，IRPs）。感染性呼吸道颗粒的大小从不足微米到数毫米不等。为了科学地描述感染性呼吸道颗粒的特点，WHO在2024年4月发布的《关于经空气传播病原体拟议术语的全球技术磋商报告》摒弃了以往采用单一分界点（$5\mu m$）区分颗粒大小来定义"飞沫核"和"飞沫"的做法，指出感染性呼吸道颗粒可以受多种因素影响（如温度、湿度、紫外线强度、通风情况等）而造成不同距离的传播，在此基础上总结提出了"通过空气传播"（Through the Air）的概念，用来描述各种大小的感染性呼吸道颗粒"通过空气传播并吸入"和"直接沉积"到黏膜（眼、鼻和口等）两种方式引起感染的情况。这将对医院感染防控措施的选择产生重大影响。医疗机构可能需要综合考虑病原体传播方式、感染频率、严重程度等因素制定差异化策略。

（三）易感人群

宿主的易感性由病原体的定植部位和宿主的免疫力决定，宿主的免疫力在医院感染防控中有着非常重要的作用。理论上对某种病原体缺乏免疫力的人群都可能成为医院感染的易感人群。常见的医院感染的易感人群有以下几种。

1. 机体免疫功能严重受损者：此类人群是指恶性肿瘤、糖尿病、造血系统疾病、肝病等的患者，接受各种免疫抑制剂治疗（如化疗、放疗及皮质激素治疗等）的患者，婴幼儿、老年人和营养不良者，烧伤或创伤产生组织坏死者等。这些人群均可由于疾病、治疗、年龄及营养状况而使其自身的非特异性免疫功能遭受极大的破坏，处于对病原体的易感状态。

2. 接受各种侵袭性操作的患者：侵袭性操作易使机体的皮肤、黏膜遭受损伤，使人体的天然屏障遭到破坏，为病原体的侵入提供有利的条件。常见的侵袭性操作包括静脉导管、气管切开或插管、心导管、腰椎穿刺、血液透析、人工心脏瓣膜等异物的植入、器官移植或血管移植等。

3. 广谱抗生素的长期使用者：长期使用广谱抗生素可使患者产生菌群失调，细菌产生耐药性，从而导致耐药性细菌及真菌感染，增加了消化道及泌尿道感染的风险。

4. 手术时间或住院时间长的患者：手术时间与手术部位感染的危险性成正比，即手术时间越长，感染的危险性越大，切口组织受损越重，导致患者局部及全身免疫力下降，造成患者对病原体的易感状态。此外，医院感染的发生与患者的住院时间关系较为密切，患者住院时间越长，病原体在患者体内定植的机会越大，患者发生医院感染的危险性就越大。

五、医院感染流行类型

（一）医院感染散发

医院感染散发（Sporadic of HAI）指在医疗机构或其科室的患者中医院感染病例的发生呈历年一般水平，各病例间在发病时间和地点方面无明显联系。

（二）医院感染聚集

医院感染聚集（Cluster of HAI）指在医疗机构或其科室的患者中短时间内出现医院感染病例增多，超过历年散发发病率水平。

（三）医院感染疑似暴发和暴发

医院感染疑似暴发（Suspected Outbreak of HAI）指在医疗机构或其科室的患者中，短时间内出现3例以上临床症候群相似、怀疑有共同感染源的感染病例，或者3例以上怀疑有共同感染源或共同感染途径的感染病例。

医院感染暴发（Outbreak of HAI）指在医疗机构或其科室的患者中短时间内出现3例以上同种同源感染病例，多由一次同源暴露引起，发生比较突然，且危害较大。若采取有效措施则感染可迅速平息。流行曲线常表现为单峰型。如果医院感染为同一来源且多次暴露，则出现多批成簇的患者，流行曲线可呈多峰型。超过最长潜伏期还可出现二代散发病例。

(四) 其他流行类型

医院感染假暴发 (Pseudo-outbreak of HAI) 指疑似医院感染暴发，但通过调查排除暴发，是由标本污染、实验室错误、监测方法改变等因素导致的同类感染或非感染病例短时间内增多。

病原体检出聚集 (Cluster of HAI Pathogen) 指在医疗机构或其科室的患者中短时间内同一种病原体检出增多，超过历年检出水平。

严格讲，这两种类型并不是真正意义的流行状态，而是一种与医院感染流行相关的现象，可通过监测或者敏锐发现这些现象提前干预而避免发生医院感染暴发，但这也意味着管理成本的提高。

六、医院感染的流行现状与挑战

随着医学科学的进步与发展，医院感染问题越发突出。新的精密仪器的不断涌现，大量介入性诊断、治疗方法的使用，化疗、放疗及抗菌药物的广泛应用，以及器官移植等项目的开展，均使医院感染面临许多新的问题。

1. 医院感染病原体的变化：耐药菌株尤其是多重耐药菌株的感染呈上升趋势。近年来，由于细菌变异及过度使用抗菌药物，引起医院感染的病原体对抗菌药物呈现高度耐药和多重耐药，且耐药比例逐年增加。耐药菌株多出现在重症监护病房 (ICU) 以及外科、烧伤科等科室，多以皮肤软组织感染、伤口感染、呼吸机相关性肺炎和菌血症等为主。国家卫生健康委员会全国细菌耐药监测网 (China Antimicrobial Resistance Surveillance System, CARSS) 的医院细菌耐药性监测报告指出，医院细菌耐药以大肠埃希菌、肺炎克雷伯菌、金黄色葡萄球菌、铜绿假单胞菌和鲍曼不动杆菌为主。2022 年报告的甲氧西林耐药金黄色葡萄球菌的全国检出率为 28.9%；甲氧西林耐药凝固酶阴性葡萄球菌的检出率高达 73.0%；大肠埃希菌对第三代头孢菌素 (头孢曲松或头孢噻肟) 的耐药率为 48.6%，对喹诺酮类药物 (左氧氟沙星或环丙沙星) 的耐药率为 50.0%；肺炎克雷伯菌对第三代头孢菌素的耐药率为 27.7%；鲍曼不动杆菌对碳青霉烯类耐药率为 53.4%。近年来，国际上普遍关注的"超级细菌"如亚胺培南耐药肺炎克雷伯菌的检出率也呈持续上升趋势。肺炎克雷伯菌对亚胺培南和美罗培南的耐药变迁见图 1-2。

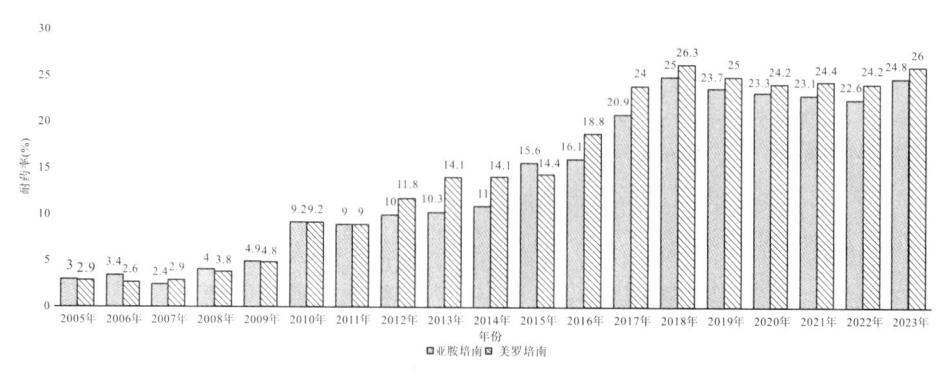

图 1-2 肺炎克雷伯菌对亚胺培南和美罗培南的耐药变迁

真菌感染增加。真菌在医院感染的病原体分离中所占的比例在上升,这与抗菌药物的滥用与不合理应用有密切关系。美国在对抗菌药物进行严格管理后,细菌耐药性和真菌感染比例上升的速度明显减缓。

新病原体出现。人们对新病原体缺乏了解,对其感染源、感染途径和易感人群不甚清楚,而且人群缺乏特异免疫力,此时如果新病原体引起人群感染,就很容易导致医院感染的发生,甚至医院感染暴发、流行。

2. 易感人群的变化:机体免疫力受损的患者成为医院感染的主要人群。调查与监测发现,医院感染主要发生于机体免疫力低下者、免疫功能不全者、大量使用免疫抑制剂者、患有慢性肝肾疾病者、婴幼儿、低体重儿、高龄老年人等人群,这类人群已经成为医院感染的主要易感人群和医院感染预防控制的重点人群。

内源性感染人群增加。当机体免疫力下降或条件合适时,患者身体内的正常菌群或定植菌发生移位,导致患者发生内源性感染。随着医疗技术的发展,大量侵入性操作和抗菌药物的广泛应用,使内源性感染有上升趋势。

有侵入性操作的患者,其相应部位的感染率明显高于普通患者。如使用呼吸机患者的肺部感染、泌尿道插管患者的尿道感染、中心动静脉插管患者的血液感染的发生率明显高于没有这些操作的患者。此类患者是医院感染的高危人群。

七、医院感染的危险因素

1. 对医院感染防控的重要性缺乏足够重视:表现为没有建立健全预防医院感染的专门机构、严格的管理制度及缺乏专职人员。未能切实实行分诊制度,未设立发热、肝炎及肠道门诊,缺少隔离观察室,对医务人员未进行系统的培训,不少医务人员预防医院感染的观念淡薄,不能严格执行各项规章制度等。

2. 医院内交叉感染:由于患者入院时的诊断错误,将一种传染病误诊为另一种传染病或把传染病误诊为非传染病等造成交叉感染,如将鼠伤寒沙门菌感染误诊为单纯性婴儿腹泻等。此外,若患者入院时正处于某种传染病的潜伏期,入院后同样易引起医院内交叉感染。

3. 临床治疗方式的改变:随着临床治疗方式的改变,一些原来需住院实施的手术,现在可在门诊进行,这使得门诊手术量增加,增加了医院感染的可能性。

4. 医务人员手卫生不严格:医务人员手卫生不严格,导致手部带菌,这也是引起医院感染的重要途径之一。医务人员频繁接触患者,医务人员的手往往成为传播媒介,直接或间接经手传播病原菌而造成的感染占医院感染的30.0%以上。

5. 不合理使用抗微生物药物及其他抗菌制剂:医务人员或患者自行在无明确用药指征的情况下,不按适应证用药,甚至带有一定盲目性地使用抗微生物药物及其他抗菌制剂,或将不适用于局部用药的抗微生物药物用于局部,配伍不当或用于试验治疗及预防性给药。这些行为均易引起耐药菌株的产生,增加医院感染的发生机会。

6. 医院消毒隔离和灭菌操作不严格:消毒不符合规范要求,医务人员对于消毒及灭菌的重要性缺乏足够的认识。一些医院的消毒、灭菌设备陈旧,医务人员对操作规程不够熟悉,压力蒸汽灭菌器达不到规定的压力与温度,物品装放过程中器皿留有死腔,所用紫外线灯管消毒未达到单位空间内的有效剂量，化学消毒剂的配制未达到有效浓度，药液不能定期更换，甚至消毒液内细菌浓度超标，对消毒灭菌效果缺少监督与评价等。

7. 人口老龄化：人口老龄化也是增加医院感染的重要原因之一。随着年龄增加，人群慢性病的患病率增加，这些慢性病患者大多具有机体免疫力低下且需频繁就医的特点，在就医过程中很容易发生医院感染。

（向钱）

第三节　医院感染流行病学的伦理考量

一、感染防控与伦理

（一）感染防控与伦理原则之间的关系

感染防控与伦理原则之间存在着紧密的联系。感染防控可以保护患者和医务人员的健康，需要遵循伦理原则。

从感染防控的措施可以看出，包括患者、医务人员、探访者乃至社区人群在内的利益相关群体会承担不同于平时的责任和义务，面临更加复杂的伦理选择，如有效的感染监控、真实透明的信息公开、公平的资源分配、感染人群的隔离和医疗干预等问题。这些是医疗决策者亟待解决的问题，也是医学伦理学在医院感染防控中的实践性应用。

伦理原则是医务人员在感染防控以及日常诊疗过程中所遵循的道德准则。

首先，医院感染防控的目标是保护患者和医务人员的生命和健康，这与伦理原则中的不伤害原则一致。这一原则要求在采取感染防控措施时，要尽可能减少对个人和社会的负面影响。医院在制定感染防控策略时，需要评估感染防控措施对各方的潜在影响，并选择最合适的方法来最大限度地减少医院感染对患者和医务人员的伤害（身体、精神及经济层面）。这些措施以及应急预案需要按照规范的程序实施，并按照规定进行监督和监管。此外，医疗机构不仅对其院内的患者和医务人员负有保护的义务，鉴于某些感染传播特点，医院感染可能使周围的社区置于危险之中，因此医疗机构对院外社区同样负有责任。医疗机构应消除导致感染传播的各种不良因素，如所在地区人群不良的卫生习惯、不完善的基础设施和陈旧的卫生体系。同时医疗机构也要以真实和透明的方式参与到整个社区及国家的卫生监测工作中，包括及时通报可能造成重大影响的突发公共卫生事件，而且不考虑通报可能带来的任何负面后果，如造成医院内部患者及医务人员的恐慌、医院暂时关闭等。

其次，感染防控也与公正原则相关。公正包括公平和正义，是指资源、机会和成果分配的公平公正。公正的关键要素包括同等对待、避免歧视和剥削，以及关注弱势的个体和群体。医疗机构需要确保感染防控措施公正。例如，在实施医疗救治时，应根据患者的感染风险、病情轻重缓急公正地进行治疗和防护，不可因性别、年龄、职业、贫富、地域、社会地位、文化程度的差异而给予不同的对待，也不可因关系的亲疏而改变给予医疗资源或救治方案的先后次序，必须确保每位患者都能够得到适当的保护。感染防控的一线工作人员自身承受着比一般人更大的风险。对于他们来说，公正原则就体现在防护设备和物资要根据任务的风险进行合理的分配，权责对等，同时应进行资源倾斜与政策照顾，包括临时性工作补助、定期筛查、工伤认定等。WHO 在《传染病暴发时的伦理问题应对指南》中指出，应保证医务人员拥有卫生保健优先权，且应该为前线医务人员的家庭成员提供援助，包括向因公殉职的医务人员的家属提供抚恤津贴，这既是公正原则的体现，也彰显了对医务人员的尊重。

此外，尊重自主的原则在医院感染防控中也是不容忽视的原则。在医疗情境中，尊重自主原则要求医务人员有告知信息义务，寻求和确保患者理解和自愿，促成患者的充分决定。例如，医务人员有义务告知患者所采取的任何用于诊断、治疗或预防感染的医疗干预措施，以及风险、获益和替代方案，患者在充分知情和考虑之后做出决定，即接受何种医疗干预措施的最终决定权属于患者。对于无法为自己做出医疗决策的患者，决策一般应由授权的代理人做出，并尽可能获得患者同意。此外，在进行医院感染暴发流行病学调查时，需要系统地观察和收集相关感染数据，无论个人是否有权决定参与，在进行这类活动前都需要清晰地向被收集人告知所收集的信息类型、将用于什么目的以及收集的信息在什么情况下可能共享。在收集信息时需要确保个人信息受到保护，避免对被收集人造成身体、法律、心理方面的伤害和其他伤害。

最后，伦理原则中的有利原则可能比不伤害原则要求更多，因为主体必须采取积极的措施来帮助他人，而不仅仅是避免有害的行为。患者及医务人员有义务采取积极的措施避免感染的发生发展。比如，医务人员严格执行手卫生、无菌操作，患者按照医嘱配合治疗，这是患者对自己健康负责任的表现。

（二）平衡患者权益与公共安全

1. 一线医务人员疫苗接种：个人自主权与职业责任的平衡。

医院感染的有效应对取决于广大一线医务人员的努力。一线医务人员包括直接负责患者医疗服务的医务人员、医技人员、检疫检验人员和医疗辅助人员等。他们在感染防控中承担相应的个人风险来完成工作。医疗机构为了保护一线医务人员的安全、减少感染的风险，通常会向个人提供必要的培训、工具和资源，在一些高风险的医疗环境中，接种疫苗成为工作职责的一部分，一线医务人员需要接种疫苗以保护自身、患者和同事的安全。在这种情况下，个人自主权与职业责任之间就存在一定的冲突。一方面，一线医务人员有义务保护公众健康，强制疫苗接种可能成为实现这一目标的手段；另一方面，个体有自主做出医疗决策的权利，包括是否接种疫苗。如何在自主权和职业责任中取得平衡呢？首先，作为疫苗的接种者，一线医务人员享有充分的知情权。新版《疫苗流通和预防接种管理条例》明确指出："医疗卫生人员在实施接种前，应当告知受种者或者其监护人所接种疫苗的品种、作用、禁忌、不良反应以及注意事项，询问受种者的健康状况以及是否有接种禁忌等情况，并如实记录告知和询问情况。受种者或者其监护人应当了解预防接种的相关知识，并如实提供受种者的健康状况和接种禁忌等情况。"这就表明一线医务人员可以在获得疫苗的安全性、有效性以及接种疫苗益处的准确信息后做出决定，并理解接种疫苗不仅是个人选择，也是履行职业责任的体现。其次，对接种疫苗仍存有顾虑的一线医务人员要给予充分尊重和保护。由于疫苗接种难以避免地存在一定风险，对于某些人群来说可能会产生不良反应。强制接种可能会让这些人承担不必要的风险，所以需要为他们提供必要的医疗和心理支持，以确保他们在整个过程中得到适当的保护和关怀。同时政府和医疗机构应该加强对疫苗相关信息的宣传和解释，加强疫苗监管和管理，提高公众对疫苗的信任和认知能力。只有通过科学、透明和公正的方式，我们才能有效解决疫苗接种的道德与伦理问题。总的来说，平衡个人自主权与职业责任的关键在于提供充分的信息和教育、尊重一线医务人员的权益以及制定明确的政策和程序。这些措施可以确保一线医务人员的权利得到保护，同时也能有效地控制感染传播并保护患者和同事的安全。

2. 患者隔离：尊重患者权益与公共安全的平衡。

医院感染情况纷繁复杂，对于具有高度传染性的疾病，如严重急性呼吸综合征（SARS）或新型冠状病毒感染（COVID-19），隔离措施可以减少传播风险并控制疫情的蔓延，是必要的保护公共安全的措施。

《医院感染暴发控制指南》指出："对免疫功能低下、有严重疾病或有多种基础疾病的患者应采取保护性隔离措施，在需要的情况下可实施特异性预防保护措施，如接种疫苗、预防性用药等。"《医院感染管理办法》也指出："医疗机构应当严格执行隔离技术规范，根据病原体传播途径，采取相应的隔离措施。"由此可见，隔离措施作为感染防控的有效手段、保护弱势群体的必要方式和保护公共安全的必要防线，在感染防控中起着无可替代的作用。

医院决策者在采取有效的隔离措施的同时，也需要确保被隔离人员的权益得到尊重和保护。被隔离人员基于自身疾病和维护公共健康的原因被限制了人身自由，人身自由权在公共的健康权前做出了让步，但被隔离人员的其他权利仍然是需要被尊重的，包括获得应有的医疗照顾和尊重的权利、在隔离期间的隐私权和知情同意权等。医务人员需要向被隔离人员及其家属、公众提供关于隔离措施的必要性和合理性的准确信息，以便他们能够理解并接受这些措施。另外，为了确保隔离措施的实施符合伦理原则和法律规定，还需要建立独立的监督机构或机制，并在隔离过程中定期评估隔离措施的实施效果，根据需要调整。

3. 新发突发传染病患者处置：公共利益与有限资源的分配。

新发传染病种类多样，包括由新发现的病原体引发的传染病、在新地区或人群中出现的古老传染病，以及原有病原体出现耐药菌株。

新发突发传染病疫情可能很快使医疗机构不堪重负，同时感染防控过程中还会形成公共卫生资源的争夺问题。例如，在埃博拉疫情中，由于患者人数增加以及医务人员的患病和死亡，一般卫生保健服务受到很大的影响，导致受影响区域死于结核病、疟疾、艾滋病的人数急剧增加。此时医疗系统不得不对有限资源的分配做出艰难的抉择。如何在防控感染的同时，兼顾一般医疗服务，成为医疗决策者的难题。

首先，资源的分配应以公共利益为首要考虑因素。新发突发传染病会对整个社会构成潜在威胁，需要采取迅速而有效的措施来控制其传播。为了保护公众的健康和安全，医疗决策者需要在资源有限的情况下，将资源优先分配给处于感染防控一线的医务人员和患者，以达到最大限度地减少疾病传播的目的。其次，资源分配决策应以效用和公平的伦理原则为指导。效用原则要求实现利益最大化和负担最小化，如根据疾病的严重程度和治疗效果，优先为最严重的病例提供医疗资源。公平原则要求注意利益和负担的公平分配，如制定明确的政策和程序，指导如何在不同患者和群体之间分配有限的医疗资源，应特别注意容易受到歧视、污名或孤立的个人和群体，确保资源的分配公平和合理。医疗机构需要建立应急储备机制，为应对未来可能出现的疫情，建立足够的医疗储备，包括医务人员、医疗设备、药品和物资。这样可以减少在紧急情况下资源短缺的风险。对于公众来说，需要加强对于新发突发传染病的危害和预防措施的了解，在医疗资源有限的情况下合理使用医疗资源，避免发生不必要的挤兑。此外，在应对跨国传播的新发突发传染病时，我们还需要加强国际合作和对话，共享信息、应对措施、技术和资源，共同应对疫情。

二、医院感染研究伦理审查

（一）医院感染研究伦理审查的内容

医院感染研究以人为研究对象，应首先考虑研究对象的权益和安全、个人隐私保护和信息安全。伦理审查作为医院感染研究的重要环节，是重要的保护措施。

临床研究应重视解决尚未能满足医疗和公众健康需求的健康问题，其社会使命是预防及减轻人类因疾病和损伤造成的痛苦。以人作为受试者的临床研究是医学发展所必需的，不仅是伦理上允许的，也是伦理上所要求的。只有受试者得到充分的尊重和保护，临床研究才能在伦理学上得到论证。

在科学性上不可靠的研究设计必然是不符合伦理的，因为它使受试者暴露于参加研究的风险之中，而不能获得可靠的科学知识。因此，研究设计必须符合科学共同体普遍接受的科学原则，有科学证据支持，研究结果才是可靠的。受试者参加临床研究是因为相信这些研究已经通过了基础性研究的科学验证，参与临床研究潜在的受益与可能遭受的风险是在合理范围内的。医生在未来做出重大医疗决策时相信他们所依据的这些研究证据是缜密而且公正客观的。

临床研究人员对保护受试者负有首要责任。研究应该由胜任的研究人员以负责任的方式进行，绝不能将受试者，特别是健康上处于脆弱状况的受试者置于验证医学知识的危险之中，不应该为了获得更多的临床科学知识、为了未来大多数患者的健康利益而置当前研究中受试者的安危于不顾。

（二）研究风险评估和管理策略

在研究中应向受试者提供有关临床研究的现状以及可能存在风险的确切信息，并获得有完全决策能力受试者的有效知情同意。对于缺乏完全决策能力的受试者，应该获得其法定监护人的同意。

所有医院感染研究项目在开展之前必须经伦理审查委员会对其科学价值和伦理学上

的可辩护性进行审查，获得伦理审查委员会批准后方可实施。伦理审查委员会在项目实施过程中根据需要做进一步的跟踪复审，监督研究过程。

（三）医院感染研究伦理审查的基本要求

医院感染研究应当具有科学价值和社会价值，不得违反国家相关法律法规，应遵循国际公认的伦理准则，不得损害公共利益，并符合以下基本要求。

1. 控制风险：研究的科学和社会利益不得超越对受试者人身安全与健康权益的考虑。研究风险－受益比应当合理，使受试者的风险最小化。

2. 知情同意：尊重和保障受试者或者受试者监护人的知情权和参加研究的自主决定权，严格履行知情同意程序，不允许使用欺骗、利诱、胁迫等手段使受试者或者受试者监护人同意参加研究，允许受试者或者受试者监护人在任何阶段无条件退出研究。

3. 公平公正：应当公平合理地选择受试者，入选与排除标准具有明确的科学依据，公平合理地分配研究受益、风险和负担。

4. 免费和补偿、赔偿：对受试者参加研究不得收取任何研究相关的费用，对于受试者在研究过程中因参与研究支出的合理费用应当给予适当补偿。受试者受到研究相关损害时，应当得到及时、免费的治疗，并依据法律法规及双方约定得到补偿或者赔偿。

5. 保护隐私权及个人信息：切实保护受试者的隐私权，如实将受试者个人信息的收集、储存、使用及保密情况告知受试者并得到许可，未经受试者授权不得将受试者个人信息向第三方透露。

6. 特殊保护：对儿童、孕产妇、老年人、智力障碍者、精神障碍者等特定群体的受试者，应当予以特别保护；对涉及受精卵、胚胎、胎儿或者可能受辅助生殖技术影响者，应当予以特别关注。

三、伦理与风险管理

（一）伦理与风险管理面临的挑战

在医疗领域中，平衡伦理与风险管理非常重要。医疗活动的首要伦理原则是保护患者的权益和福祉，而协同的伦理与风险管理可以确保医疗决策与行为符合伦理原则，并尊重患者的价值观，以保障患者权益不受到侵害。医学技术的进步推动了医学的发展，改善了患者的健康状况，但也因其本身的先进性、探索性与创新性，不可避免地具有一定风险，随之而来在管理上也必然存在挑战。

在医疗实践活动中，常常涉及多样化的伦理问题，如医院感染防控、人员隔离、紧急公共卫生事件的处理、疫苗接种、药物安全等。首先，协同的伦理与风险管理可以帮助管理者及早识别、评估可能面临的风险，进而采取适当的措施来降低患者和相关人员暴露于这些风险的概率。其次，在医疗实践中医务人员常常面临伦理决策困境。强化伦理与风险的管理可以为医务人员提供决策支持与指导。随着技术的进步，新发现、新成果大量应用在医疗实践中，安全风险与伦理挑战正不断显现。

1. 新兴技术应用带来的伦理挑战与风险：随着医学技术不断发展，潜在的风险与伦理挑战随之而来。我们熟知的CRISPR-Cas9技术的出现就引发了一系列伦理和法律争议，CRISPR-Cas9技术凭借成本低廉、操作方便、效率高等优点大量应用在疾病治疗的探索上，其中对患者的造血干细胞缺陷基因进行基因修饰并移植回患者体内的治疗方法已经在临床上实际应用。然而，这项技术的安全性尚不清楚。潜在的脱靶效应是人们担忧的问题，且与CRISPR-Cas9介导的基因治疗相关的伦理问题也尚未有定论，这些都使得这项技术的应用饱受争议。

除了生物技术，人工智能与机器人技术也在临床诊断、治疗和决策支持方面发挥日益深远的作用。被训练过的人工智能可在医学图像处理、疾病诊断、个体化治疗方案的制订及药物研发等方面帮助人们完成更为高效、复杂的工作。人工智能通过深度学习，对医学图像能够进行自动分析和识别并形成针对病灶的分析能力，最终辅助医生提高诊断准确率。人工智能还能研习大量临床病例，进而为患者的个体化治疗方案提供重要参考依据。此外，在新药的研发方面，人工智能通过大数据的分析、计算模拟，结合现有基因组学数据、临床试验数据和大规模的医疗诊疗数据，最终加速或优化新药研发，直接缩短新药的筛选期，提早为患者带来更优的治疗方案。除人工智能外，机器人也逐步应用在当下的临床医疗中。目前临床上使用机器人主导或辅助完成手术已经覆盖泌尿科、肝胆胰外科、胃肠外科、男科、妇科、心胸外科、甲乳外科等多个临床学科。以达·芬奇机器人应用于前列腺癌根治术为例，患者术后恢复更快，对前列腺病灶周围组织损伤更小，吻合口瘘、狭窄等手术并发症发生率更低，患者术后拔除尿管更早，这些都直接缩短了患者住院时间并极大地改善了患者生活质量。与此同时，机器人还在辅助康复训练上有很大发展前景，能针对患者需要恢复的功能区，提供更为精准的训练和受力，最终让患者康复成效大幅提高。但这些技术本身就可能包含算法的不透明性，疾病个体的异质性也会带来分析偏差，干扰或误导临床医生的最终医疗决策，这些无疑都为当前的伦理工作与风险控制带来了挑战。另外，从全球范围来看，人工智能往往会经历一个商业化过程，需要构建规范的法律框架来引导其有序、良性、安全地发展。

2. 互联网医疗与医疗大数据带来的伦理挑战：互联网医疗和医疗大数据带来了不少伦理挑战。互联网医疗将有限的医疗资料共享到一些欠发达或技术不成熟的地区，如线上会诊或5G云平台，在一定程度上缓解了优质医疗资源的分配不均带来的问题。同时，在一些特殊时期，如传染病暴发时期，互联网医疗相对于常规线下医疗，也不失为一种有效、简便、安全的就医方式补充。然而，这一新兴医疗方式也存在潜在的伦理风险，如患者的隐私安全问题、特殊药品及处方药的规范使用问题。互联网医疗还必然会产生一些用户数据，包括个人敏感信息。如果这些数据未被充分脱敏就受让给咨询公司或直接形成一些报告、结果发布，那么就侵犯了用户的隐私安全及数据归属权。

3. 生物医学伦理审查工作现阶段面临的伦理挑战：现阶段以人为研究对象的生物医学伦理审查工作存在一些具体挑战，如受试者关于知情同意理解的充分性、伦理审查的严谨性、利益冲突管理的规范性，特别是在涉及弱势群体和新兴技术的高风险研究中，还需特别关注伦理原则和法律规定的适用性。近年来，在国家大力支持医学创新发展的背景下，多地卫健委牵头，围绕多中心研究的高质量发展目标，相继出台推动伦理互认工作的指导意见，如《国家传染病医学中心（北京）伦理审查互认联盟管理制度》

《国家传染病医学中心（北京）伦理协作审查标准操作规程》。

在政策不断提供助力的同时，跨学科的深入合作也是解决这些伦理与风险管理问题的关键。由于伦理和风险管理常常涉及不同学科，通过跨学科交流可以吸纳不同领域专业知识，使人们在面对复杂的伦理问题时能够具备多元化的视角、更综合的分析能力，使最后做出的伦理决策具备更高的可信度和科学性。跨学科交流还能促进不同专业的合作，确保创新的医学研究在伦理和法律框架下进行，最大限度地减少潜在的风险。

当然，医疗机构和医务人员的声誉也是重要因素。协同的伦理与风险管理可以帮助医疗机构、医务人员建立和维护良好的声誉，增强患者、社会各方对医疗机构的信任。协同的伦理与风险管理可以为研究和创新提供框架和指导，确保其实施在伦理和风险方面具备合规性和可持续性。这不仅有助于医患双方的配合，共同解决伦理决策困境，还有助于推动研究和创新的发展。

（二）伦理与风险管理需遵循或参考的原则

1. 制定共同遵循或参考原则的重要性。

不管是对于国家或地方的监管部门还是医疗机构，制定一系列共同遵循或参考的原则对伦理和风险管理非常重要。究其原因，虽然医疗环境中会有不同情境或适用场景，但是都需要遵循一致的伦理和风险管理原则；制定共同遵循或参考的原则可以确保尊重和保护患者的权益，包括知情同意、隐私保护、数据安全等；更重要的是，制定共同遵循或参考的原则有助于提升工作透明度和实行问责制，使伦理和风险管理的过程便于实施和评估，使伦理决策更具合法性及合规性。

以下是建立共同遵循或参考的原则可以借鉴的内容。

1）建立明确的伦理框架：确保组织和个人在决策和行动中考虑伦理因素。

2）强调风险意识：培养组织和个人对风险的敏感性，认识到风险管理对于保护利益、避免潜在损失的重要性。

3）整合伦理和风险管理：将伦理和风险管理纳入组织的决策和管理中，确保伦理与风险评估和管理相结合。

4）促进跨部门合作：建立跨部门的合作机制，确保伦理和风险管理的协同，通过共享信息和资源，进行有效的决策和实践。

5）培训和教育：提供必要的培训和教育，使组织成员了解伦理和风险管理的原则和方法，并具备相应的技能和知识。

6）风险评估和决策：在决策过程中进行全面的风险评估，包括评估伦理风险和潜在的负面影响，以便做出明智的决策。

7）持续监测和改进：建立监测和评估机制，定期审查和改进伦理和风险管理工作，确保有效性和适应性。

8）透明度和问责制：确保伦理和风险管理的决策和实践公正、可信，并对违反伦理准则和风险管理政策的行为进行追究。

2. 实现伦理与风险管理的协同策略。

实现伦理与风险管理的协同还需要制定行之有效的策略。策略一：建立积极的组织文化和树立正确的价值观，如强调伦理行为和风险意识的重要性，还要鼓励医务人员以伦理为导向，在工作中遵循伦理准则和道德规范。策略二：做好伦理风险评估，将伦理风险纳入常规的风险评估框架中，识别可能涉及伦理问题的风险和潜在影响。策略三：建立伦理与风险工作质控制度及常态化的工作机制，有目的、有侧重地对一些突出的伦理问题或共性问题做阶段的沟通解决工作，以减少或避免这些问题的发生。当然，实现伦理与风险管理的协同需要运用多种策略和方法，还需要一个公平的管理和监控体系，这样才能在具体案例中平衡利益、伦理与风险控制，同时兼顾个体的意愿，减少一般规范落实的不确定性。

3. 伦理与风险管理的合作与沟通。

各级机构想要实现伦理与风险管理更优的目标，需要提升从业人员的素养和对工作的投入。任何制度的制定、实施都离不开人员的配合，所以相应人员的合作与沟通至关重要。以下方法，可以促进各机构成员间的协同与配合。

1) 明确角色和责任：确保各成员清楚自己的角色和责任，明确各自在伦理和风险管理方面的职责。这有助于避免混淆和冲突，并确保团队在合作中高效运作。

2) 建立共享的目标和价值观：确保各成员对于伦理和风险管理的目标和价值观有共同的理解。这有助于增强团队的凝聚力和一致性。

3) 定期沟通和协调会议：定期组织专业人员会议，以便成员之间能及时进行沟通、交流和协调，也应积极鼓励成员分享信息、提出问题和提供反馈。

4) 跨部门合作：伦理和风险管理通常涉及多个部门和利益相关者的合作。应该建立跨部门的合作机制，促进信息共享、协调行动和解决问题。

5) 建立有效的沟通渠道：确保成员之间有畅通的沟通渠道，包括面对面会议、电子邮件、即时通信工具等。这样可以促进快速的信息传递和及时反馈。

6) 倾听和尊重他人观点和意见：成员之间应该倾听和尊重他人的观点和意见。这有助于形成良好的合作氛围，鼓励成员积极参与和贡献。

7) 共享信息和知识：鼓励成员或优秀的医疗机构分享有关伦理和风险管理的最佳实践、案例研究和经验教训。

8) 信任和透明度：成员之间应建立相互信任的关系，并保持透明度。这有助于减少信息不对称和猜测，促进有效的合作和决策。

9) 持续学习和改进：应该鼓励成员进行持续学习和改进，以跟上伦理和风险管理领域的最新发展。

（左泽锦）

第四节　医院感染流行病学展望

随着科技的迅速发展，新技术和新方法在医院感染流行病学领域的应用具有广阔的前景。

一、基因测序技术

基因测序技术在医院感染流行病学中主要用于迅速准确地识别病原体。通过对病原体的基因进行测序，可以追踪感染的可能来源和传播途径，帮助医院及时采取防控措施。此外，基因测序技术还能帮助医生了解病原体的抗药性，从而选择更有效的治疗方法。

Francis 等（2021）为了减少医院内新型冠状病毒交叉传播对医疗资源带来的严重影响，利用全基因组测序（WGS）在 2020 年年底精准识别暴发并集中感染防控资源进行干预。

二、大数据技术

大数据技术在医院感染流行病学中可以帮助收集和分析海量的医疗健康数据。通过对大量患者数据的分析，研究人员能够更好地理解感染的发生规律，预测感染风险，并评估不同防控措施的效果。大数据技术还能用于监测和预测医院感染的流行趋势，为医院管理和公共卫生政策制定提供科学依据。

Ilapakurti 等（2017）运用大数据技术和物联网传感器来预防空气传播的疾病。该方法结合自动化、智能消毒器以及无接触系统，在保持医院空气清新和消毒效果的同时，降低在感染防控方面的支出，具有良好的经济效益和实际效果。

三、物联网技术

物联网技术通过将医疗设备和监控系统相连，可以实时监控医院环境和患者状况。这有助于及时发现和处理感染源，减少院内交叉感染的风险。物联网技术还能提高医院工作效率，如自动追踪医疗器械的使用情况，确保其得到适当的消毒和维护。

Catarinucci 等（2015）利用不同但互补的技术如射频识别（RFID）、无线传感器网络（WSN）和智能手机等搭建了一套智能医院物联网（IoT）系统，用于医院内患者、医务人员和医疗设备的自动监测和追踪。这些信息可以用于监测医务人员的感染防控措施（如手卫生）依从性、环境物表的清洁完成情况等，帮助提高感染防控效率。

四、人工智能

人工智能在医院感染流行病学中可用于疾病诊断、治疗方案推荐、病原体识别等多个方面。利用机器学习和人工智能算法，医生可以从复杂的医疗数据中提取有用信息，做出更准确的诊断和治疗决策。此外，人工智能还可以用于开发预测模型，预测医院感染的发生发展趋势，为医院感染防控提供更有力的技术支持。

Santos 等（2021）使用多层感知器（Multilayer Perceptron，MLP）神经网络模型进行医院感染的判定和监测，效果良好，工作特征曲线下面积（Area Under the Curve，AUC）可达 90.27%，特异度为 78.86%，灵敏度为 88.57%。这项技术节省时间，提高了监测的准确性和医院感染防控效率。

综上，新技术和新方法不仅能提高医院感染流行病学研究的精准度和效率，还能为医院感染防控提供更多的可能性。预计未来医院感染流行病学将实现更大的突破和发展。

（向钱）

参考文献

[1] 李六亿. 医院感染监测的发展与展望［J］. 中华医院管理杂志，1999，15（6）：24-26.

[2] 李六亿. 医院感染监测工作现状及管理对策［J］. 中华医院管理杂志，1996，12（3）：137-140.

[3] 胡必杰，何礼贤，张杏怡，等. 我国医院内肺炎流行病学现状：20世纪90年代发表论文的荟萃分析［J］. 中华医院感染学杂志，2001，11（3）：24-27.

[4] 孙艳平. 心血管外科术后医院感染前瞻性调查［J］. 中华医院感染学杂志，1994，4（3）：149-151.

[5] 张桂花，曹红谊，徐于信. 围手术期应用抗生素降低医院感染效果的前瞻性研究［J］. 中华流行病学杂志，1995（3）：160-163.

[6] 文师吾，吴系科，祖述宪. 婴幼儿轮状病毒肠炎的流行病学研究——Ⅱ、医院感染的调查［J］. 安徽医学院学报，1985（1）：20-22.

[7] 陈廷祚. 绿脓杆菌的分型方法及其在医院获得性感染中的应用［J］. 中国公共卫生，1986，5（6）：1-7.

[8] 姚敬业，胡秀芬，李照荣. 一起鼠伤寒沙门氏菌所致的新生儿胃肠炎暴发流行［J］. 中国公共卫生，1986（1）：50-51.

[9] 医院感染管理办法（2006年版）［EB/OL］. (2006-07-25). https://www.gov.cn/ziliao/flfg/2006-07/25/content_344886.htm.

[10] Beauchamp T L, Childress J F. Principles of biomedical ethics［M］. São Paulo：Edicoes Loyola，1994.

[11] World Health Organization. Guidance for managing ethical issues in infectious disease outbreaks［R］. 2016.

[12] 疫苗流通和预防接种管理条例（2005年版）［EB/OL］. (2005-03-24). http://www.nhc.gov.cn/zwgk/fagui/200804/e2eb73d414a 44f8daf92e9506bec4e64.shtml.

[13] 关于修改《疫苗流通和预防接种管理条例》的决定（2016年版）［EB/OL］. (2016-04-25). https://www.gov.cn/zhengce/content/2016-04/25/content_5067597.htm.

[14] 医院感染暴发控制指南（WS/T 524—2016）［EB/OL］. (2016-08-02). http://www.nhc.gov.cn/wjw/s9496/201608/c7fb101ae975443c885ed7e4039ab 5e8.shtml.

[15] Parpia A S, Ndeffo-Mbah M L, Wenzel N S, et al. Effects of response to 2014—2015 Ebola outbreak on deaths from Malaria, HIV/AIDS, and tuberculosis, West

Africa [J]. Emerg Infect Dis，2016，22（3）：433-441.

[16] Persad G，Wertheimer A，Emanuel E J. Principles for allocation of scarce medical interventions [J]. Lancet，2009，373（9661）：423-431.

[17] 涉及人的生命科学和医学研究伦理审查办法 [EB/OL]. （2023-02-18）. https：//www.gov.cn/zhengce/zhengceku/2023-02/28/content_5743658.htm.

[18] Malik A，Conroy M，Turner C. Phronesis in medical ethics：courage and motivation to keep on the track of rightness in decision-making [J]. Health Care Anal，2020，28（2）：158-175.

[19] Simon A，Exner M，Kramer A，et al. Implementing the MRSA recommendations made by the Commission for Hospital Hygiene and Infection Prevention （KRINKO） of 1999 - current considerations by the DGKH Management Board [J]. GMS Krankenhhyg Interdiszip，2009，4（1）：02.

[20] Gammon J，Hunt J，Williams S，et al. Infection prevention control and organisational patient safety culture within the context of isolation：study protocol [J]. BMC Health Serv Res，2019，19（1）：296-304.

[21] Hoffmann W，Latza U，Baumeister S E，et al. Guidelines and recommendations for ensuring Good Epidemiological Practice （GEP）：a guideline developed by the German Society for Epidemiology [J]. Eur J Epidemiol，2019，34（3）：301-317.

[22] Cheng X，Fan S，Wen C，et al. CRISPR/Cas9 for cancer treatment：technology, clinical applications and challenges [J]. Brief Funct Genomics，2020，19（3）：209-214.

[23] Fiske A，Henningsen P，Buyx A. Your robot therapist will see you now：ethical implications of embodied artificial intelligence in psychiatry，psychology，and psychotherapy [J]. J Med Internet Res，2019，21（5）：13216-13228.

[24] Murdoch B. Privacy and artificial intelligence：challenges for protecting health information in a new era [J]. BMC Med Ethics，2021，22（1）：122-127.

[25] Car J，Sheikh A，Wicks P，et al. Beyond the hype of big data and artificial intelligence：building foundations for knowledge and wisdom [J]. BMC Med，2019，17（1）：143-148.

[26] Gkotsi G M，Gasser J. Neuroscience in forensic psychiatry：from responsibility to dangerousness. Ethical and legal implications of using neuroscience for dangerousness assessments [J]. Int J Law Psychiatry，2016，46（5）：58-67.

[27] Vearrier L. The value of harm reduction for injection drug use：a clinical and public health ethics analysis [J]. Dis Mon，2019，65（5）：119-141.

[28] Taylor R M. Ethical principles and concepts in medicine [J]. Handb Clin Neurol，2013，118（3）：1-9.

[29] Beauchamp T L. Methods and principles in biomedical ethics [J]. J Med Ethics,

2003, 29 (5): 269-274.

[30] Martins J M, Isouard G, Freshman B. Human dimension of health service management [J]. Aust Health Rev, 2019, 43 (1): 103-110.

[31] Francis R V, Billam H, Clarke M, et al. The impact of real-time whole-genome sequencing in controlling healthcare-associated SARS-CoV-2 Outbreaks [J]. J Infect Dis, 2022, 225 (1): 10-18.

[32] Ilapakurti A, Vuppalapati J S, Kedari S, et al. iDispenser—big data enabled intelligent dispenser [C] //2017 IEEE Third International Conference on Big Data Computing Service and Applications (BigDataService). IEEE, 2017.

[33] Catarinucci L, De Donno D, Mainetti L, et al. An IoT-aware architecture for smart healthcare systems [J]. IEEE IOTJ, 2015, 2 (6): 515-526.

[34] Dos Santos R P, Silva D, Menezes A, et al. Automated healthcare-associated infection surveillance using an artificial intelligence algorithm [J]. Infection Prevention in Practice, 2021, 3 (3): 100167.

第二章　常见医院感染统计指标及分析方法

医院感染防控实践活动会产生大量的过程与结果资料。对资料进行整理、分析和比较后，所得结论可为感染防控工作的开展提供方向。资料根据其特征或属性，分为定量资料（Quantitative Data）和定性资料（Qualitative Data）。定量资料以数值形式表示，用以呈现指标的测量值大小，通常有度量单位。定性资料用以描述资料的属性，是对资料性质和特征的概括。不同类型资料对应不同的统计描述与分析方法。

第一节　定性资料描述

定性资料又称计数资料、无序分类变量资料或名义变量资料，是一类按照事物的特征或属性进行分类的资料。在医院感染防控研究与实践中，医院感染情况、患者疾病预后等都属于定性资料。定性资料的描述与比较常用相对数指标。

一、常用相对数

（一）率或真率

率（Rate）或真率（True Rate）用于描述某现象某变量在单位时间内的瞬时改变量，有量纲（测量单位），反映事件发生的强度或密度，类似于速率。

$$率或真率 = \frac{某时期发生某现象的观察单位数}{某时期可能发生某现象的观察单位总数 \times 观察时间} \times K$$

K 为比例基数，一般以结果保留 1~2 位整数调整 K 的取值，K 可取 100%、1000‰ 或 10000‰ 等。

在计算医院感染相关指标时，常常需要考虑患者住院时长、执行侵入性操作的时长等，此时，率或真率相关指标分子为发生事件数，分母为人时数（观察人数×观察时间）。

（二）比例

比例（Proportion）是指分子包含于分母的分数，如 A/（A+B），由于分子和分母量纲一致，比例常表达为百分数，取值范围 0~1。比例分为构成比和概率性比例两类。构成比指事物内部各组成部分所占的比重，概率性比例表示观察时期内某现象发生数占总数的比例。概率性比例与率或真率类似，可用于评估事件的发生风险，区别在于是否有量纲，概率性比例没有表示单位时间内的变化，因此属于比例指标。例如，在医院感染中，下呼吸道感染占比增多，代表的是下呼吸道感染在医院感染中构成比增多，而在现患率调查中，下呼吸道感染患病率增加，代表的是下呼吸道感染概率性比例增加。

$$概率性比例=\frac{某现象发生数}{某事件观察单位总数}\times100\%$$

$$构成比=\frac{某一组成部分的观察单位数}{同一事物内部各组成部分的观察单位总数}\times100\%$$

此外，若分母总体不稳定，无法确定分子是否来源于分母（如期间患病率，分母使用平均住院人数），则不是比例而是相对比。

（三）比或相对比

比（Ratio）或相对比是指分子不包含于分母的分数，是两个相关指标之比，用以说明两个指标的相对水平。应用比或相对比时，不对分子和分母的量纲或性质进行统一，此外，分子和分母可以是绝对数、相对数或平均数等任意数据形式。根据分子与分母的关系，比或相对比可以分为关系指标和对比指标。关系指标指分子和分母有关联但不属于同类事物，如手消领用量使用手消使用量（mL）作为分子，使用患者床日数作为分母；对比指标中分子和分母属于同类事物，常见指标有医疗机构医护比。

$$比或相对比=\frac{甲指标}{乙指标}（或\times100\%）$$

二、相对数的应用

（一）医院感染管理医疗质量控制指标及其计算

1. 感染防控专职人员床位比。

计算公式：

$$感染防控专职人员床位比（1：X）=1：\frac{实际开放床位数}{同期感染防控专职人员数}$$

应用：反映医疗机构感染防控专业人员实际配置情况，是一个比或相对比指标，分子和分母有关联但不属于同类事物（关系指标）。这里的感染防控专职人员数专指医疗机构内全职从事医院感染管理工作的人员，不含兼职人员与进修人员、实习人员。而与之对应的是医院实际开放床位数，与编制床位数不同的是，实际开放床位数还包含未纳入编制但实际长期（开放时间≥统计周期1/2的床位数）固定开放的床位数。《医院感染监测标准》要求，医院应每150~200张实际使用病床至少配备1名医院感染防控专职人员。

2. 医疗机构工作人员手卫生依从率。

计算公式：

$$医疗机构工作人员手卫生依从率=\frac{医疗机构工作人员实际执行手卫生时机数}{同期应执行手卫生时机数}\times100\%$$

应用：该指标用于描述医疗机构工作人员手卫生实际执行依从程度，反映医疗机构工作人员手卫生执行情况，是一个构成比指标。监测对象中的医疗机构工作人员包括医务人员和直接或间接接触患者及环境的其他工作人员，其可能构成医疗机构内病原体或疾病传播的中间环节。手卫生依从率常与手卫生正确率指标同时出现，用以评估医疗机构工作人员手卫生意识与正确性。

3. 千日医院感染例次发病率。

计算公式：

$$千日医院感染例次发病率 = \frac{医院感染新发病例例次数}{同期住院患者累计住院天数} \times 1000$$

应用：千日医院感染例次发病率指每 1000 个患者住院日中新发生医院感染的频次。该指标反映医院感染总体发病情况，分母引入时间指标住院天数，属于率或真率。如同一患者在观察期内多次发生医院感染，则分子计为多个例次，如同一患者在观察期内多次住院治疗，则分母应为多次住院的累计住院天数。

4. 新生儿千日医院感染例次发病率。

计算公式：

$$新生儿千日医院感染例次发病率 = \frac{新生儿医院感染新发病例例次数}{同期新生儿住院患者累计住院天数} \times 1000$$

应用：新生儿千日医院感染例次发病率指每 1000 个新生儿患者住院日中新发生医院感染的频次。该指标反映医疗机构新生儿医院感染总体发病情况，分母引入时间指标住院天数，属于率或真率。

5. 千日特定多重耐药菌医院感染例次发病率。

计算公式：

$$千日特定多重耐药菌医院感染例次发病率 = \frac{特定多重耐药菌医院感染新发病例例次数}{同期住院患者累计住院天数} \times 1000$$

应用：此处特定多重耐药菌主要包括甲氧西林耐药金黄色葡萄球菌（MRSA）、万古霉素耐药肠球菌（仅指屎肠球菌、粪肠球菌，VRE）、碳青霉烯类耐药肺炎克雷伯菌（CRKP）、碳青霉烯类耐药大肠埃希菌（CREC）、碳青霉烯类耐药铜绿假单胞菌（CRPA）和碳青霉烯类耐药鲍曼不动杆菌（CRAB）。该指标反映医疗机构内特定多重耐药菌感染情况，是一个率或真率指标。在应用时，分子仅纳入发生特定多重耐药菌感染的患者，需将其与定植、污染区分开。此外，为比较各类多重耐药菌感染变化情况，本指标常按照多重耐药菌类别分别展示其发病率。患者同一住院期间同一感染部位重复检出同一种多重耐药菌，计为 1 个感染例次。

6. 住院患者联合使用重点抗菌药物治疗前病原学送检率。

计算公式：

$$住院患者联合使用重点抗菌药物治疗前病原学送检率 = \frac{联合使用重点抗菌药物治疗前病原学送检的住院患者人数}{同期联合使用重点抗菌药物治疗的住院患者总人数} \times 100\%$$

应用：该指标反映医疗机构住院患者重点抗菌药物联合应用的规范性，是一个构成比指标。本指标中，抗菌药物的使用限制为因感染"治疗"而全身给药的情况。病原学检验项目包括微生物培养及药敏试验、显微镜检验、免疫学检测、分子快速诊断和感染相关标志物检验（不包括降钙素原、白介素－6）。《关于印发"提高住院患者抗菌药物治疗前病原学送检率"专项行动指导意见的函》要求住院患者联合使用重点抗菌药物治疗前病原学送检应达到100%。

7. 住院患者Ⅰ类切口手术抗菌药物预防使用率。

计算公式：

$$住院患者Ⅰ类切口手术抗菌药物预防使用率 = \frac{住院患者中预防性使用抗菌药物的Ⅰ类切口手术例次数}{同期住院患者Ⅰ类切口手术总例次数} \times 100\%$$

应用：该指标用于描述住院患者Ⅰ类切口手术预防性使用抗菌药物的情况，是一个构成比指标。该指标中，抗菌药物的使用限制为因感染"预防"而全身给药的情况。《2013年全国抗菌药物临床应用专项整治活动方案》要求住院患者Ⅰ类切口手术抗菌药物预防使用率不超过30%。

8. 住院患者Ⅰ类切口手术部位感染率。

计算公式：

$$住院患者Ⅰ类切口手术部位感染率 = \frac{住院患者Ⅰ类切口手术发生手术部位感染的例次数}{同期住院患者Ⅰ类切口手术总例次数} \times 100\%$$

应用：该指标用于描述Ⅰ类切口手术住院患者发生手术部位感染的频率，反映对Ⅰ类切口手术住院患者的医院感染管理和感染防控情况，是一个概率比例指标。

9. 血管导管相关血流感染发病率。

计算公式：

$$血管导管相关血流感染发病率 = \frac{相关血流感染新发病例例次数}{同期住院患者血管导管累计使用天数} \times 1000‰$$

应用：血管导管相关血流感染发病率指每1000个血管导管使用天数中新发生相关血流感染的频次。该指标反映医疗机构血管导管相关血流感染情况和感染防控能力，分母引入带管天数，是一个率或真率指标。此处血管导管包括中心静脉导管（CVC）、经外周置入中心静脉导管（PICC）、输液港（PORT）、脐静脉导管。

10. 呼吸机相关性肺炎发病率。

计算公式：

$$呼吸机相关性肺炎发病率 = \frac{呼吸机相关性肺炎新发病例例次数}{同期住院患者有创呼吸机累计使用天数} \times 1000‰$$

应用：呼吸机相关性肺炎发病率指每1000个有创呼吸机使用天数中新发呼吸机相关性肺炎的频次，反映医疗机构呼吸机相关性肺炎发病情况和感染防控能力，分母引入有创呼吸机使用天数，是一个率或真率指标。

11. 导尿管相关尿路感染发病率。

计算公式：

$$导尿管相关尿路感染发病率 = \frac{相关尿路感染新发病例例次数}{同期住院患者导尿管累计使用天数} \times 1000‰$$

应用：导尿管相关尿路感染发病率指每 1000 个导尿管使用天数中新发生导尿管相关尿路感染的频次。该指标反映医疗机构导尿管相关尿路感染情况和感染防控能力，分母引入带管天数，是一个率或真率指标。

12. 血液透析相关感染发生率。

计算公式：

$$血液透析相关感染发生率=\frac{血液透析患者新发生相关感染的例次数}{同期血液透析总人数}\times100\%$$

应用：该指标反映医疗机构血液透析相关尿路感染情况和感染防控能力，是一个概率比例指标。

（二）医院感染其他指标及其计算

1. 病死率。

计算公式：

$$病死率=\frac{观察期内因某病死亡人数}{同期某病患者数}\times100\%$$

应用：该指标常用于反映急性传染病的严重程度，也能在一定程度上反映医疗机构的救治能力，当用于医院感染患者时，可评估医院感染的严重性，是一个概率比例指标。

2. 医院感染现患（例次）率。

计算公式：

$$医院感染现患（例次）率=\frac{确定时段或时点住院患者中医院感染患者（例次）数}{同期住院患者总数}\times100\%$$

应用：分子包括新发医院感染患者及已经有医院感染但尚未痊愈的患者。该指标反映确定时段或时点医院感染的实际发生情况，为准确掌握医院感染现状、判断变化趋势、采取针对性干预措施及干预效果评价提供基础，是一个概率比例指标。

3. 医院感染病例漏报率。

计算公式：

$$医院感染病例漏报率=\frac{应当报告而未报告的医院感染病例数}{同期应报告医院感染病例总数}\times100\%$$

应用：该指标反映医疗机构的医院感染病例报告情况及医院感染监测、管理情况，是一个构成比指标。在实际应用中，医疗机构常将漏报病例定义为超过一个时间限制仍未进行医院感染报告的病例，最常见的限定期限是截至该名患者该次病程出院。如一个患者在同一病程中存在多次医院感染漏报，只计算一次。

4. 多重耐药菌感染检出率。

计算公式：

$$多重耐药菌感染检出率=\frac{多重耐药菌检出菌株数}{同期该病原体检出菌株总数}\times100\%$$

应用：该指标反映医院内多重耐药菌感染的总体情况和某种特定菌种多重耐药菌感

染情况，是一个构成比指标。与多重耐药菌感染发病率指标不同的是，多重耐药菌感染检出率仅关注特定菌种中多重耐药菌的检出情况，因此，无论患者是否发生多重耐药菌感染，只要检出多重耐药菌，即可纳入计算。

三、注意事项

（一）分析时不能以构成比代替率

构成比用以说明事物内部各组成部分所占比例，不能说明某现象发生的频率或强度。在实际应用中，人们有时将构成比错误地当成率来应用，产生不合理的推断。例如，某年现患率调查结果显示，A医院下呼吸道感染占比55.0%，B医院下呼吸道感染占比54.0%，研究者不能武断地下结论说A医院下呼吸道感染率高于B医院，因为A、B医院患者收治情况及整体医院感染现患率均未知，对于A、B医院下呼吸道感染率，应当使用整体医院感染现患率乘以构成比后的结果进行比较。

（二）相对数的比较应注意其可比性

对比相对数时，应尽可能保证相对数处于可比的状态，控制影响相对数的混杂因素。例如，由于患者基础情况、手术难易程度等不同，难以直接比较两位医生的手术切口感染率，此时，应考虑对患者进行分层（年龄、性别、病情严重程度、基础疾病等）或对感染率进行调整，标准化后再作比较。

四、率的标准化

（一）标准化的意义

标准化（Standardization）的基本思想就是采用统一的标准构成，以消除年龄、性别、病情严重程度、基础疾病等内部构成因素不同对感染率、死亡率等的影响，使调整后的标准化率（Standardized Rate）具有可比性。

例如，表2-1罗列了A、B医院神经外科手术部位感染情况。A医院手术人数为300人，30人发生感染，感染率为10%。B医院手术人数为1500人，135人发生感染，感染率9%。是否能够直接下B医院手术部位感染率更低的结论呢？将A、B医院手术人群按照是否属于老年患者拆分，计算其感染率，结果发现，无论是老年患者还是非老年患者群体，A医院手术部位感染率均低于B医院。这里导致两种结论出现差异的最直接原因是两个医院手术患者年龄构成不同，如果要比较A、B医院感染率的真实差异，应对患者年龄进行调整，在患者构成一致的情况下进行感染率的比较，这一过程即是率的标准化。

表 2-1　A、B 医院神经外科手术部位感染情况

组别	A 医院 手术人数	A 医院 感染人数	A 医院 感染率	B 医院 手术人数	B 医院 感染人数	B 医院 感染率
老年患者	100	16	16%	150	27	18%
非老年患者	200	14	7%	1350	108	8%
合计	300	30	10%	1500	135	9%

（二）标准化率的计算

计算标准化率的常用方法有直接法和间接法两种。

1. 直接法：根据标准人口构成，重新计算各组的预期值，计算得到标准化率。此处的标准人口构成，如果用于小范围目标群体的比较，可以直接使用合计人口代替，如表 2-1 中 A、B 医院的总体患者数量（老年患者 250 人、非老年患者 1550 人）。如果是较大范围人群的比较（地区、省、国家），则可考虑使用标准人口统计数据，如人口普查数据。除了标准人口构成，使用直接法计算时还需要了解目标群体各构成组的阳性事件发生率指标。

计算公式：

$$P' = \frac{\sum N_i P_x}{N}$$

式中，P' 为标准化率。$N_i P_x$ 为各构成组的预期阳性值，指用被标准化的组别阳性事件发生率 P_x 预测标准人口 N_i 中可能有多少人发生阳性事件。总的预期阳性事件发生数 $\sum N_i P_x$ 除以标准总人口数 N 即为标准化率。

在上述例子中，A 医院神经外科手术部位感染标准化率 $= \dfrac{250 \times 16\% + 1550 \times 7\%}{250 + 1550} =$ 8.3%，B 医院神经外科手术部位感染标准化率 $= \dfrac{250 \times 18\% + 1550 \times 8\%}{250 + 1550} = 9.4\%$，因此 A 医院神经外科手术部位感染率低于 B 医院。

2. 间接法：当被标准化组的阳性事件发生率 P_x 未知，只有构成组人数 n_i 和阳性事件发生总数 r 时，可应用间接法。间接法必须有标准组各构成组的阳性事件发生率 P_i。

计算公式：

$$P' = P \times \frac{r}{\sum n_i P_i}$$

式中，P 为标准组的阳性事件发生率，$\sum n_i P_i$ 是被标准化组预期阳性事件发生数，$\dfrac{r}{\sum n_i P_i}$ 是被标准化组的实际阳性事件发生数与预期阳性事件发生数之比，当阳性事件定义为医院感染时，$\dfrac{r}{\sum n_i P_i}$ 是标准化感染比（Standardized Infection Ratio，SIR）。若 SIR>1，表示被标准化组的医院感染率高于标准组；若 SIR<1，表示被标准化组的

医院感染率低于标准组。

在上述案例中，标准组（A、B医院合并组）手术部位感染率 $=\dfrac{30+135}{300+1500}\times 100\%$ $=9.2\%$，A 医院手术部位标准化率 $=9.2\%\times\dfrac{30}{100\times(16+27)\div(100+150)+200\times(14+108)\div(200+1350)}=8.4\%$，$SIR=\dfrac{30}{100\times(16+27)\div(100+150)+200\times(14+108)\div(200+1350)}=0.911$，B 医院手术部位标准化率 $=9.2\%\times\dfrac{135}{150\times(16+27)\div(100+150)+1350\times(14+108)\div(200+1350)}=9.4\%$，$SIR=\dfrac{135}{150\times(16+27)\div(100+150)+1350\times(14+108)\div(200+1350)}=1.022$，即 A 医院标准化感染率低于标准组，B 医院标准化感染率高于标准组，提示可能需要对 B 医院施加干预。

上述案例仅对年龄一个影响因素进行了标准化，而在实际应用中，手术部位感染率常使用病例组合指数（Case Mix Index，CMI）进行调整，即考虑病例诊疗的技术难度和疑难重症程度对手术部位感染率的影响，以手术部位感染率除以 CMI 作为该部位的调整感染率。当率指标受到多个因素影响时，可应用 Logistic 回归、泊松回归等模型进行率的标准化。

（陶思源）

第二节　定性资料分析

一、常用效应指标

（一）相对危险度

相对危险度（Relative Risk，RR）常用于队列研究，用以估计暴露的危险性大小，具体指暴露于某种危险因素的观察对象的发病危险度与低暴露或非暴露于危险因素的观察对象的发病危险度之间的比值。相对危险度可以是感染率、发病率，也可以是死亡率、病死率等。

计算公式：

$$RR = \dfrac{暴露组发病率}{低暴露（或非暴露）组发病率}\times 100\%$$

当统计学检验结果有意义时，如 $RR=1$，说明暴露因素（研究因素）与结局无关联；$RR>1$，说明暴露因素与结局之间存在正关联，暴露因素是一种危险或有害因素；$RR<1$，说明暴露因素与结局之间存在负关联，暴露因素是一种保护或有益因素。

案例1：在某医院呼吸内科一起肺炎克雷伯菌下呼吸道感染暴发事件调查中，研究者发现感染患者在该次住院病程中均存在纤支镜检查或治疗史，为探讨纤支镜使用是否为该次肺炎克雷伯菌下呼吸道感染的感染来源，对呼吸内科患者进行历史性队列研究。暴露组为规定时间内在呼吸内科住院且使用纤支镜进行检查或治疗的患者，非暴露组为同期在呼吸内科住院且未使用纤支镜的患者，观察结局指标为出院前是否发生肺炎克雷伯菌下呼吸道感染。数据整理结果如下（表2-2）。

表2-2 呼吸内科患者纤支镜使用情况

暴露因素	感染	未感染	合计
使用纤支镜	3 (a)	39 (b)	42 (n_1)
未使用纤支镜	1 (c)	57 (d)	58 (n_0)
总计	4	96	100

表头第二行为"是否发生肺炎克雷伯菌下呼吸道感染"。

$$RR = \frac{暴露组发病率}{非暴露组发病率} = \frac{a/n_1}{c/n_0} = 4.143$$

由此可见，呼吸内科患者该段时间内住院过程中使用纤支镜治疗相比未使用纤支镜治疗发生肺炎克雷伯菌下呼吸道感染的风险升高3.143倍，可继续针对纤支镜展开调查，探讨该次暴发事件的真实原因。

（二）比值比

比值比（Odds Ratio，OR）又称优势比，是病例对照研究中常用的效应指标，指病例组有无暴露于某危险因素的比值与对照组有无暴露于同一危险因素的比值之比，用以度量暴露的危险性。

计算公式：

$$OR = \frac{病例组暴露的比值}{对照组暴露的比值}$$

当统计学检验结果有意义时，如$OR=1$，说明暴露因素与疾病无关联；$OR>1$，说明暴露因素与疾病之间存在正关联，暴露因素是一种危险或有害因素；$OR<1$，说明暴露因素与疾病之间存在负关联，暴露因素是一种保护或有益因素。

案例2：为探讨与多重耐药菌检出患者同住一间病房对患者后续耐药菌感染的影响，对ICU碳青霉烯类耐药肺炎克雷伯菌（CRKP）感染患者进行了病例对照研究。病例组为发生CRKP感染的ICU患者，对照组为未发生CRKP感染的ICU患者，暴露因素为患者在ICU住院期间，从入住ICU到检出CRKP前是否与其他CRKP检出患者同住一间病房超过一天。具体情况如下（表2-3）。

表2-3 与CRKP患者同住情况

暴露因素	病例组	对照组	合计
与CRKP患者同住	79 (a)	1112 (b)	1191

续表2-3

暴露因素	病例组	对照组	合计
未与CRKP患者同住	27（c）	1051（d）	1078
总计	106	2163	2269

$$OR = \frac{病例组暴露的比值}{对照组暴露的比值} = \frac{a/c}{b/d} = 2.765$$

由此可见，与CRKP患者同住一间ICU后续发生CRKP感染的风险是未与CRKP患者同住患者的2.765倍。

（三）风险比

风险比（Hazard Ratio，HR）含义与RR类似，即探讨某因素暴露与否对结局产生的影响。但不同的是，HR的测量考虑了时间因素，对结局发生的时间进行记录，因此，HR常用于生存分析，可通过Cox回归模型计算得到。

二、效应指标的估计

（一）置信区间

参数估计指使用样本统计量估计总体参数情况，有点估计和区间估计两种方法。点估计是用样本统计量直接作为总体参数的估计值，如经过抽样调查，发现某地区部分三级医院的医院感染现患率为2.8%，即认为某地区三级医院的医院感染现患率约为2.8%，然而更换抽样对象时，现患率结果可能产生变化。点估计的结果呈现较为直观，但因未充分利用抽取样本的信息，不能反映抽样误差的影响，实用价值低于区间估计。

区间估计指按照一定的概率（$1-\alpha$）估计总体参数的范围，这个范围即为估计的总体参数的置信区间（Confidence Interval，CI），（$1-\alpha$）为置信度，一般取双侧95%，表达为95%CI，置信区间是一个范围，由两个置信限（Confidence Limit，CL）构成，C_L为置信下限，C_U为置信上限，表达为（C_L，C_U）。

最常见的区间估计方法为总体均数置信区间的估计。根据均数的抽样分布理论，从正态总体$N(\mu, \sigma^2)$中随机抽取样本含量为n的样本，当σ未知，由样本标准差S代替σ时，统计量$t = \dfrac{\overline{X} - \mu}{S_{\overline{X}}}$服从自由度为$\nu = n-1$的$t$分布。此时，总体均数$\mu$的双侧（$1-\alpha$）置信区间的表达式为：

$$\overline{X} - t_{\alpha/2, \nu} S_{\overline{X}} < \mu < \overline{X} + t_{\alpha/2, \nu} S_{\overline{X}}$$

式中，$\nu = n-1$为自由度，$t_{\alpha/2, \nu}$表示自由度为ν的t分布曲线下面积，两侧尾部面积各占$\alpha/2$所对应的右尾临界值，可通过查阅t界值表获得。当样本量较大时，t分布近似标准正态分布，此时，（$1-\alpha$）置信区间的表达式为（$\overline{X} - Z_{\alpha/2} S_{\overline{X}}$，$\overline{X} + Z_{\alpha/2} S_{\overline{X}}$）。

对于一个总体，均数是固定的，因此，总体均数的95%CI的含义是该置信区间包含总体均数的概率为95%。

（二）概率

假设在 m 次试验中，事件 A 发生了 n 次，则 $\frac{n}{m}$ 为事件 A 发生的频率，如投掷 100 次硬币，正面图案出现 55 次，反面图案出现 45 次，则投掷硬币出现正面图案的频率是 0.55，出现反面图案的频率是 0.45。而当试验次数足够多时，事件发生的频率无限接近于事件发生的概率。

概率的具体定义：在相同条件下重复进行的 m 次试验中，事件 A 发生的频率稳定地在某一常数 p 附近摆动，且 m 越大摆动幅度越小，则称 p 为事件 A 的概率，记作 $P(A)$。

在上述案例中，如重复投掷硬币成千上万次，出现正面图案与反面图案的频率应均接近 0.5，此即为投掷硬币出现任意一面图案的概率。

而在实际应用中，经常会看到类似 "$P<0.05$，两组差异有统计学意义" 的描述。这里就不得不引入假设检验。与参数估计不同的是，假设检验通常是看估计值与某个特定值是否相等，即选定一个假设（记为 H_0），通过样本数据，得到一个相矛盾的结论时，即可认为 H_0 不成立，而接受与 H_0 对立的另外一个假设（记为 H_1）。

接下来以一个实例具体说明假设检验与 P 值的应用：说明集束化管理措施对 ICU 患者多重耐药菌感染率的影响。研究者对比发现，在实施集束化管理措施之前，ICU 患者多重耐药菌感染率为 8%，而实施措施后，ICU 患者多重耐药菌感染率降为 6%。如何确定集束化管理措施是有效果的，或者说 ICU 患者多重耐药菌感染率从 8% 下降至 6% 确实是感染率降低的结果而不是抽样误差导致的结果？这里就需要使用假设检验的方法进行论证。

1. 建立检验假设，确定检验水准：对于要检验的问题需要提出一个原假设 H_0 和一个备择假设 H_1。在本案例中，原假设为，干预措施实施前后，ICU 患者多重耐药菌感染率相等，而备择假设是关于两者不相等的假设，通常包括三种不同的形式。

1) H_1：干预措施实施前后，ICU 患者多重耐药菌感染率可能不同，这样的检验问题称为双侧检验。

2) H_1：干预措施实施后，ICU 患者多重耐药菌感染率升高，这样的检验问题称为单侧（右侧）检验。

3) H_1：干预措施实施后，ICU 患者多重耐药菌感染率降低，这样的检验问题称为单侧（左侧）检验。

本例中，选择双侧检验的备择假设。此外，在下一步开始前，还需事先确定一个小的概率值，称为检验水准，符号为 α，α 习惯上常取值 0.05 或 0.01，此处设 $\alpha=0.05$。

2. 计算检验统计量：这一步是基于原假设成立的条件，计算干预措施实施前后 ICU 患者多重耐药菌感染率相等的可能性（P 值），通常选定适合的统计方法，计算检验统计量的值，再根据检验统计量的抽样分布，获得相应的概率 P 值。在本案例中，数据以感染率指标呈现，可使用 χ^2 检验（卡方检验）进行检验统计量的计算。χ^2 检验将在后文详细描述。假设结合 ICU 患者数和干预措施前后多重耐药菌感染率计算得到 χ^2 检验统计量为 23.053。

3. 确定 P 值，做出统计推断：H_0 成立时，干预措施实施前后，ICU 患者多重耐药菌感染率相等的结局的概率记为 P 值，通过查表，得到 $P<\alpha=0.05$，于是拒绝 H_0，接受 H_1，即实施集束化管理措施后，ICU 患者多重耐药菌感染率发生变化。此处无法回答感染率是升高还是降低的问题，除非将第一步中的检验假设修改为单侧检验后再进行一轮上述讨论。

三、定性资料的统计分析

（一）χ^2 检验

χ^2 检验是一种用于定性资料比较的经典方法，χ^2 检验以 χ^2 分布和拟合优度检验为理论依据，应用范围广泛，包括两个及两个以上样本率或构成比比较的 χ^2 检验、频数分布的拟合优度 χ^2 检验、线性趋势 χ^2 检验以及四格表的 Fisher 确切概率法等。在医院感染领域，使用最广泛的是两个样本率或构成比的比较，本节将重点针对两独立样本率/构成比的比较进行介绍。

任何两个独立样本率/构成比资料均可表达为表格 R×C 的形式，如 2×2 列联表或四格表资料（表 2-4）。

表 2-4 两独立样本率比较的四格表

组别	属性 X1	属性 X2	合计
1	a（T_{11}）	b（T_{12}）	$a+b$
2	c（T_{21}）	d（T_{22}）	$c+d$
合计	$a+c$	$b+d$	n

对于 χ^2 检验，原假设为两组总体率相同，样本率差异仅由抽样误差造成，由于总体情况未知，则用样本合计率对总体进行估计，如 $\frac{a+c}{n}$，在此基础上，推算每个组别每个格子的期望频数（或理论频数），用符号 T 表示，如 $T_{11}=\frac{a+c}{n}\times(a+b)$，而从样本观察到的频数为实际频数，用符号 A 表示，如 a。实际上，χ^2 检验统计实际频数与理论频数的吻合程度，统计量计算公式为：

$$\chi^2 = \sum \frac{(A-T)^2}{T}$$

若原假设成立，χ^2 值不应该很大，而 A 与 T 相差越大，χ^2 值越大，相应的 P 值越小，当 $P\leq\alpha$ 时，则认为原假设不成立，从而做出统计推断。

为简化计算步骤，四格表 χ^2 值计算可用公式：$\chi^2=\frac{(ad-bc)^2 n}{(a+b)(c+d)(a+c)(b+d)}$。当 $n\geq 40$ 且 $T\geq 5$ 时，可直接使用上述公式，否则，应使用确切概率法进行 χ^2 值的计算，最后通过查表做出统计推断。

(二) χ^2 检验使用误区

1. 不考虑样本量和最小理论频数：对于四格表数据，在使用 χ^2 检验时，一般要求不能有 1/5 以上格子的理论频数小于 5，或有 1 个格子的理论频数小于 1，且要求样本量不小于 40，当不满足以上条件时，需考虑调整样本量或使用确切概率法进行统计推断。

2. 不考虑设计类型：当四格表中的数据涉及"同一对象干预前后的结果""同一对象两个不同部位的结果""同一对象使用两种测量方法的结果""配对研究对象分别接受两种干预的结果"等时，资料数据为存在关联性的非独立数据。医院感染防控工作中常见的配对设计资料有同一批患者不同住院时长的主动筛查阳性率、不同感染防控人员对同一批住院患者的感染判定阳性率等。非独立样本率的比较可使用 Kappa 一致性检验、McNemar 检验等。

3. 多组率的比较反复使用 χ^2 检验：当数据资料以多行/多列而非 2×2 四格表形式呈现时，使用 χ^2 检验仅能说明两组整体列/行构成比是否有差异，而对于两两比较，应使用多重比较方法。

4. 率或真率比较盲目使用 χ^2 检验：率或真率用以表示事件发生的强度或密度，分母常常包含时间因素，且分子和分母量纲不统一，因此无法直接将两个率或真率转换为四格表数据进行统计比较，建议使用泊松检验进行统计比较。医院感染防控工作中常见的 χ^2 检验误用指标包括千日医院感染发病率、多重耐药菌感染率及检出率等。

(三) 应用实例

医院感染防控措施的效果评价常以定性资料作为评价指标，如感染率、死亡率、检出率等。χ^2 检验是定性资料统计分析中不可或缺的统计方法。本节以主动筛查为例，介绍 χ^2 检验在医院感染防控工作中的应用。

1. 研究方法：为了解儿科重症监护病房（Pediatric Intensive Care Unit，PICU）患儿中产超广谱 β-内酰胺酶（ESBLs）大肠埃希菌和肺炎克雷伯菌的定植或感染情况，对 PICU 患者实施主动筛查与接触隔离相结合的干预措施，评估其对产 ESBLs 大肠埃希菌和肺炎克雷伯菌所致医院感染的防控效果。

2. 数据收集：研究分为 4 个阶段。第 1 阶段为基线采集阶段，用于监测 PICU 中产 ESBLs 大肠埃希菌与肺炎克雷伯菌的感染情况，为期 5 个月。第 2 阶段为主动筛查阶段，为期 6 个月，在这一阶段，对 PICU 患者进行主动筛查，筛查方案为入院 48 小时内采样 1 次，对 7 天内出院或转出者在出院时进行第 2 次采样，对住院时长超过 7 天者在入 PICU 后第 7 天进行第 2 次采样，并在患者出院或转出时进行第 3 次采样。主动筛查以肛拭子为主。第 3 阶段为主动筛查效果洗脱期，为期 4 个月，停止主动筛查。第 4 阶段为干预措施实施期，为期 12 个月，继续进行主动筛查，同时增加接触隔离措施。

3. 统计分析：使用 χ^2 检验进行组间比较。

4. 研究结果。

1) 患者入院定植情况比较：第 2、4 阶段 PICU 患者入院首次筛查产 ESBLs 大肠埃希菌与肺炎克雷伯菌定植率经 χ^2 检验比较，差异无统计学意义（表 2-5）。

表 2-5　第 2、4 阶段 PICU 患者产 ESBLs 大肠埃希菌与肺炎克雷伯菌定植率

产 ESBLs 菌	第 2 阶段入院定植率	第 4 阶段入院定植率	P
大肠埃希菌	45.85%	45.95%	0.96
肺炎克雷伯菌	7.33%	7.34%	0.99

2）不同住院时间患者出入 PICU 时的定植率：表 2-6 比较了不同住院时间 PICU 患者的定植率，结果显示，入住 PICU 超过 48 小时而不超过 7 天患者的产 ESBLs 肺炎克雷伯菌出科时定植率高于入 PICU 时，两组定植率通过 χ^2 检验比较差异有统计学意义，而其他几组结果虽然定植率大小有差异，但经 χ^2 检验比较差异无统计学意义，即表明其差异可能由抽样误差造成。

表 2-6　不同住院时间患者出入 PICU 时的定植率

阶段	人群	产 ESBLs 菌	入 PICU 定植率（%）	出 PICU 定植率（%）	P
第 2 阶段	住 PICU≤7 天	大肠埃希菌	42.11	37.22	0.249
		肺炎克雷伯菌	7.14	15.04	0.004
	住 PICU>7 天	大肠埃希菌	32.81	32.81	1.000
		肺炎克雷伯菌	10.94	21.88	0.095
第 4 阶段	住 PICU≤7 天	大肠埃希菌	42.65	42.83	0.951
		肺炎克雷伯菌	6.62	10.85	0.014
	住 PICU>7 天	大肠埃希菌	46.86	42.51	0.374
		肺炎克雷伯菌	14.01	20.29	0.090

3）主动筛查结合接触隔离预防感染的效果：研究使用 χ^2 检验还比较了 4 个阶段产 ESBLs 大肠埃希菌和肺炎克雷伯菌相关感染率的差异，发现差异无统计学意义。

（陶思源）

第三节　定量资料的统计分析

一、t 检验

在定量资料的假设检验中，t 检验（t-test）是最简单也是最常用的方法。实际应用时，我们应清楚各种检验方法的用途、适用条件和注意事项。

当 σ 未知且样本含量 n 较小时（如 $n<60$），理论上要求检验的样本随机地取自正态分布的总体，两独立小样本均数比较时还要求两样本所对应的两总体方差相等（$\sigma_1^2 = \sigma_2^2$），即方差齐性（Homogeneity of Variance）。在实际应用时，如与上述条件略有偏离，

对结果亦影响不大。

t 检验主要分为单样本 t 检验、配对样本均数 t 检验［简称配对 t 检验（Paired t-test）］、两独立样本 t 检验（Two Independent Sample t-test，又称成组 t 检验）。在医院感染研究领域，用得最广泛的是两独立样本 t 检验。

案例1：调查新型冠状病毒感染流行期间隔离病区护士医院感染防控的知信行相关影响因素。对某医院医疗队626名临床护士进行调查，通过调查问卷收集调查对象人口学资料和医院感染防控知信行得分。

现欲探讨性别、年龄、职称、工作年限、知识培训次数、是否临床带教、对医院感染防控重视程度对护士医院感染防控知信行得分的影响（表2-7）。

表2-7 隔离病区护士人口学资料及医院感染防控知信行得分

编号	性别	年龄（岁）	职称	工作年限（年）	知识培训次数（次）	是否临床带教	对医院感染防控重视程度	知信行得分
1	男	36	主管护师	13	5	否	重视	125.07
2	男	46	副主任护师	24	7	是	重视	123.05
3	女	24	护士	2	2	否	一般	122.89
4	男	35	主管护师	11	4	否	重视	134.23
5	女	23	护士	1	1	否	重视	113.97
6	女	35	主管护师	10	4	否	一般	123.08
7	女	46	副主任护师	24	5	否	重视	125.76
8	男	56	副主任护师	33	5	是	重视	124.67
9	男	32	护师	9	2	否	重视	119.78
10	女	27	护师	4	2	否	一般	125.74

以上资料中性别、是否临床带教和对医院感染防控重视程度为两样本均数的比较，且样本量 $n>60$，非配对资料，样本适用于两独立样本 t 检验。

统计量计算公式：

$$t=\frac{(\overline{X}_1-\overline{X}_2)-0}{S_{\overline{X}_1-\overline{X}_2}}=\frac{\overline{X}_1-\overline{X}_2}{S_{\overline{X}_1-\overline{X}_2}}, v=n_1+n_2-2$$

$$S_{\overline{X}_1-\overline{X}_2}=\sqrt{S_C^2\left(\frac{1}{n_1}+\frac{1}{n_2}\right)}, S_C^2=\frac{\sum X_1^2-\frac{(\sum X_1)^2}{n_1}+\sum X_2^2-\frac{(\sum X_2)^2}{n_2}}{n_1+n_2-2}$$

分析结果见表2-8。

表2-8 两独立样本 t 检验

分析因素	类别	人数	得分	t	P
性别	男	42	122.69±10.70	−1.873	0.068
	女	581	125.81±5.39		

续表2-8

分析因素	类别	人数	得分	t	P
是否临床带教	是	299	126.19±4.98	2.405	0.016
	否	324	125.05±6.67		
对医院感染防控重视程度	重视	514	126.11±5.56	4.088	<0.001
	一般	109	123.18±5.56		0.000

t 检验结果显示，是否临床带教、对医院感染防控重视程度这两个因素不同的隔离病区护士，其医院感染防控知信行得分有统计学差异。

二、方差分析

t 检验适用于两个样本均数的比较，而对于多于两组（$k>2$）样本均数的比较，t 检验不再适用，方差分析（Analysis of Variance，ANOVA）是解决上述问题的重要分析方法。方差分析由 Fisher（1923）首先提出，故又称为 F 检验，其基本思想是将全部观测值的总变异按影响因素分解为相应的若干部分变异，在此基础上，计算假设检验的统计量 F 值，实现对总体均数是否有差别的统计推断。

方差分析的用途很广，本节仅介绍只有一个处理因素的完全随机设计方差分析和随机区组设计方差分析。

1. 完全随机设计方差分析：完全随机设计（Completely Random Design）是一种将实验对象随机分配到不同处理组的单因素设计方法。该设计只考察一个处理因素，通过对该因素不同水平组间均值的比较，推断该处理因素不同水平之间的差异是否具有统计学意义。完全随机设计方差分析的数据结构见表2-9，其中 k 为处理因素的水平数，X_{ij} 为处理因素第 i 水平的第 j 个观测值，n_i（$i=1$，2，…，k）为处理因素第 i 水平组的观测例数，n 为总例数，$\bar{X}_i$ 为处理因素第 i 水平组的均数，$\bar{X}$ 为全部观测值的均数，S_i^2 为处理因素第 i 水平组的方差，S^2 为全部观测值的方差。

表2-9 完全随机设计方差分析的数据结构

	处理因素						合计
	水平1	水平2	…	水平i	…	水平k	
	X_{11}	X_{21}	…	X_{i1}	…	X_{k1}	
	X_{12}	X_{22}	…	X_{i2}	…	X_{k2}	
	…	…	…	…	…	…	
	X_{1j}	X_{2j}	…	X_{ij}	…	X_{kj}	
	…	…	…	…	…	…	
	X_{1n}	X_{2n}	…	X_{in}	…	X_{kn}	
n_i	n_1	n_2	…	n_i	…	n_k	n
$\bar{X}_i$	$\bar{X}_1$	$\bar{X}_2$	…	$\bar{X}_i$	…	$\bar{X}_k$	$\bar{X}$

续表2-9

	处理因素						合计
	水平1	水平2	⋯	水平i	⋯	水平k	
S_i^2	S_1^2	S_2^2	⋯	S_i^2	⋯	S_k^2	S^2

表2-9中，n个观测值彼此不同，可以用方差来反映其变异程度。方差的分子部分为n个观测值的离均差平方和，称为总变异（记为$SS_{总}$），对此可以做如下分解：

$$SS_{总} = \sum_{i=1}^{k}\sum_{j=1}^{n_i}(X_{ij}-\overline{X})^2 = \sum_{i=1}^{k}\sum_{j=1}^{n_i}[(X_{ij}-\overline{X}_i)+(\overline{X}_i-\overline{X})]^2$$

$$= \sum_{i=1}^{k}n_i(\overline{X}_i-\overline{X})^2 + \sum_{i=1}^{k}\sum_{j=1}^{n_i}(X_{ij}-\overline{X}_i)^2 +$$

$$2\sum_{i=1}^{k}\sum_{j=1}^{n_i}(X_{ij}-\overline{X}_i)(\overline{X}_i-\overline{X})$$

其中：

$$2\sum_{i=1}^{k}\sum_{j=1}^{n_i}(X_{ij}-\overline{X}_i)(\overline{X}_i-\overline{X})=0$$

故：

$$SS_{总} = \sum_{i=1}^{k}n_i(\overline{X}_i-\overline{X})^2 + \sum_{i=1}^{k}\sum_{j=1}^{n_i}(X_{ij}-\overline{X}_i)^2$$

其中，$\sum_{i=1}^{k}n_i(\overline{X}_i-\overline{X})^2$称为组间变异，记为$SS_{组间}$，反映了处理因素各个水平组间的差异，同时也包含了随机误差；$\sum_{i=1}^{k}\sum_{j=1}^{n_i}(X_{ij}-\overline{X}_i)^2$称为组内变异，记为$SS_{组内}$，反映了各组内样本的随机波动。由此可见，总变异$SS_{总}$可以分解为组间变异$SS_{组间}$和组内变异$SS_{组内}$，即：

$$SS_{总} = SS_{组间} + SS_{组内}$$

其中，总变异自由度$v_{总}=n-1$，组间变异自由度$v_{组间}=k-1$，组内变异自由度$v_{组内}=n-k$。对于自由度，同样有：

$$v_{总} = v_{组间} + v_{组内}$$

上述各部分变异除以相应自由度得到相应平均变异，即方差（通常称均方）。组间均方为：

$$MS_{组间} = \frac{SS_{组间}}{v_{组间}} = \frac{SS_{组间}}{k-1}$$

组内均方为：

$$MS_{组内} = \frac{SS_{组内}}{v_{组内}} = \frac{SS_{组内}}{n-k}$$

检验各处理组均值之间有无差异可以通过比较$MS_{组间}$和$MS_{组内}$来实现。$MS_{组间}$与$MS_{组内}$之比即构成方差分析的统计量：

$$F = \frac{MS_{组间}}{MS_{组内}}$$

对于案例 1 的数据，职称为不同水平间均值的比较（k=5），比较职称对护士医院感染防控知信行得分的影响，应运用完全随机设计资料的方差分析。完全随机设计方差分析表见表 2-10。

表 2-10 完全随机设计方差分析表

变异来源	SS	DF	MS	F	P
总变异	32188.5188	622			
处理组间	173.0288	4	43.2572	0.835	0.503
组内（误差）	32015.4900	618	51.8050		

由表 2-10 可知，职称不同的护士的医院感染防控知信行得分没有统计学差异。尚不能认为职称是护士医院感染防控知信行得分的影响因素。

2. 随机区组设计方差分析：随机区组设计（Randomized Block Design）又称为配伍组设计，其做法是先将受试对象按条件相同或相近组成 m 个区组（或称配伍组），每个区组中有 k 个受试对象，再将其随机分到 k 个处理组中。随机区组设计在 m 个区组和 k 个处理水平组构成 mk 个格子，每个格子仅一个数据 X_{ij}（$i=1, 2, 3, \cdots, k$；$j=1, 2, 3, \cdots, m$），其方差分析属无重复数据的两因素方差分析（Two-way ANOVA）。随机区组设计方差分析数据结构见表 2-11。

表 2-11 随机区组设计方差分析数据结构

区组	处理因素（A）			
	水平 1	水平 2	⋯	水平 k
区组 1	X_{11}	X_{21}	⋯	X_{k1}
区组 2	X_{12}	X_{22}	⋯	X_{k2}
⋯	⋯	⋯	⋯	⋯
区组 m	X_{1m}	X_{2m}	⋯	X_{km}

与完全随机设计方差分析方法类似，总变异 $SS_{总}$ 可分解为处理组间变异 $SS_{处理}$、区组间变异 $SS_{区组}$ 以及随机误差 $SS_{误差}$：

$$SS_{总} = SS_{处理} + SS_{区组} + SS_{误差}$$

相应的自由度有：

$$v_{总} = v_{处理} + v_{区组} + v_{误差}$$

式中的各项计算与完全随机设计方差分析相同，只需要另外计算 $SS_{区组}$：

$$SS_{区组} = \sum_{j=1}^{m} k(\bar{X}_j - \bar{X})^2$$

其中，$\bar{X}_j$ 为各区组的均数，m 和 k 分别为区组和处理的水平数。上述计算公式归纳在方差分析表中（表 2-12）。需要注意的是，由于公式中使用了处理组间和区组间的均数（传统方法是求和计算），手工计算可能出现较大的误差，实际应用中最好采用统计软件计算。

表 2-12 随机区组设计方差分析表

变异来源	平方和（SS）	自由度（v）	均方（MS）	F
总变异	$SS_{总} = \sum_{i=1}^{k}\sum_{j=1}^{m}(X_{ij}-\overline{X})^2$ $= (n-1)S^2$	$v_{总}=n-1$		
处理组间变异	$SS_{处理} = \sum_{i=1}^{k} m(\overline{X}_i-\overline{X})^2$	$v_{处理}=k-1$	$MS_{处理}=\dfrac{SS_{处理}}{v_{处理}}$	$F_{处理}=\dfrac{MS_{处理}}{MS_{误差}}$
区组间变异	$SS_{区组} = \sum_{j=1}^{m} k(\overline{X}_j-\overline{X})^2$	$v_{区组}=m-1$	$MS_{区组}=\dfrac{SS_{区组}}{v_{区组}}$	$F_{区组}=\dfrac{MS_{区组}}{MS_{误差}}$
随机误差	$SS_{误差}=SS_{总}-SS_{处理}-SS_{区组}$	$v_{误差}=v_{总}-v_{处理}-v_{区组}$ $=(k-1)(m-1)$	$MS_{误差}=\dfrac{SS_{误差}}{v_{误差}}$	

可以看出，与完全随机设计方差分析相比，随机区组设计方差分析将总变异分解为三部分，即除处理组间变异之外，还将区组因素导致的变异也分离出来，从而减少了随机误差，提高了实验效率。

三、秩和检验

非参数检验是一种不依赖总体分布类型，也不涉及总体参数，而是对总体分布的位置进行假设检验的方法。

样本均数比较的 t 检验、方差分析等，都是在总体分布已知的前提下对参数进行的假设检验。注意：①在实际中有些资料不满足正态和方差齐性条件，这时小样本资料选 t 检验或 F 检验是不妥的，而选秩转换的非参数检验是恰当的；②对于不知是否正态分布的小样本资料，为保险起见，宜选秩转换的非参数检验；③对于一端或两端是不确定数值（如<20岁、≥65岁等）的资料，不管是否正态分布，只能选秩转换的非参数检验；④对于等级资料，若选择行×列表资料的 χ^2 检验，只能推断构成比差别，而选择秩转换的非参数检验，可推断等级强度差别。

如果已知定量资料满足（或近似满足）t 检验或 F 检验条件，选 t 检验或 F 检验；如果选秩转换的非参数检验，会降低检验效能。

依旧沿用案例1数据（10名护士知信行得分情况见表 2-13），当参与研究调查的临床护士仅有 20 人（$n<60$），或大量知信行得分为不确定数值（如<100、>150 等）时，对于组间比较则运用秩和检验较为合理。

表2-13　10名护士知信行得分情况

编号	性别	年龄（岁）	职称	工作年限（年）	知识培训次数（次）	是否临床带教	对医院感染防控重视程度	知信行得分
1	男	36	主管护师	13	5	否	重视	125.07
2	男	46	副主任护师	24	7	是	重视	123.05
3	女	24	护士	2	2	否	一般	122.89
4	男	35	主管护师	11	4	否	重视	134.23
5	女	23	护士	1	1	否	重视	113.97
6	女	35	主管护师	10	4	否	一般	123.08
7	女	46	副主任护师	24	5	否	重视	125.76
8	男	56	副主任护师	33	5	是	重视	124.67
9	男	32	护师	9	2	否	重视	119.78
10	女	27	护师	4	2	否	一般	125.74

秩和检验中配对设计资料的Wilcoxon符号秩和检验、两独立样本比较的Wilcoxon秩和检验和多个独立样本比较的Kruskal-Wallis秩和检验较常用于医院感染研究领域。

上述资料均为独立样本，性别、是否临床带教、对医院感染防控重视程度是两独立样本，适用Wilcoxon秩和检验，年龄、职称、工作年限分组后为多个样本，适用Kruskal-Wallis秩和检验。秩和检验结果见表2-14。

表2-14　秩和检验结果

分析因素	类别	人数	Z	P
性别	男	6	-0.313	0.754
	女	14		
年龄	20~	9	1.091	0.779
	30~	8		
	40~	7		
	50~	6		
职称	护士	8	45.055	0.016
	护师	4		
	主管护师	3		
	副主任护师	4		
	主任护师	1		

续表2-14

分析因素	类别	人数	Z	P
工作年限	1~	9	16.255	0.048
	5~	4		
	11~	3		
	21~	4		
是否临床带教	是	8	−0.261	0.794
	否	12		
对医院感染防控重视程度	重视	14	−0.114	0.909
	一般	6		

秩和检验结果显示，不同职称和工作年限的护士，其知信行得分不同，差异具有统计学意义。

用Kruskal-Wallis秩和检验，当推断拒绝H_0，接受H_1时，只能得出各总体分布不全相同的结论，但不能说明任两个总体分布不同。若要对每两个总体分布做出有无不同的推断，需要做组间的多重比较，具体比较方法请参考相关书籍。

四、多元线性回归分析

在医学研究中，某个因变量往往受多个因素（自变量）的影响，如儿童身高不仅受年龄影响，而且受性别影响；肺活量的大小除与年龄、性别有关外，还受身高、体重以及胸围的呼吸差等因素的影响。如果这些自变量与因变量之间的关系是线性的，则可以应用多元线性回归（Multiple Linear Regression）来研究。多元线性回归是研究一个因变量与多个自变量之间线性依存关系的统计方法，可以对自变量的作用进行评价，也可以用于预测和判别。

案例2：调查新型冠状病毒感染流行期间隔离病区护士医院感染防控知信行相关影响因素。对18家医院医疗队的626名临床护士进行调查，通过调查问卷收集调查对象人口学资料和医院感染防控知信行得分。

1. 单因素分析：两组间均数比较采用t检验；多组间均数比较采用完全随机设计方差分析。检验水准$\alpha=0.05$，以$P<0.05$为差异有统计学意义。单因素分析在上述t检验和方差分析部分已完成，单因素分析结果见表2-15。

表2-15 单因素分析结果

分析因素	类别	人数	得分	t	P
性别	男	42	122.69±10.70	−1.873	0.068
	女	581	125.81±5.39		

续表2-15

分析因素	类别	人数	得分	t	P
年龄（岁）	20~	299	126.64±7.06	5.469*	0.001
	30~	283	126.37±4.69		
	40~	36	127.22±2.75		
	50~	5	127.80±4.49		
职称	护士	97	125.04±5.57	0.835*	0.503
	护师	328	125.49±6.49		
	主管护师	168	125.89±5.38		
	副主任护师	25	126.80±3.21		
	主任护师	5	128.20±1.79		
工作年限（年）	1~	158	124.42±6.41	3.383*	0.018
	5~	261	125.79±6.15		
	11~	175	126.11±5.37		
	21~	29	127.28±3.10		
知识培训次数（次）	<3	85	123.61±7.72	−2.645	0.010
	≥3	538	125.91±5.55		
是否临床带教	是	299	126.19±4.98	2.405	0.016
	否	324	125.05±6.67		
对医院感染防控重视程度	重视	514	126.11±5.56	4.088	<0.001
	一般	109	123.18±5.56		

注：*显示为F值。

可见性别、年龄、工作年限、知识培训次数、是否临床带教和对医院感染防控重视程度这六个因素不同的护士，其知信行得分方面的差异具有统计学意义（$P<0.05$）。

2. 多因素分析：将单因素分析有统计学意义的变量纳入多因素分析，多因素分析采用多元线性回归分析。检验水准$\alpha=0.05$，以$P<0.05$为差异有统计学意义。多因素分析结果见表2-16。

表2-16 多因素分析结果

因变量	分析因素	B	SE	标准化B	t	P
知信行得分	常量	123.241	1.588	—	75.585	<0.001
	年龄	1.473	0.362	0.158	4.066	<0.001
	对医院感染防控重视程度	−2.868	0.608	−0.184	−4.714	<0.001
	知识培训次数	1.815	0.674	0.105	2.692	0.007

分析结果显示，护士年龄越大、对医院感染防控重视程度越高、医院知识培训越频繁，知信行整体水平越高（$P<0.05$）。

3. 注意事项：

1）应用条件：多元线性回归原则上要求因变量是连续型变量，其预测值与实际观测值的差值（模型中的 e）服从正态分布，并且在不同的 X 取值上方差相同。另外，要求因变量的观测值相互独立，对于传染病等数据应谨慎处理。

2）多元线性回归既可用于大样本资料，又可用于小样本资料，但是如果方程中自变量的个数 m 较多，样本含量 n 相对于 m 并不很大，建立的回归方程会很不稳定，常常有较大的 R^2，容易造成一种假象。因此，实际计算时应注意 n 与 m 的比例，经验上 n 至少应是方程中自变量个数 m 的 5~10 倍。

3）在多元线性回归中，自变量通常是连续型变量。对于分类变量，必须量化后引入回归方程。

4）当自变量间存在较强的线性关系时，会使多元回归方程中的参数估计不稳定，影响多元线性回归分析的结果。如研究高血压与年龄、吸烟年限、饮白酒年限等因素的关系，这些自变量通常是相关的，如果这种相关程度非常高，使用最小二乘法建立回归方程就有可能不合理。

5）在自变量较多的情况下，使用逐步回归分析常能使问题简化，较快地得到结果。但必须指出：不要盲目信任逐步回归得到的结果，所谓的"最优"回归方程不一定是最好的，没有选入方程的变量也未必没有意义。选择不同的检验水平，其回归方程的结果可能不一致；相同的变量在不同变量组合中得到的检验 P 值也可能不同。建立回归方程时，最好结合所要研究的问题和专业知识确定应选择的变量。

五、Logistic 回归分析

在医学研究中因变量有时是二分类结果，如发病与不发病、死亡与生存、有效与无效、复发与未复发等，这类变量显然不满足正态分布的条件。

当需要研究二分类因变量的影响因素时，多元线性回归分析不适用，这时可以采用 Logistic 回归分析（Logistic Regression Analysis）。Logistic 回归属于概率型非线性回归，它是研究二分类（可以扩展到多分类）因变量与多个影响因素之间关系的一种多因素分析方法。

案例 3：现欲研究神经外科碳青霉烯类耐药肠杆菌（CRE）医院感染影响因素，选择 2018 年 12 月至 2021 年 12 月某医院神经外科住院期间并发肠杆菌科医院感染的 97 例患者为研究对象。

研究者根据是否存在 CRE 感染，将研究对象分为 CRE 组（52 例）和非 CRE 组（45 例）。统计患者性别、年龄、入院时格拉斯哥昏迷评分（Glasgow Coma Score，GCS）、入院时急性生理与慢性健康评分Ⅱ（Acute Physiology and Chronic Health Evaluation Ⅱ，APACHE Ⅱ）、手术持续时间、既往 CRE 感染史、机械通气、留置尿管、肠内营养、ICU 住院时间、首次白蛋白［入院当日采集 CRE 患者外周静脉血，以 IMMAGE 800 特定蛋白分析仪，用免疫比浊法检测］和低温治疗情况。

1. 单因素分析：定量资料两组比较采用独立样本 t 检验，计数资料以例数或率表示，两组比较采用 χ^2 检验。神经外科住院患者发生 CRE 感染的单因素分析见表 2-17。

表 2-17 神经外科住院患者发生 CRE 感染的单因素分析

因素		CRE 组（$n=52$）	非 CRE 组（$n=45$）	统计量	P
性别	男	30	29	0.462	0.497
	女	22	16		
年龄（岁）	<60	23	20	0.001	0.983
	≥60	29	25		
入院时 GCS（分）	<10	30	28	0.206	0.650
	10~15	22	17		
入院时 APACHE Ⅱ	<20	33	30	0.109	0.741
	≥20	19	15		
手术持续时间（小时）	<4	23	20	0.001	0.983
	≥4	29	25		
低温治疗（例）		35	31	0.028	0.868
既往 CRE 感染史（例）		25	6	13.391	<0.001
机械通气（例）		43	29	4.199	0.040
留置尿管（例）		35	18	7.258	0.007
肠内营养（例）		35	24	1.977	0.160
ICU 住院时间（天）		7.67±1.53	5.80±1.68	5.736	<0.001
首次白蛋白（g/L）		25.34±5.52	24.98±4.86	0.338	0.736

结果显示，神经外科住院患者发生 CRE 感染与性别、年龄、入院时 GCS、入院时 APACHE Ⅱ、手术持续时间、肠内营养、首次白蛋白和低温治疗无关；CRE 组和非 CRE 组既往 CRE 感染史、留置尿管等临床资料，差异均具有统计学意义（$P<0.05$）。

2. 多因素分析：神经外科住院患者发生 CRE 感染的多因素分析结果显示既往 CRE 感染史、机械通气、留置尿管、ICU 住院时间均是导致神经外科住院患者发生 CRE 感染的因素（$P<0.05$）。神经外科住院患者发生 CRE 感染的多因素分析见表 2-18。

表 2-18 神经外科住院患者发生 CRE 感染的多因素分析

危险因素	β	SE	Wald	OR	95%CI	P
既往 CRE 感染史	1.794	0.478	14.093	6.016	2.357~15.353	<0.001
机械通气	0.969	0.399	5.892	2.634	1.205~5.758	0.035
留置尿管	1.127	0.401	7.892	3.085	1.406~6.770	0.003
ICU 住院时间	1.512	0.455	11.044	4.536	1.859~11.066	<0.001

六、生存分析

生存时间一般不呈正态分布,且需考虑是否为删失值,所以生存分析有其独特的统计方法。

1. 描述分析:根据样本生存资料估计总体生存率及其他有关指标。如估计使用某药物的 HIV 阳性患者的生存率、生存曲线以及中位生存时间等。常采用 Kaplan-Meier 法(也叫乘积极限法)进行分析,对于频数表资料则采用寿命表法进行分析,后者往往适用于大样本资料,对于小样本,或大样本且有精确生存时间的资料,一般采用 Kaplan-Meier 法。计算生存率需考虑生存时间的顺序,属于非参数统计方法。

2. 比较分析:对不同组生存率进行比较分析,如比较使用与不用某药物的 HIV 阳性患者的生存率是否有所不同,常采用 Log-rank 检验与 Breslow 检验。检验的无效假设是两组或多组总体生存时间分布相同,不对其具体的分布形式作要求,所以也属于非参数统计方法。

3. 影响因素分析:通过生存分析模型来探讨影响生存时间的因素,通常以生存时间和生存结局作为因变量,而将其影响因素,比如年龄、性别、药物使用等作为自变量。通过拟合生存分析模型,筛选影响生存时间的保护因素和有害因素。方法有半参数法和参数法两类。常用半参数法 Cox 比例风险回归模型。

在医院感染研究中,生存数据多为多因素数据,Kaplan-Meier 法和 Cox 比例风险回归模型常常搭配使用。

案例 4:在一起腹膜透析相关腹膜炎暴发调查中,研究者采用病例对照研究方法,探讨 2019 年 6 月 1 日至 8 月 17 日某综合医院肾脏疾病中心患者腹膜透析相关性腹膜炎暴发的危险因素,通过 Logistic 回归分析发现,使用"YW"牌碘伏帽是腹膜透析相关性腹膜炎发生的独立危险因素。

为进一步验证高危因素,研究者采用队列研究。队列研究共纳入 148 例患者,根据碘伏帽的情况,将 75 例使用"YW"牌碘伏帽的患者纳入暴露组,73 例使用"B"和"P"牌碘伏帽的患者纳入非暴露组。两组患者碘伏帽不同使用天数的腹膜炎发生情况见表 2-19。

表 2-19 两组患者碘伏帽不同使用天数的腹膜炎发生情况

最近一批碘伏帽使用天数(天)	"YW"牌碘伏帽 使用例数	腹膜炎例数	发生率(%)	"B"和"P"牌碘伏帽 使用例数	腹膜炎例数	发生率(%)	χ^2	P
≤13	22	13	59.09	18	2	11.11	9.72	0.003
14~28	20	7	35.00	20	2	10.00	2.29	0.127
29~54	20	6	30.00	12	0	0.00	—	0.061
≥55	13	3	23.08	23	2	8.7	—	0.328

最近一批碘伏帽使用时间≤13 天时,使用"YW"牌碘伏帽患者的腹膜透析相关性

腹膜炎的发生率高于使用"B"和"P"牌碘伏帽患者,差异有统计学意义。

Kaplan-Meier 法显示,随着使用"YW"牌碘伏帽天数的增加,腹膜炎发生累积风险显著增加(图 2-1)。

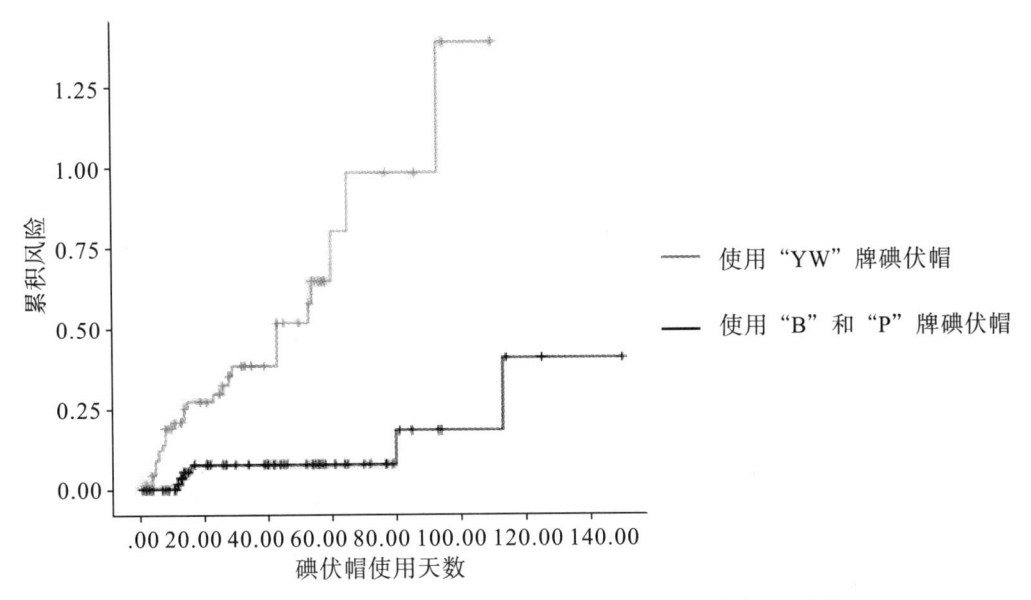

图 2-1 使用不同品牌碘伏帽的腹膜透析相关性腹膜炎累积风险

多因素分析采用 Cox 比例风险回归模型。在多因素 Cox 比例风险回归分析中,结果同样显示使用"YW"牌碘伏帽是腹膜透析相关性腹膜炎发生的独立危险因素($HR=6.81$;$95\%CI$:$2.61\sim17.77$;$P<0.01$)。因此可以认为此次腹膜透析相关性腹膜炎暴发是由腹膜透析患者使用"YW"牌碘伏帽引起的。

(向钱 吕宇)

参考文献

乔甫,李诗雨,唐梦玲,等. 主动筛查降低 PICU 中产超广谱 β-内酰胺酶的效果评估研究[J]. 中华医院感染学杂志,2014,24(10):2546-2548.

第三章 描述流行病学在医院感染管理中的应用

描述流行病学（Descriptive Epidemiology）又称为描述性研究（Descriptive Study），是指利用已有的资料或通过专题调查获得的资料，描述疾病或健康状况在不同地区、不同时间、不同人群的分布特征，提出病因假设，为探讨疾病的病因及制定防治措施提供依据。描述性研究是流行病学研究方法中最基本的类型，在揭示暴露和疾病的因果关系过程中是最基础的步骤，是分析性研究的基础，其目的是提出病因假设，提供调查研究线索，确定高危人群，评价公共卫生措施的效果等。

第一节 个案调查、病例报告在医院感染管理中的应用

一、个案调查

（一）概念

个案调查（Case Investigation）又称个例调查或病家调查，是指对个别发生的病例、病例的家庭及与发病可能有关的环境因素进行流行病学调查。病例一般为传染病患者，也可以是非传染病患者或病因未明的患者。

（二）目的

1. 调查发病原因和发生条件，及时采取措施，以防止疾病传播、蔓延。
2. 利用多次个案调查获得的资料，总结某种疾病在时间、空间及人群中的分布特征，不同时间流行趋势变化及有无周期性、季节性改变等。
3. 核实诊断并进行相关指导。
4. 掌握当地疫情，为疾病监测提供资料。

（三）在医院感染中的应用

1. 用途。
1）识别感染源和传播途径：通过个案调查，可以对医院感染进行深入调查，识别感染源和传播途径，了解医院感染发生的原因，必要时可采集生物标本或周围环境标本用于实验室检测和分析。
2）判断病原体可能播散的范围：根据患者隔离前的活动范围，可以判断病原体可

能播散的范围，确定接触者，为划定疫点、疫区范围提供科学依据。

3) 监测医院感染危险因素：通过个案追踪，可以监测医院感染的危险因素，如患者年龄、性别、基础疾病、手术类型、侵入性操作等，发现医疗操作流程中的薄弱环节，为采取针对性的预防措施提供依据。

4) 制定防控措施：针对医院感染的危险因素，可以制定相应的防控措施，如手卫生、清洁消毒、隔离、无菌操作、标准防护等，指导医疗护理和健康教育，有效控制医院感染的传播，降低感染率和死亡率。

5) 提高医院感染防控意识与能力：个案调查使医务人员更加了解医院感染的危害和预防措施，有助于提高其感染防控意识，增强对医院感染防控的责任感，促进医院感染管理的规范化发展。

6) 提供决策依据：通过对医院感染病例的追踪和数据分析，能够更好地了解患者的需求和医疗资源的利用情况，为医院管理层提供决策依据。

2. 调查方法和内容：个案调查的调查方法主要有访谈和现场调查。针对某一种传染病进行个案调查时，应编制个案调查表，项目内容可根据事件的发生和疾病的特点确定。事件发生后，应尽快到达现场，了解情况并做好记录，对病例、病例所在家庭及周围人群进行调查询问或深入访谈。

开展医院感染病例的个案调查时，应确定调查的目标和范围，比如科室、病种，为后续的数据收集和分析提供基础。根据追踪目标和范围，确定需要分析的指标，如感染率、死亡率、抗生素使用情况等。通过病历、护理记录、微生物学检验报告等途径，收集医院感染病例的相关数据，并进行整理和分析。根据上述数据和指标，制订具体的追踪计划和实施方案，明确责任人、时间表和任务分工等。

(四) 实例

以下是一例免疫功能正常患者在心脏手术（使用主动脉修复材料）后 16 天因沃林斯基分枝杆菌（Mycobacterium Wolinskyi）引起手术部位感染（SSI）的个案调查。

患者，男，48 岁，无明显 SSI 危险因素（BMI 为 $24.6 kg/m^2$，不吸烟，无合并症），行手术切除升主动脉动脉瘤，机械假体（Medtronic ATS n27, Dublin, Ireland）替换主动脉瓣，Intergard 银编织管（Maquet, Germany）重建主动脉。手术持续 244 分钟，其中心肺机体外循环 152 分钟（3T 型, Stockert, Sorin Group, Munchen, Germany）。患者在手术前一晚和手术当天早上用 10%聚维酮碘擦浴。术前皮肤消毒用 10%聚维酮碘擦洗，无菌水冲洗，无菌纱布干燥，聚维酮碘醇消毒待干。预防性使用抗生素：切口前 45 分钟注射头孢羟唑 1500mg，干预期间每 2 小时注射头孢羟唑 750mg。术后第 13 天，患者轻度发热，但出院时一般情况良好。术后第 15 天患者因发热（39℃）再次入院。术后第 16~18 天采集 6 组血培养，其中 5 组（术后第 19~21 天）有生长缓慢的革兰阳性菌。术后第 23 天进行紧急手术，用同种血管移植物替换生物假体主动脉瓣和主动脉假体（银管）。假体和植入物样本经直接 16S rRNA 基因聚合酶链式反应和测序，发现沃林斯基支原体 DNA 存在（与 ATCC 700010T 型菌株在 861 个碱基对上 100%同源）。在有氧血琼脂板上培养的其他 6 个深部样本中有 4 个呈阳性，包括主动脉假体，证实了深部器官/腔隙 SSI 的诊断。

回顾性分析患者的医疗和护理记录，未发现与围手术期感染防控措施相关的建议有偏差。对具有相同商标但来自另一批的假体装置进行培养和 16S rRNA 基因聚合酶链式反应，结果为阴性，并且在国家监测数据库中未发现其他报告病例。住院期间，患者曾住过 5 个不同的房间，分别为入院时病房 n1、手术室麻醉前隔间 n2、手术室 n3、术后重症监护病房 n4 和出院前外科病房 n5。研究者对以上五个地点和手术室的无菌间进行了采样，以寻找沃林斯基分枝杆菌的环境来源。对手术室 n3 环境物体表面采用干拭子采样，共采集 18 个位点（包括 3 台心肺机），每个位点两根拭子，均未培养出非结核分枝杆菌（Nontuberculosis Mycobacteria，NTM）。共采集水样 38 个，在清洗 1 号房间淋浴间和水槽以及 2、4、5、6 号房间的 6 个水槽 2 分钟前后采集自来水样本。4 台心肺机的热交换水箱也被采样。将 1 升水无菌取样，装入含 20mg 硫代硫酸钠的无菌瓶中，使用真空过滤器通过 0.45μm 纤维素无菌过滤器（Sartorius, Gottingen, Germany）过滤。采样前，用 500mL 医用级无菌水冲洗热交换水箱的隔膜，以去除机器水箱中残留的水消毒剂氯己定。将隔膜放入 5mL 无菌水中，长时间进行涡流和刮擦，并将由此产生的 200mL 悬浮液沉积在两种血琼脂培养基上（bioMerieux, Marcy-l'E'toile, France）。培养皿在 30℃和 37℃有氧培养至少 7 天。采用 16S rRNA 和 hsp65 基因测序对所有形态疑似 NTM 的菌落进行鉴定，从 29% 的水样和 57% 的使用点水样中分离出几种快速生长的 NTM。值得注意的是，从一个心肺机－热交换水箱（未用于本病例的手术）和用于填充这些水箱的水龙头中分离出一株龟分枝杆菌菌株。未从任何培养的样本中分离出沃林斯基分枝杆菌。

研究者通过以上调查明确了感染来源，并制订了干预方案。在 NTM 阳性的水龙头上放置了抗菌过滤器，并实施了优化程序来管理心肺机－热交换水箱，包括每周换一次水，每两周用 Puristeril（Fresenius Medical Care, Germany）对管道和水箱进行消毒，感染防控实验室每月对水进行微生物控制。

（五）局限性

个案调查的主要缺点是没有比较。个案调查一般无对照，也无人群有关变量的资料，而且病例常有遗漏，故不宜分析因素与疾病的关系。例如，不能单从伤寒病例个案调查分析污染食物与发病的关系。

二、病例报告

（一）概念

病例报告（Case Report）又称个案报告，是对单个或少数几个病例的个人基本信息、临床和流行病学特征的描述、分析和总结。病例报告是临床医学和流行病学的一个重要的连接点。

(二) 目的

病例报告的目的是使临床实践中的新发疾病或罕见疾病能够及时得到报道，以引起医学界的重视。重视和加强病例报告，可以提高对新发疾病的识别、发现能力，缩短诊断周期，不断提高临床诊治水平。

1. 发现新发疾病或提供病因线索：病例报告常常是识别一种新发疾病或暴露的不良反应的第一线索，是监测罕见事件的唯一手段，常可诱导研究者去研究某种疾病或现象，如孕妇使用"反应停"引起新生儿先天畸形、口服避孕药增加静脉血栓栓塞的危险等。

2. 阐明疾病和治疗的机制：通过对罕见病例的病情、诊断、治疗、实验室研究以及个别现象的详尽报告，可以探讨疾病的致病机制和治疗方法。例如，专家怀疑麻醉药氟烷能引起肝炎，但是由于暴露于氟烷后发生肝炎的频率很低，而且引起手术后肝炎还有许多其他的原因，因此"氟烷肝炎"难以确立。后来，一份病例报告发现，一名使用氟烷进行麻醉的麻醉师反复发作肝炎并已导致肝硬化，肝炎症状总是在他进行麻醉工作后几小时内发作。该病例暴露于小剂量氟烷时肝炎即复发，再结合临床观察、生化检验和肝脏组织学等方面的证据，证明了氟烷可引起肝炎。

3. 介绍疾病不常见的表现：如食用五步蛇蛇胆和血导致鞭节舌病。早期播散性莱姆病通常会出现许多中枢神经系统症状，包括脑脊膜炎、神经根病变和颅神经病变等。2007 年，Chabria 等报告了一例以精神状态改变为唯一中枢神经系统表现的早期播散性莱姆病病例。

(三) 在医院感染中的应用

1. 监测医院感染病例：1980 年 10 月和 1981 年 5 月，有病例报告报道，在美国洛杉矶既往健康的年轻男性同性恋者中发现了 5 例卡氏肺囊虫肺炎，这种肺炎以往只在免疫系统受抑制的老年癌症患者中发生，通常是化疗的结果，并且男女发病机会相等。这些病例报告引起了美国疾病预防控制中心的重视，最终发现了艾滋病。2003 年 10 月，《中华结核和呼吸杂志》报道了世界首例严重急性呼吸综合征（SARS）的病例，为国内外 SARS 防治研究提供了宝贵的第一手资料。

随着时间的推移，病例报告逐渐开始用于报道已知疾病的特殊临床表现、影像学及检验学等诊断手段的新发现、疾病的特殊临床转归、临床诊断治疗过程中的特殊经验和教训等。临床科室应开展医院感染监测，掌握本科室医院感染动态，及时发现医院感染散发病例、医院感染聚集性病例和医院感染暴发，分析医院感染危险因素，为医院感染防控提供科学依据。

2. 监测传染病：分析传染病的感染危险因素和传播途径，为传染病的医院感染防控工作提供指导。

3. 提高医院感染防控意识与能力：使医务人员更加了解医院感染的危害和预防措施，有助于提高其感染防控意识，增强对医院感染防控的责任感，促进医院感染管理的规范化发展。

（四）实例

食聚异戊二烯戈登菌（Gordonia Polyisoprenivorans）是一种普遍存在的需氧放线菌，是最有效的橡胶降解细菌，但很少引起人类感染，不是引起菌血症的常见原因。以下是一例食聚异戊二烯戈登菌导致艾滋病患者发生导管相关菌血症的病例报告，提示恶性血液病、免疫抑制和留置尿管增加多异戊型戈登菌感染的风险，应采用分子方法对其进行鉴定。

患者，男，37岁，既往有艾滋病相关淋巴瘤病史，因弥漫性大B细胞淋巴瘤复发于2016年7月12日入住北京××医院。患者在1年前被诊断为艾滋病相关淋巴瘤，并接受了8个疗程的化疗，包括利妥昔单抗、阿霉素、长春新碱和依托泊苷。患者恢复良好，出院后医务人员建议定期随访。三个月前，计算机断层扫描提示淋巴瘤复发，患者再次入院，并使用3个月前插入的中心静脉留置导管（CVC）进行化疗。经依托泊苷、异磷酰胺、顺铂化疗3天后，临床实验室检查显示骨髓抑制，白细胞计数 $0.11\times 10^9/L$，血红蛋白 $4.0g/dL$，血小板计数 $8\times 10^9/L$。体温异常2天，最高38.6℃，降钙素原 $0.96\mu g/L$，血沉 $56mm/h$，$CD4^+$ T淋巴细胞计数 $52\times 10^6/L$。体格检查没有发现特别的感染迹象或皮肤表现。采集两套样本用于血培养，一套来自外周静脉，另一套来自中心静脉导管（各10mL）。患者开始使用亚胺培南进行经验性抗菌治疗。需氧瓶培养38小时后，来自中心静脉导管的血培养报阳。需氧瓶培养61小时后，外周血培养也呈阳性。革兰染色直接镜检显示无孢子珠状革兰阳性杆菌。

采用基质辅助激光解吸电离飞行时间质谱法（MALDI-TOF MS）进行细菌鉴定，并使用MALDI Biotyper 3.0软件（Bruker Daltonics，Germany）对所得蛋白谱进行处理和分析。然而，MALDI-TOF MS未能将分离物鉴定到种。尽管如此，该菌仍被鉴定为戈登属，最高匹配分数为1.764，表明它与数据库中已知的戈登属不相似。然后提取细菌DNA，进行PCR扩增，对16S rRNA进行DNA测序以确认结果。将获得的产物序列（1404 bp）与GenBank数据库（http://www.ncbi.nlm.nih.gov/blast）中已发表的序列进行比较。结果表明，该菌株与食聚异戊二烯戈登菌（菌株W8130和VH2）、细支戈登菌（菌株DSM 43247）和地型戈登菌（菌株EY-T12）的匹配度达到99%。然后对 $gyrB$ 基因进行测序，该菌株的 $gyrB$ 基因序列与食聚异戊二烯戈登菌的基因序列同源性为99.0%，表明该菌株为食聚异戊二烯戈登菌，其对阿米卡星、氨苄西林、阿莫西林-克拉维酸酯、头孢噻肟、亚胺培南、美罗培南、环丙沙星、米诺环素、利奈唑胺、万古霉素敏感，对甲氧苄啶-磺胺甲噁唑中等敏感。

使用亚胺培南治疗3天后，患者发热完全消失，临床状况明显改善。从第5天开始，患者改用口服抗生素。由于中心静脉导管周围无肿胀或渗液，因此未拔除导管。随访3个月，随访期间无感染复发，但患者在3个月后死于血液恶性肿瘤。

（五）局限性

病例报告的研究对象具有高度选择性，因此极易产生偏倚。另外，它只是基于一个或少数几个病例，不能用来估计疾病或临床事件发生的频率，所发现的任何危险因素都具有偶然性，因此不具有结果外推性作用，不能用来论证科研假设，多数情况下不能作为改变临床诊断、治疗等实践的证据。

（张慧）

第二节　横断面调查在医院感染管理中的应用

一、概述

当对某个事物、某组人群、某种行为或某些现象的现状尚不清楚时，为了观察、记录、描述、解释其状态和程度等，从中发现所研究问题的本质规律或确定可能的影响因素，用以回答"是什么"和"怎么样"等问题，研究者多从描述性研究着手，通过了解疾病、健康或事件的基本分布特征，形成假设，为进一步研究分析提供基础。研究开始前需要确定观察的内容和变量，以便做到有系统、有目的和比较客观地描述。横断面研究是描述流行病学中应用最为广泛的方法，经济学、心理学、临床医学、流行病学和其他社会科学的研究者在他们的工作中都使用横断面研究。医院感染管理研究课题中的现况调查、相关影响因素调查、需求调查等都属于描述性研究的范畴。

横断面调查所获得的描述性资料是在某一时点或在一个较短时间区间收集的，所以它客观地反映了这一时点的疾病分布以及人们的某些特征与疾病之间的关联。由于所收集的资料是调查当时所得到的现况资料，故又称现况研究或现况调查（Prevalence Survey）；又因横断面研究所用的指标主要是患病率，又称患病率调查。在横断面研究中，观察变量但不影响它，这是收集初始数据和确定相关性的一种廉价而简单的方法。横断面研究比许多其他类型的研究成本更低、耗时更短，因此可以更容易地收集数据，并可作为进一步研究的基础。

横断面研究的定义：对特定时点（或期间）和特定范围内人群中的疾病或健康状况和有关因素的分布情况的研究。从时间轴上来看，它不回顾过去的情况，也不追踪未来的情况，仅仅关注特定时间内的事件发生情况。由定义我们可以知道，横断面其实没有明确的时间长短，文字表述上仅仅是"特定时点（或期间）"。那么横断面研究时间选多少合适呢？其实横断面研究时间的长短取决于该时间段能不能解决研究问题。如果在一个特定的时间段内，研究对象的待研究特征没有变化，那么这个时间段内的任何一个时间点或时间区间都可以作为横断面研究的时间区间。横断面研究不能脱离其本质，就是通过调查反映研究对象的特征，如果调查时间过长，在这一时间区间内，研究对象的特征会有所变化，那么就不合适了。同样，如果调查时间过短，又有可能导致研究对象的数量不足，对总体的代表性不好。综上，横断面研究的时长是指能够获得足够的研究对象的时长，且该时长内研究对象的特征不会随时间推移有较大变动。

1. 横断面调查的目的如下。

1）通过对某一地区或人群的调查，获得某种疾病在时间、地区和人群中的分布，从而发现高危人群或发现有关的病因线索，为疾病的防治提供依据。

2）描述某些因素或特征与疾病的关联，确定危险因素，为减少医院感染发生提供依据。

3）为评价防治措施及效果提供有价值的信息，如在采取措施若干时期后，重复进行横断面研究，根据患病率差别的比较，考核前段时期所施行措施的效果。

4）为疾病监测或其他类型流行病学研究提供基础资料。

2. 横断面调查的用途如下。

1）描述疾病或健康状况的分布。

2）评价一个国家或地方的健康水平。

3）研究影响人群健康和与疾病有关的因素。

4）用于卫生服务需求的研究。

5）用于医疗或预防措施及其效果的评价。

6）用于有关卫生标准的制定和检验。

7）用于检查和衡量既往资料的质量。

8）用于社区卫生规划的制定与评估。

二、应用

（一）分类

1. 普查（Census）：在特定时间对特定范围内的全部人群进行调查。一定时间可以是1~2天或1~2周，大规模的普查也可在2~3个月内完成。普查的时间不能太长，以免人群中的疾病或健康状况发生变动而影响普查的质量。普查的主要目的是早期发现和早期治疗疾病，了解疾病的分布情况，建立某些生理、生化指标的正常值。普查的疾病最好是患病率比较高的，以便短时间内调查能得到足够的病例，不适用于病程短、患病率低或检查方法复杂的疾病。由于普查对象多，难免漏诊、误诊；参加普查的工作人员多，掌握调查技术和检验方法的程度不等，调查员质量不易控制；由于工作量大，很难进行深入细致的调查。该种方式调查全面，但相对费时、费力，质控较难。

2. 抽样调查（Sampling Survey）：在实际工作中通常是从总体中随机抽取部分观察单位（统计学上称为样本）进行调查，以调查某一人群中具有代表性的部分人群的结果估计出该人群某病的患病率或某些特征的情况，揭示该疾病的分布规律。抽样调查是根据抽取样本所调查的结果来估计出样本所代表总体的某些特征，因此抽样调查必须遵循随机原则，才能获得较好的代表性样本。抽样调查可以节省人力、物力、时间，因其调查范围小，故调查工作易做得细致。但抽样调查的设计、实施与资料分析较复杂，重复和遗漏不易被发现，不适用于变异过大的研究对象。

1）适用范围：①描述群体中某事件的发生率、疾病的患病率或感染率等。②初步描述某事件或疾病发生的相关影响因素。③初步描述筛检与干预措施的效果、疾病预后等的影响因素，以及干预措施在人群中的作用。④研究群体中医疗卫生服务的需求及其质量。

2）优点与缺点。

（1）优点：容易实施，科学性较强，研究对象代表性较好，一次研究可观察多种疾病（事件）的患病状况及多种相关的可能影响因素。

（2）缺点：一次横断面调查无法获得发病率或病死率，难以确定暴露与疾病之间的因果关系，尤其在开展大规模调查时，需投入很多人力、物力。

3）常用的随机抽样方法如下。

（1）单纯随机抽样（Simple Random Sampling）：先将调查总体的全部观察单位编号，再用随机数字表或抽签等方法随机抽取部分观察单位组成样本。在横断面研究中，调查的观察单位太多时，很难将全部观察单位编号，故使用单纯随机抽样的机会不多，但它是实施其他抽样的基础。

（2）系统抽样（Systematic Sampling）：又称等距抽样或机械抽样，先将总体的观察单位按某一顺序号分成 n 个部分，再从第一部分随机抽取第 K 号观察单位，依次用相等间隔，机械地从每一部分各抽一个观察单位组成样本。

（3）分层抽样（Stratified Sampling）：又称分类抽样，即先按影响观察值变异较大的某种特征，将总体分为若干类型或组别（统计学上叫"层"，Strata），再从每一层内随机抽取一定数量（可按比例或最优分配确定）的观察单位，合起来组成样本。

（4）整群抽样（Cluster Sampling）：在整群抽样中，被抽样的不是一个一个的个体，而是由一个一个的个体组成的若干集团（群）。整群抽样是先将总体划分为 K 个群（如 K 个地区等），每个群包括若干观察单位。再从 K 个群中随机抽取若干个群，并将被抽取的各个群的全部观察单位组成样本。

因抽样调查是从总体中随机抽取部分观察单位作为调查对象，所以抽样调查不可避免地会产生抽样误差，抽样误差的大小因抽样方法不同而异。一般情况下，随机抽样方法按抽样误差从小到大排序：分层抽样、系统抽样、单纯随机抽样、整群抽样。

（二）资料分析

横断面研究所得资料可按下列步骤进行整理分析。

1. 检查与核对原始资料，检查原始资料的准确性与完整性，填补缺漏，删去重复，纠正错误。

2. 对疾病或某种健康状态按已明确规定好的标准，将全部调查对象分组归类。

3. 将原始资料分组进行比较，了解疾病或某健康状态在不同地区、不同时间以及不同人群中的分布。

4. 将原始资料分组进行比较，分析疾病或某健康状态与其他健康相关因素（如年龄、性别、诊疗措施）的统计学关联。

（三）常见偏倚

若某一研究（观察）结果与其真值之间出现了某种差值，这种差异的现象或结果称为偏倚（Bias）。

1. 无应答偏倚：访问调查或通信调查获得应答的比例，称为应答率。影响应答率的因素：①群众对调查的了解程度；②调查方式或调查内容是否适当；③调查对象身体健康，故不关心疾病调查；④调查对象身体不好或高龄，拒绝调查；⑤调查对象外出未遇等。如果无应答者比例较高，如在抽样调查中达30%，可造成偏倚。

2. 回忆偏倚或报告偏倚：这是由调查对象所引起的偏倚。例如，某病患者常能较好地回忆以往的暴露，而健康人则常遗忘以往的暴露；当调查某些敏感性问题时，调查对象可能不愿正确答复而造成报告偏倚。

3. 调查员偏倚：例如，调查员有意识地对具有某些特征的对象深入调查，对另一些则不进行深入调查；有时为了获得自己所需要的内容或答案，进行诱导性询问等。

4. 测量偏倚：由仪器不准、试剂不统一、实验条件不同等造成测量结果不正确，可使调查结果偏离真值。

（四）质量控制

质量控制即偏倚的控制，这是现况调查成败的关键，应在设计阶段预先考虑防止发生偏倚。主要的控制方法如下：

1. 坚持随机原则，严格按照抽样设计方案进行调查对象的选取，及时分析无应答的原因并补漏，提高受检率。

2. 选用精良的仪器设备并事先做好校准，保证测试结果的准确与可靠。

3. 严格培训调查员，并对其进行监督和质量控制，统一调查程序和方法。

三、实例

横断面研究可以依靠其他来源收集的数据或自己收集的数据，因为收集的描述性资料既不是过去的暴露史，也不是随访调查的结果，而是客观反映调查当时或一个短时期内的疾病或健康状况的情况，但询问发生原因时可回顾以前与该事件相关的因素。研究的时间应尽可能缩短，否则在研究过程中会出现旧患者已痊愈，新患者又患病的情况；或者是存在的问题已解决，新的问题又出现。研究一般是一次性研究，可在短期内获得研究结果，如果在固定人群内做2次或多次横断面研究，以第1次研究为基线，比较纵向变化情况，则成为科学性更强的前瞻性研究或队列研究。以医院感染横断面调查为例：调查不设对照组，最后在资料处理与分析阶段，才根据暴露（特征）的状态或是否患病的状态来分组比较，研究本身不施加任何干预或对干预效果进行评价，大多仅能提供病因线索，定期重复连续进行同样的横断面调查可获得发病率、新发感染率和转归等资料，可以了解医院感染引起的疾病负担，估计医院感染人群的特征，发现问题并采取干预措施。下面以某三甲医院一次全院医院感染现患率调查为例阐述。

（一）确定调查内容

调查一般情况、感染情况（包括医院感染与社区感染）、手术后医院感染情况、病原学情况、抗菌药物使用情况（仅指调查日抗菌药物的使用情况）。

（二）确定调查方式

全院有 4300 余张床位，经调研查明每天实际在院患者约 5200 名，按照至少每 50 名患者配备一名调查员，共计需要 200 余名调查员。将调查员分成四个大组、25 个小组。大组组长由医院感染管理专职人员担任，小组组长由临床副高职称医生或主治医生以上担任，同时由感染性疾病中心 1 名教授担任咨询专家。以小组为单位统一到一个科室进行调查，调查以查看电子病历和床旁调查相结合的方式进行，若有医院感染诊断疑问，则小组讨论，也可和主管医生商量，最后由组长（或咨询专家后）确定是否存在医院感染。遇疑难病例，经讨论仍不能确定时，咨询专家。

（三）培训调查员

培训的主要内容为调查的设计方案，重点使调查员掌握本次调查的目的、主要内容、技术路线和要解决的关键技术问题、资料的整理和分析方法、预期结果、可能的偏倚问题以及解决办法等。调查表的构成：填写要求、规范、技巧、质量控制要求等。

（四）调查后统计分析

调查患者共计 5192 人，实查 4987 人，实查率 96.05%，达到国家卫生健康委员会要求（>96%）。全院医院感染病例数为 148 例，现患率为 2.97%，例次感染数为 160 次，例次现患率为 3.21%。感染部位以呼吸道为主，构成比为 58.12%（上呼吸道构成比为 8.75%、普通下呼吸道构成比为 33.12%、术后肺炎构成比为 16.25%），泌尿道构成比为 9.37%，手术部位构成比为 3.12%，腹腔内组织构成比为 2.50%，血液构成比为 9.37%，胃肠道构成比为 3.75%，皮肤软组织构成比为 5.62%，器官/腔隙构成比为 0.00%，血管相关构成比为 0.62%，其他部位构成比为 7.50%。医院感染病原体以革兰阴性菌为主，革兰阴性菌构成比为 78.70%，革兰阳性菌构成比为 14.81%，真菌构成比为 4.62%，其他病原体（含厌氧菌、病毒、衣原体、支原体）构成比为 1.85%。全院抗菌药物使用率为 23.20%，治疗前送检率为 70.27%。

（五）总结

1. 一般情况：根据现患率调查得出的数据可知 ICU、血液科、心外科、康复科、皮肤科、神经外科、肺癌中心、急诊科为医院感染的高危科室，原因是这些科室的患者基础疾病多、病情重，住院时间长，侵入性治疗多，使用免疫抑制剂、激素和进行放化疗，因此发生医院感染的概率比其他科室高。应将这些科室的医院感染管理和防控作为重点来抓，应做好以下感染防控工作：手卫生、多重耐药菌的消毒隔离工作、严格无菌操作、及时发现医院感染散发病例并采取措施控制和及时治疗。

2. 与去年同期比较：
1) 现患率差异有统计学意义（$P=0.039$），比去年同期现患率低。
2) 部分高危科室（比如 ICU、肺癌中心、康复中心、皮肤中心、肾内中心、中医科）的现患率比去年同期低，经统计检验差异有统计学意义，其原因可能为：①今年现患率调查有医院感染患者被漏查；②今年这些病房的医院感染现患率确实比去年低，显示出医院感染防控措施有成效。

3）内分泌科的现患率比去年高，经检验差异有统计学意义，今年的胃肠道和皮肤软组织的现患率比去年高。

4）神经外科的现患率比去年低，经检验差异无统计学意义，今年的现患率降低主要体现在普通下呼吸道感染率降低，但是手术部位感染率比去年高。

5）烧伤整形科的现患率明显比去年低，经统计检验差异有统计学意义。其原因可能为：①今年的现患率调查中有部分感染患者没有被查出；②可能今年的现患率确实比去年低，因为今年感染部位分布主要为皮肤软组织，去年主要为上呼吸道，并且医务人员手卫生依从性提高了、无菌操作规范性提高了。

6）神经内科的现患率比去年上升，主要表现在上呼吸道感染和尿路感染增多。

横断面研究用于探讨可能的因果关系时要注意：各种分析仅仅是探索，不能下结论；横断面资料是各种偏倚的"集散地"，任何结论都可能是假的，后续研究十分必要。

（舒明蓉）

第三节　生态学研究在医院感染管理中的应用

一、概述

生态学研究（Ecological Study）又称相关性研究（Correlational Study），是描述性研究的一种类型，它是以群体为单位研究某种因素与结局间关联的流行病学设计，通过提供关联的初始印象，为研究者进一步讨论病因提供线索。

生态学研究的原理是以群体为观察和分析单位，通过描述不同群体间某种因素的暴露水平和某种结局的发生频率，分析该因素和结局之间的关联效应，可以对各群体研究因素的平均暴露水平和结局做相关分析，也可以各群组的暴露作为自变量，以结局发生频率作为因变量进行回归分析，采用的关联指标包括相关系数、相对危险度、归因危险度等。研究设计中，群体可以从不同角度来定义，例如，根据社会人口学特征、地理位置划分等，群体也没有大小之分，可以是家庭、社区、医院、行政区甚至国家。暴露可以是组合测量的暴露，即群体水平是个体水平特征的聚集测量，例如老年人占比、疫苗接种率、卫生防护用品消耗量等，也可以是群体水平的固有暴露，是该群体固有的内在特征，如是否享受某种政策、医疗机构医护数量与开放床位数比等。结局可以是任何与健康有关的事件，如发病、感染、死亡等，结局指标的测量可通过调查或监测获取。

二、应用

生态学研究是在群体水平而非个体水平开展的研究，因而该研究仅能获得研究因素和结局变量的边缘分布，但不能明确具体的联合分布情况，其提供的信息是不完全的，开展该类研究主要是为初步探索病因提供依据。

生态学研究应用于医院感染管理工作中时，研究对象可以是医院患者，也可以是医务人员、保洁人员、安保人员等。当某些医院感染相关因素或防控措施在个体间的变异较小，或在个体水平上难以区分时，则可以采用生态学研究进行研究，主要用途：①探索导致医院感染相关事件发生的可能原因，为研究假设的建立提供依据；②通过比较某项干预措施前后，暴露因素和结局发生频率的变化，评价干预措施的实施效果，并改进实施方案；③监测医院感染危险因素或医院感染相关事件的发生发展趋势，以及时采取防控措施。

生态学研究根据横向和纵向 2 个不同维度可分为生态比较研究（Ecological Comparison Study）和生态趋势研究（Ecological Trend Study）。生态比较研究主要是通过了解不同人群中暴露因素的平均水平或频率，与人群中某种结局发生频率进行对比，从而进行初步病因探索，此方法也可以用于评价干预措施的实施效果。生态趋势研究则是通过连续观察人群中某种暴露因素的平均水平改变和结局发生频率变化之间的关系，了解其变动趋势，或者通过比较某种暴露因素变化前后结局发生频率的变化，来初步探索暴露与结局之间的关系。

（一）生态比较研究在医院感染管理工作中的应用

生态比较研究在医院内和医院间均可开展，例如，可将院内各科室作为"群体"，由于医院各科室专业性质存在差异，医务人员平均加班时长、日均手术量、平均住院患者量等工作环境变量存在差异，各科室发生职业暴露等不良事件的风险也不同，可通过分析环境变量与结局之间的关系，探索工作场所特征对工作压力及职业安全的影响。各科室对于医院感染防控措施的执行力也可能不同，可通过比较不同科室手卫生依从率或正确率与多重耐药菌检出率之间的关系，探索手卫生在多重耐药菌患者管理中的作用。可在医院内医务人员、保洁人员、安保人员之间开展手卫生用品消耗量与手卫生依从性关系的研究。开展医院间比较时，可对各类医院感染监测指标进行比较研究，"群体"最好选择同级别、同类型医院，以避免来自医院等级、优势专科、患者来源等方面的混杂因素带来的影响，例如，可在同级别同规模医院中探索不同医院手卫生依从性和医院感染发生率之间的关系。

（二）生态趋势研究在医院感染管理工作中的应用

在医院进行生态趋势研究，可以连续观察一段时间内某一暴露因素的变化，例如，观察某段时间内抗菌药物使用强度的变化，同时观察研究结局抗菌药物耐药率的变化，若随着抗菌药物使用强度的降低，其耐药率也存在降低趋势，提示抗菌药物合理使用将有利于改善细菌耐药现状，有助于对抗菌药物高消耗及细菌耐药率高的科室或医院优化抗菌药物使用策略。也可以通过比较某种干预措施前后暴露因素水平的变化，评价对结局的影响，例如，比较综合干预措施前后，手卫生依从率与医院感染发生率之间的关系。

三、实例

既往研究表明，抗菌药物使用与细菌耐药有关。下面是抗铜绿假单胞菌药物使用与该多重耐药菌感染的研究实例。

研究在巴西圣保罗州立大学临床医学院开展，为了分析抗铜绿假单胞菌药物使用与多重耐药铜绿假单胞菌感染发生率之间的关系，研究者开展生态学比较研究，收集2004年和2005年院内18个科室阿米卡星、环丙沙星、头孢他啶、亚胺培南4种常用抗菌药物的使用强度数据（采用每1000名患者每天消耗的DDD数表示），具体见表3-1。用纸片扩散试验对多重耐药铜绿假单胞菌进行检测，感染发生率采用每1000患者每天分离出的多重耐药铜绿假单胞菌例数表示，最后进行单因素分析和多因素分析。

研究结果见表3-2和图3-1。结果表明，在单因素分析中，4种抗菌药物的使用和铜绿假单胞菌耐药之间均存在正相关性：阿米卡星，$r=0.73$，$P=0.001$；环丙沙星，$r=0.71$，$P=0.001$；头孢他啶，$r=0.61$，$P=0.007$；亚胺培南，$r=0.87$，$P<0.001$。多因素分析显示，只有亚胺培南与铜绿假单胞菌耐药独立正相关（$r=0.67$，$P=0.01$）。本研究为进一步研究抗菌药物使用与多重耐药铜绿假单胞菌感染发生率之间的关系提供线索，特别是亚胺培南在耐药菌株选择中的作用，提示在减少抗菌药物耐药目标中合理使用抗菌药物的重要性。

表3-1　18个科室抗菌药物使用与多重耐药铜绿假单胞菌感染发生率

Hospital unit	Patients—day	Amikacin	Ciprofloxacin	Ceftazidime	Imipenem	MDA—PA incidece**
Medical specialties #1	11247	14.4	15.07	9.78	18.67	0.71
Medical specialties #2	7824	22.24	12.65	23.52	10.35	0.64
Medical specialties #3	14317	14.46	33.63	20.26	30.38	0.42
Infectious diseases	9020	12.31	17.29	6.43	16.96	0.55
Dermatology	8671	11.76	31.14	1.15	5.19	0.12
Neurology and neurologic surgery	10550	11.37	6.68	7.39	7.54	0.57
Orthope dics and plastic surgery	13789	51.35	25.78	4.64	6.20	0.12
Cardiac and thoracic surgery	10202	12.35	13.82	1.76	7.94	0.10
Vascular surgery	8979	25.73	38.92	6.01	18.71	0.78
Gastric surgery	18075	47.80	36.43	0.33	15.10	0.50
Gynecology	9631	8.72	12.77	4.15	4.21	0.10
Obstetrics	15299	3.14	4.31	0.00	1.08	0.00
Ophthalmology and otorhinolaryngology	6647	16.70	23.24	1.50	0.23	0.00
Urology	7158	31.85	64.54	10.34	41.07	0.42

续表3-1

Hospital unit	Use of antimicrobials*					MDA—PA incidece**
	Patients—day	Amikacin	Ciprofloxacin	Ceftazidime	Imipenem	
Medical—surgical ICU♯1	4964	48.35	34.15	8.46	53.79	1.81
Medical—surgical ICU♯2	6268	71.31	112.72	23.93	59.11	2.39
Coronary ICU	2582	2.32	11.04	3.10	1.74	0.00
Private patient's ward	4277	28.06	30.51	9.82	17.18	0.70

MDA—PA, multidrug—resistant Pseudomonas aeruginosa; ICU, intensive care unit.

* in number of defined daily doses (DDD) per 1000 patients—day, ** positive cultures per 1000 patients—day.

表3-2 抗菌药物使用与铜绿假单胞菌耐药相关性的线性回归分析

Antimicrobial	Univariate analysis		Multivariate analysis	
	Correlation coefficient	P	Correlation coefficient	P
Amikacin	0.73*	0.001*	0.31	0.14
Ciprofloxacin	0.71*	0.001*	−0.13	0.57
Ceftazidime	0.61*	0.007*	0.16	0.31
Imipenem	0.87*	<0.001*	0.67*	0.01*

* Significant results.

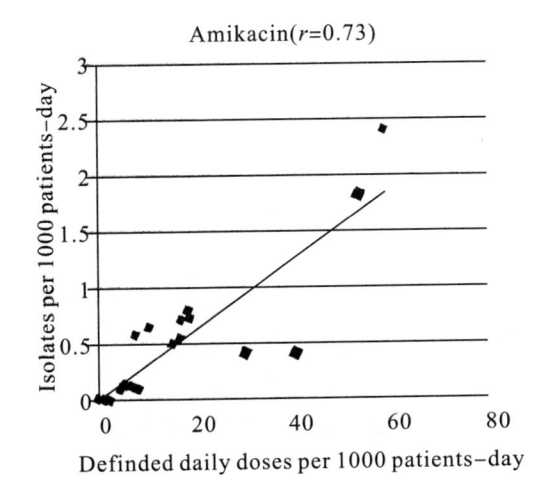

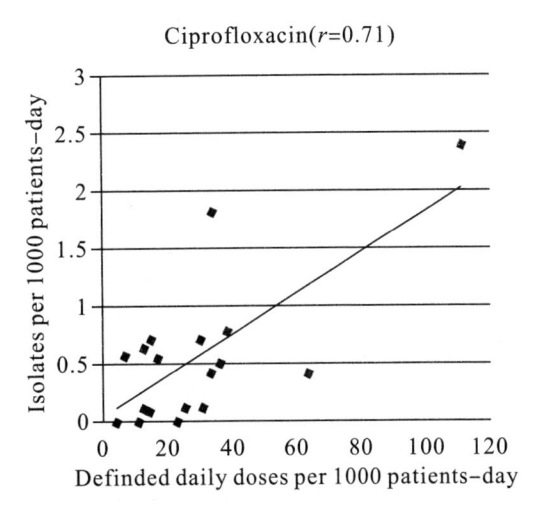

Amikacin(r=0.73)

Ciprofloxacin(r=0.71)

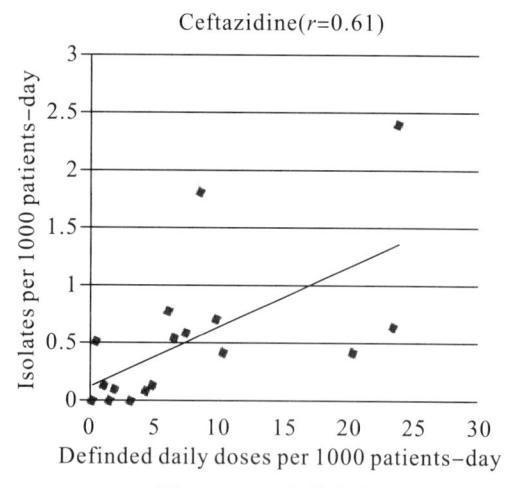

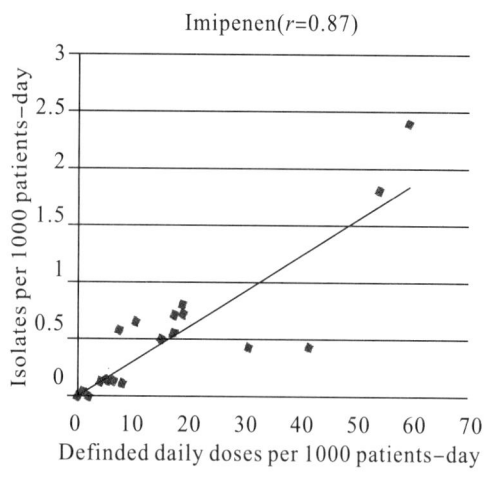

图 3-1　18个科室成年患者抗菌药物使用与铜绿假单胞菌耐药的相关性

四、小结

生态学研究具有以下优点：①与队列研究、随机对照试验等相比，生态学研究可通过监测系统、既往年鉴等渠道获得群体水平的暴露数据，数据获取容易、快捷，可为研究实施节约一定的时间成本；②当暴露因素在某个群体的个体间变异很小，或无法获得个体水平的暴露数据时，开展生态学研究具有明显的优势；③对于原因不明的结局，可以提供线索，为深入研究提供依据；④当某些干预措施不是直接施加在个体水平上时，可采用生态学研究对干预措施效果进行评价；⑤在监测工作中，应用生态趋势研究可对某种因素或结局发展趋势进行评估。

但是，生态学研究在得出关联证据的结论时有一定限制，这是由于生态学研究是将各个情况不同的个体"集合"成群体作为研究单位，群体水平并不一定能准确代表群体内个体水平，即无法获得暴露因素和结局之间交叉分布的情况，因此在进行推论时，可能将高层次群体水平的信息直接推论到群体内低层次的个体水平，导致生态学谬误，这也是生态学研究最主要的缺陷。此外，群体间某些暴露可能彼此相关，存在多重共线性，难以控制的混杂因素也将影响暴露与疾病之间关系的正确分析。目前从统计学角度尚无处理生态学谬误的较好方法，只能在研究设计阶段和数据收集阶段探讨生态学谬误可能的来源，尽量选择特征相似的群体作为研究对象，收集可能的混杂因素的信息，不同群体间进行率的标准化等，以减少生态学谬误对研究结果的影响。

生态学研究在提供病因线索、形成病因假说等方面扮演着"开路者"的角色，基于该研究的优缺点，建议在开展生态学研究时注意以下几方面内容：①应明确并集中研究目的；②在选择研究人群时，尽可能选择组间变异小的人群；③尽可能多地收集可能的混杂信息，分析模型时尽可能多纳入变量；④对生态学研究结果的外推应谨慎，应尽量结合其他非生态学研究结果以及专业知识做出判断。

（庞启迪）

第四节　质性研究在医院感染管理中的应用

一、概述

（一）定义

质性研究是研究者通过访谈、现场观察及查阅文献，了解人们对某一事物或现象的经历、观点、见解、想法、感觉，收集定性资料，并按一定的主题、类别进行编码、归纳推理的过程，由此产生的见解、知识、观点和理论假设即为定性调查结果，所得到的定性资料是对事件发生过程真实详细的描述和引用被访谈者经历、见解的文字性材料。

（二）特点

质性研究以文字而不是数字回答问题。区别于量化研究提出理论假设到验证假设的严密过程，质性研究的整个过程具有更多的开放性，它并不要求研究者一开始就提出具体的理论假设，而且允许研究者结合自己的经验材料不断地修正研究问题，根据新的问题再不断修正研究设计，具有更多灵活性。在自然情境下，综合多种资料收集的方法，不施加干预。

（三）目的

1. 揭示社会和文化结构，理解共享特定文化模式的群体的观念、行为和互动，解释他们给行为和互动所赋予的意义，以及文化发生的作用。研究处于特定社会情境中的某个群体有何种文化习俗，他们如何看待某种现象，他们的观念有何变化过程及影响因素是什么，他们的某种行为特征及变化过程。
2. 建立关于个体或群体如何建构意义、如何行动和互动的理论；自下而上地从个案样本的经验资料中生成理论，用理论去解释研究现象。针对特定问题或现象了解个体或特定群体的观点态度、形成和变化过程、影响因素和机制。
3. 以某种理论为视角，在一个真实的情境下对一个有边界的系统进行整体性探究，以深入全面地理解研究现象，回答"如何""为什么"的问题。
4. 通过探究个体在某种情境下如何理解某种独特的经验现象，从而对个体的经验和意义进行双重诠释。

二、研究过程

（一）研究问题的确定

研究者根据研究目的确定核心研究问题，是确定定性研究方法和选择资料收集方法的必备条件。研究问题是研究设计中最重要的环节之一,它决定了你想要学习或者理解什么,也有助于集中学习。研究问题也会影响如何进行研究,因为不同的问题需要不同的探究方法。

研究问题是清晰、具体、可控的。应该去探究人们做某事或者相信某事的原因,应该从一个亟待解决的问题开始,然后把范围进一步缩小,让问题变得可控,以便有效地进行研究。在亟待解决的问题和可研究的问题之间进行平衡,前者是你真正想要了解的东西,它通常非常宽泛;后者则可以通过现有的研究方法和工具直接进行研究。

(二) 做文献综述

阅读和回顾现有文献,整合形成分析报告,有助于明确是否真的对这个研究问题感兴趣,有助于完善问题,明确现有研究中的空白,找出可能会影响研究的变量(如年龄、性别、阶层等)。

(三) 抽样

常用目的抽样法为非概率抽样。抽样策略包括极端案例、最大变异样本、临界样本、典型个案抽样。样本量无严格界定,遵循动态原则和饱和原则(边收集边分析,信息重复或饱和时停止访谈或观察,很少超过60人)。

抽样时,应注意以下几点。

1. 考虑理想的抽样规模:不像定量研究方法那样高度依赖大规模样本。
2. 考虑可能的结果:定性方法相当广泛,因此几乎总有可能从研究中得到一些有用的数据。
3. 考虑预算和资源:定性研究通常预算更低(不需要购买统计分析软件、雇用统计人员),更容易计划和执行(召集少数人进行采访)。

(四) 选择定性研究的方法

行为研究的重点是解决迫切的问题,或是与他人合作来解决问题和处理特定的议题。民族志通过直接参与和观察,研究人类在社区中的互动,其源于社会人类学和文化人类学,应用越来越广泛。现象学是对他人主观经验的研究,从其他人的视角出发,通过探究他人解释自身经历的方式来研究世界。扎根理论是在系统收集和分析数据的基础上,着眼于特定的信息,并从中得出理论和现象发生的原因。案例研究是对特定个体或者现象在其现有背景下的深入研究。

(五) 收集数据

数据收集的方法取决于研究方法,每种研究方法都会用一种或多种方法来收集经验数据。

1. 访谈:通过向人们提问来收集数据的过程,可以了解受访者的所思所想、过去发生的事情、行为表现。研究者与受访者建立关系,让受访者用声音表达出来。

1）深度访谈：通常用时 30~60 分钟，用于完善研究方案、探究影响入组进度的原因、调查影响受访者依从性的原因和改进措施等，也用于临床研究的过程评价。研究者应对引出访谈的话题做好充分准备，使受访者能够"用他自己的话"或"基于他自己的前提"来回答问题，充分表达自己的观点。研究者应对受访者的回答进行追问，以明确受访者所使用的概念是否与研究者一致，了解受访者回答问题的背景，深入了解受访者陈述的意义。注意访谈过程和内容符合伦理和道德。

2）焦点小组访谈：针对某一特定问题选取具有代表性的 6~12 名受访者进行渐进的、引导式的访谈，通常持续 2~3 小时。由研究者主持会议，研究者在访谈中激励受访者参与讨论交流，通过小组长与受访者之间的启发和相互影响，更好更快地收集相关资料。

2. 观察：研究者通过感观或借助科学仪器与装置，对研究对象进行系统观察以取得研究资料的方法。研究者将现场看到和听到的信息记录下来，或填写观察指南（包括"观察提纲"和"问题说明"），收集社会现象和研究对象的行为资料。该方法适用于其他方法难以获得真实信息的场合或情形，如有些行为常常包含一些人们难以觉察的习惯性动作，在这种情况下，相较于其他资料收集方法，可获得更多的可靠信息。

1）直接观察：可通过录像回放或者现场观察来直接观察一个情景或研究对象。在直接观察的过程中，研究者在不以任何方式影响或参与的情况下，对一个情景进行具体观察。

2）参与式观察：研究者沉浸于被研究的社区或情境之中。优点是可以对情景、关系和行为进行深入了解，可获得更为真切的信息资料。缺点是花费时间和精力，资料的收集和分析受研究者的记忆、专业和智慧的影响，主观性较强，需要客观性的分析记录。

3. 问卷调查：书面调查问卷，如关于观点和想法的开放式调查问卷。

4. 文献分析：分析书面文档、视频文档和音频文档，这些文档未经任何研究者的干涉。文献类型包括研究报告、摘录、信件、官方发表物、个人日记、备忘录等，常常可以与另一种方法（如访谈）结合使用。

（六）分析数据

1. 编码：在编码过程中，需要为每个类别分配一个单词、短语或者数字，从一份预先设置好的编码列表开始，这些代码基于你对这一问题的先验知识。编码能够帮助组织数据，并找到相应的模型和一些共性。

2. 描述性统计：可以利用统计方法来分析数据，有助于描述、显示数据，不能用于得出结论和证实/反驳假设。

3. 叙事分析：关注语言和内容，如语法、词汇用法、隐喻、故事主题、情景意义以及叙事的社会、文化和政治背景。

4. 诠释分析：关注书面或口头文本的意义，本质上是试图理解研究对象，并揭示某种潜在的一致性。

5. 内容分析/符号分析：着眼于文本的研究，通过观察词频来寻找主题和意义，要找到口头或书面文本的结构和模式化规律，然后基于这些规律进行推断。

（七）研究报告

要根据所面向的读者，确定提交报告的研究期刊的格式要求，确保研究问题是具有吸引力的，详细解释研究方法和分析过程。

三、质性研究在医院感染中的应用

1. 了解医院感染的危险因素，发现医疗操作流程中的薄弱环节，为采取针对性的防控措施提供依据。
2. 针对医院感染的危险因素，制定相应的防控措施并采取干预，如手卫生、清洁消毒、隔离、无菌操作、标准防护等，评估医院感染防控措施的效果。
3. 了解医院感染导致的致残率、病死率、死亡率等，对医院感染病例进行追踪和数据分析，了解患者的需求和医疗资源的利用情况，为医院管理层提供决策依据。
4. 使医务人员更加了解医院感染的危害和防控措施，提高医院感染防控意识，增强对医院感染防控的责任感，促进医院感染管理的规范化发展。

四、优势及局限性

（一）优势

1. 可通过想法、感知和行为探究原因。
2. 当受访者开始表明他们这么想和实施的原因和目的时，讨论就可能衍生出更多新的观点和话题。
3. 问题能够快速根据回收信息质量和特点调整。

（二）局限性

1. 深入研究会花费大量时间，占用太多资源，导致受访者甚少。
2. 样本过少所以难以归纳结论。
3. 数据质量取决于主持访谈或调查员的访问技巧。
4. 对于有些话题，受访者不一定愿意沟通交流，可能更愿意通过匿名的方式回答。

五、实例

以下是一项关于促进或阻碍护士遵循手术部位感染防控临床实践指南的定性研究。该研究严格遵循《定性研究统一报告标准》（Consolidates Criteria for Reporting Qualitative Research，COREQ）。

（一）方法学观念和理论

该探索性定性研究采用民族志数据收集技术，包括半结构化的个人访谈、焦点小组访谈以及对现有医院伤口护理政策和程序文件的检查。

（二）选择参与者及场所

该研究是在澳大利亚一家大型三级医院的普通外科病房进行的。该病房有 28 张床位，每年收治约 3400 名患者，患者接受头颈外科、泌尿外科、妇科、整形外科、颌面外科、耳鼻喉科的各种手术。为了方便起见，该研究邀请了一些进行焦点小组访谈时正在工作的护士参与，参与者需符合以下任一职位要求：注册助理护士（接受过 1~2 年的培训，并在注册护士的督导下提供基本的患者护理）；注册护士；担任高级管理角色的护士，包括临床协调员（充当教育者）；护理单元管理人员。数据收集期间，在这个病房工作的所有护士都在轮岗，因此，样本代表了所有班次的护士（包括夜班轮班和周末）。伤口管理人员如负责推广优质护理的伤口管理专家，被有意招募参与研究。排除在该病房工作的临时护理人员。

（三）收集资料

该研究针对注册助理护士和注册护士进行了焦点小组访谈。焦点小组由首席调查员和一名作为观察员和记录员的研究助理组成。首席调查员经验丰富。首席调查员和观察员与参与者没有直接的工作关系。

在数据收集前 2 周，使用计划传单和参与者资料表在病区推广研究计划。考虑到参与研究的人员需要从他们的护理工作中抽出长达 60 分钟的时间，选择可以招募最佳工作人员人数的日子，即至少有 4 个人可以参与时，进行焦点小组访谈。对伤口管理专家进行个别访谈，以避免潜在的不平等关系。所有焦点小组访谈和个人访谈都进行了录音，并做了记录。参与者被要求填写一份基本信息数据表，包括年龄、性别、工作经验和职位类别等信息。参与者被问及他们认为促进或阻碍遵循手术部位感染防控临床实践指南的原因，包括知识、背景和环境因素以及行为调节。问题包括"你在多大程度上熟悉护理急性/外科伤口患者的指南？""是什么让你在实践中应用容易/困难？"这些问题之前在医院研究部门的 5 名护士中进行了试点。为确保信息的完整性，在每个焦点小组访谈结束之前，让参与者提供任何尚未涉及的额外信息。另外，从医院的共享驱动器和内网检索了医院关于外科伤口护理的政策，数据收集时间为 2014 年 12 月至 2015 年 3 月。

所有焦点小组访谈记录均逐字抄录，输入 NVIVO version 10（QSR，Melbourne，Australia）进行数据分析和管理。数据分析始于数据收集过程（Miles & Huberman，1994）。当没有新的信息或概念出现时，就会出现分析点上的数据饱和。

（四）分析资料

通过首次阅读和再读首席调查员的焦点小组谈笔录进行归纳性内容分析。在这个过程中开始编码，对类似的信息进行分类，对这些编码进行分类，以确定模式和主题。随后将每个主题映射到理论框架，使用演绎内容分析对每个主题中的促进因素和阻碍因素进行分类。对于数据分析的版本，包括代码、类别和主题，研究者进行了讨论，并达成共识。描述性数据分析使用 SPSS 25.0。

数据分析揭示了四个主题：遵循无菌技术、寻求知识和信息、记录伤口护理情况、患者健康教育并让其参与伤口护理。促进因素包括参与者积极的知识和信息寻求行为，对无菌技术重要性的清晰理解，以及患者参与伤口护理。

（张慧）

参考文献

[1] Dupont C，Terru D，Aguilhon S，et al. Source-case investigation of Mycobacterium wolinskyi cardiac surgical site infection [J]. J Hosp Infect，2016，93（3）：235-239.

[2] 沈洪兵，齐秀英. 流行病学 [M]. 9版. 北京：人民卫生出版，2018.

[3] Ding X，Yu Y，Chen M，et al. Bacteremia due to Gordonia polyisoprenivorans：case report and review of literature [J]. BMC Infect Dis，2017，17：1-4.

[4] 王建华. 流行病学第一卷 [M]. 3版. 北京：人民卫生出版社，2014.

[5] 詹思延. 流行病学 [M]. 8版. 北京：人民卫生出版社，2017.

[6] 刘涛，柯维夏. 生态学研究的特征与应用 [J]. 华南预防医学，2017，43（1）：86-88.

[7] 孙海泉，肖革新，郭莹，等. 流行病生态学研究的统计分析方法 [J]. 中国卫生统计，2014，31（2）：352-356.

[8] Valent F，Liva G，Bellomo F，et al. An ecological study on the association between characteristics of hospital units and the risk of occupational injuries and adverse events on the example of an Italian teaching hospital [J]. Int J Occup Med Environ Health，2016，29（1）：149-159.

[9] 刘玉东，王惠，包红伟. 手卫生成本与医院感染发病率相关性研究 [J]. 中国消毒学杂志，2017，34（4）：353-355.

[10] 丰莉娟，艾芬，刘显灼. 2008—2012年抗菌药物应用与耐药相关性研究 [J]. 中华医院感染学杂志，2014，24（9）：2135-2137.

[11] Veličković-Radovanović R，Stefanović N，Damnjanović I，et al. Monitoring of antibiotic consumption and development of resistance by enterobacteria in a tertiary care hospital [J]. J Clin Pharm Ther，2015，40（4）：426-430.

[12] 王飞，张秀月，万书，等. RICU手卫生质量持续改进与医院感染管理的相关性研究 [J]. 预防医学论坛，2014，20（3）：163-165.

[13] Neves M T，Lorenzo M E，Almeida R A，et al. Antimicrobial use and incidence of multidrug-resistant Pseudomonas aeruginosa in a teaching hospital：an ecological approach [J]. Rev Soc Bras Med Trop，2010，43（6）：629-632.

[14] 王英，赵国本. 定性研究方法概述 [J]. 国外医学（社会医学分册），2004，21（4）：178-181.

[15] Lin F，Gillespie B M，Chaboyer W，et al. Preventing surgical site infections：Facilitators and barriers to nurses' adherence to clinical practice guidelines-A qualitative study [J]. J Clin Nurs，2019，28（9-10）：1643-1652.

第四章 监测在医院感染管理中的应用

医院感染监测是指长期、系统、连续地收集、分析、解释医院感染在一定人群中的发生、分布及其影响因素,并将监测结果报送和反馈给有关部门和科室,为医院感染的防控和管理提供科学依据。医院感染监测是医院感染风险管理的基础,完善的监测系统结合科学的监测方法可以对医院感染风险进行早期预警。人们针对存在的风险进行有效的识别和分析,从而聚焦风险,最终达到控制风险的目的。

第一节 医院感染发病率监测

一、定义

医院感染发病率监测是指在一定时期内(通常是1个月、1个季度或1年)对医疗机构内所有住院患者进行监测,患者在住院期间甚至在出院后(手术部位感染患者的术后随访)都是被观察和监测的对象。它是一种持续、纵向的监测,是一个长期而连续的过程。

医院感染的判定标准按照卫生部2001年发布的《医院感染诊断标准(试行)》。在监测中,当临床医生的诊断与医院感染防控专职人员的意见不一致时,以医院感染防控专职人员判断的医院感染病例为准。

二、监测目的

(一) 了解医院感染发病率基线

通过医院感染发病率监测可以了解医院感染的情况,包括各科室的医院感染发生率、医院感染部位构成比、医院感染高危科室、各种危险因素和医院感染发生之间的关系,以及医院感染率、多重耐药菌感染/定植率等各种率的本底等。

(二) 暴发预警

根据医院感染发病率监测基线数据设定预警标准,可以及时鉴别医院感染暴发和散发,发现医院感染聚集现象或暴发趋势,有助于相关人员及时进行流行病学调查,尽快采取干预措施,防止事态进一步扩大,保障医患安全。

(三) 目标性监测的基础

长期的医院感染发病率监测可以用于初步确定医院感染的高危科室、高危环节、高危人群以及医院感染的好发部位，为进一步深入开展重点科室和重点人群的目标性监测打下基础。

(四) 为建立医院规章制度和解决医疗纠纷提供法律依据

监测资料为医院感染管理委员会制定工作计划和规章制度提供技术支持，有助于提升医务人员遵守医院感染防控规范和指南的自觉性，同时为医院解决医疗纠纷提供法律依据。

(五) 评价干预措施效果

医院感染发病率是评价各种感染防控措施效果的关键结局指标之一，为探索医院感染发生机制、发现危险因素、评价防控措施效果等方面的深入研究提供数据支撑，进一步为开展新的医疗技术工作提供保障。

三、监测对象

所有住院患者。

四、监测方法与主要指标

(一) 监测方法

医院感染发病率监测包括医院感染防控专职人员主动监测和临床医生主动上报。临床医生是医院感染病例上报第一责任人。一方面，临床医生应主动发现并按照规定时间报告医院感染病例，再由医院感染防控专职人员复核；另一方面，医院感染防控专职人员也可通过医院感染管理信息系统发现医院感染病例，并和临床医生沟通确认后由临床医生主动上报医院感染病例。

(二) 主要指标

1. 全院及各科室的医院感染发病率（人次）和例次发病率：用于了解全院的医院感染情况和流行趋势，发现高危科室和疑似暴发。
2. 医院感染部位构成比：用于了解医院感染的高发部位及其变化趋势，抓住重点感染防控部位。
3. 医院感染病例病原体标本送检率和病原体检出情况：用于了解医院感染病原体标本的送检情况，同时了解病原体的构成情况，以便指导多重耐药菌医院感染防控工作，为抗菌药物的合理应用和管理提供依据。

五、计算方法与结果反馈

(一)计算方法

1. 医院感染发病率和例次发病率计算公式如下:

$$医院感染发病率 = \frac{新发生医院感染的患者人数}{观察期间危险人群人数} \times 100\%$$

$$医院感染例次发病率 = \frac{新发生医院感染的患者例次数}{观察期间危险人群人数} \times 100\%$$

观察期间危险人群人数:观察期间一般以"月""季度""年"为单位,为便于统计,一般以出院人数作为"危险人群人数",但未包含期末在院患者。故建议使用同期出院人数与期末在院人数之和,或者期初在院人数与新入患者人数之和。

医院感染发病率和例次发病率的区别:通常表达的医院感染发病率实际指的是医院感染人数发病率,而有部分患者在院期间会发生多次医院感染,故医院感染例次发病率也必不可少,后者往往大于或等于前者。

2. 医院感染部位构成比:表示常见医院感染部位的占比,如全院或某科室患者的下呼吸道感染、泌尿道感染、血流感染例次在所有医院感染例次中的占比,有助于发现医院感染的高发部位,开展有针对性的防控工作。

3. 医院感染病例病原体标本送检率:表示病原体标本送检数在例次医院感染总数中的占比。为推动抗菌药物的合理使用以减少细菌耐药,医院感染病例病原体标本送检率已被纳入医院重要考核指标。

4. 医院感染病原体的构成比:通过医院感染病原体的构成比可以了解医院感染的主要致病菌尤其是多重耐药菌的流行趋势,再根据其流行特征和本身的特性采取有针对性的防控措施,控制多重耐药菌在医院内传播和流行;也可为医院的抗菌药物合理使用提供依据。

5. 医院感染危险因素分析:可通过 χ^2 检验、方差分析、多元回归分析、Logistic 回归分析、机器学习等定量分析方法,也可采用专家咨询法、深入访谈法等定性分析方法探索患者发生医院感染的危险因素,从而有针对性地实施干预措施,降低医院感染发生风险。

(二)结果反馈

根据医院的规模建立定期(每月、每季度)分析监测资料的机制,反馈给全院各科室并报告医院感染管理委员会。同时每年度进行年度数据分析和报告,报送院领导后通报全院各科室,推动医院感染防控工作的顺利进行。根据医院感染诊断和病原学结果,对疑似医院感染暴发进行流行病学调查并及时采取干预措施,避免出现医院感染暴发或流行。

六、实例

在新型冠状病毒感染流行早期阶段,患者在院期间的治疗方案尚不明确,且重症患者原发和继发感染的情况普遍存在，抗菌药物的使用率明显高于非流行期。为了探究新型冠状病毒感染流行期住院患者发生医院感染（包括泌尿系感染、血流感染和呼吸系统感染）的发病率和感染特征，寻找患者发生医院感染的高风险因素，研究者纳入美国三家医院2017年1月至2020年9月30日的住院患者，采用回顾性队列研究方法，应用单因素和多因素Cox比例风险模型，分析导致患者发生上述三种医院感染的风险因素。

（一）研究方法

1. 对2017年1月1日至2020年9月30日在美国密苏里州圣路易斯市的三家医院（一家大型三级护理转诊医院和两家社区医院）住院≥48小时的所有年龄≥18岁的患者进行回顾性队列研究。所有患者均在2020年9月30日前出院，住院信息完整。研究已获得了相关机构审查委员会批准，并签署了知情同意书。所有患者相关数据均以电子方式从医疗信息数据库中收集。

2. 医院感染的定义为患者入院48小时后新检出的尿培养、血培养和呼吸道标本阳性，医院感染的发生日期定义为阳性标本采集日期，是否发生重复感染根据美国疾病预防控制中心对于重复感染的时间线进行判定。

3. 纳入潜在的医院感染危险因素：性别、种族、年龄、入院史、社会经济地位、并发症、BMI、既往手术史、住院用药情况、入住ICU、入院前24小时基线情况（生命体征、实验室检查和APACHE Ⅱ）、新型冠状病毒感染情况、医院感染发生时间和病程等。

4. 数据统计分析：首先计算患者医院感染发病率（例/万住院日），其次分别采用单因素和多因素Cox比例风险模型分析医院感染的危险因素，效应值为风险比（Hazard Ratio，HR）。在多因素Cox比例风险模型中使用了聚类方法，同时应用先验敏感性分析方法评估医院感染定义的稳定性。

（二）研究结果

最终纳入了254792名患者，其中7147名患者发生了医院感染（包括泌尿系感染、血流感染和呼吸系统感染），医院感染发病率分别为泌尿系感染1.34%、血流感染0.65%、呼吸系统感染1.03%。在新型冠状病毒感染疫情发生之前，三家医院的平均医院感染发病率为2.8%（$N=6202$）。在新型冠状病毒感染大流行期间，2.8%（$N=798$）的非新型冠状病毒感染患者发生医院感染，而9.4%（$N=147$）的新型冠状病毒感染患者发生了医院感染。

多因素Cox比例风险模型显示，新型冠状病毒感染是患者发生医院感染最大的风险因素之一（$HR=1.65$；$95\%CI$，1.38~1.96），此外，患者高龄（≥71岁）、BMI过低或过高（<18.5kg/m²和≥40kg/m²）、医院等级高（相比社区医院）、合并其他慢性病（如肺部和心血管并发症）、入住ICU、APACHE Ⅱ增加均会增加患者医院感染的发生风险，但其HR值均小于新型冠状病毒感染这一危险因素。该项研究对于三种医院感染的判定依赖于检出阳性标本，与实际感染情况存在差异，作者结合患者的ICD-

10编码，对结果进行敏感性分析，结果显示新型冠状病毒感染的 HR 相对稳定，差异均具有统计学意义。

该项研究采用回顾性队列研究方法，旨在探讨新型冠状病毒感染患者发生医院感染的风险。作者在构建 Cox 比例风险模型时，通过纳入可能与患者发生医院感染相关的多种因素（以患者因素为主）来控制混杂，最终获得患者发生医院感染的危险因素。这对于我们有针对性地开展医院感染防控工作具有重要的指导意义：一方面，可以通过加强干预措施减少新型冠状病毒的院内传播；另一方面，可以通过 Cox 比例风险模型结果，构建患者发生医院感染的预测模型，及早发现高危人群并加强高危人群的医院感染防控。

（郭琳雯　宗志勇）

第二节　手术部位感染的目标性监测

手术部位感染（Surgical Site Infection，SSI）是最常见的医院感染之一，导致手术部位感染的危险因素较多，一旦发生手术部位感染，将增加患者的经济负担，延长住院天数，甚至危及患者的生命安全。《外科手术部位感染预防与控制技术指南（试行）》《全球预防手术部位感染指南》《中国手术部位感染预防指南》是降低手术部位感染风险、保障患者安全的依据。

一、监测目的

1. 监测某种手术类型的切口感染率及外科医生感染专率，建立手术部位感染监测数据的比较体系。

2. 为保障医疗安全，提高医疗质量，了解某种手术切口感染的危险因素，医院应结合实际调查情况定期汇总分析数据资料，评价手术部位感染防控的效果，有效降低医院感染发病率。

二、监测对象

被选定监测手术的所有择期和急诊手术患者。监测的手术类型应根据医院开展手术的具体情况而定，可参考下述情况：

1. 医院开展的重点手术，如心脏瓣膜置换术、髋关节置换术、结直肠切除术、肺叶切除术等。

2. 医院感染散发病例监测显示术后感染率较高的手术类型。

3. 医院新开展的手术，如达·芬奇机器人辅助的手术。

4. 临床医生重点关注的手术，如肝脏移植手术、心脏移植手术等。

监测对象的定义：患者进入外科手术室，外科医生至少在患者的皮肤或黏膜上做一个切口，包括腹腔镜方式，而且在患者离开手术室前闭合切口。手术需满足以下两个条件之一：①有切口；②进行组织、器官切除（含部分切除）。

说明：内科诊断或治疗性操作和实验室检查操作，如活检、穿刺、植入血管支架、介入等，不计入手术范围。

手术部位感染分为表浅切口感染、深部切口感染、器官/腔隙感染。

（一）表浅切口感染

表浅切口感染指术后30天以内（手术日为第1天）发生的仅累及切口皮肤或者皮下组织的感染，并符合下列条件之一：

1. 切口浅部组织有脓性分泌物。
2. 通过无菌操作，从表浅切口处的分泌物或皮下组织中培养出病原微生物，或以临床治疗/诊断为目的（需排除以主动筛查为目的），采用非培养方法（如PCR等）检测出病原微生物。
3. 具有至少一项感染的症状或者体征：疼痛或压痛、局部肿胀或红肿、发热；外科医生诊断的表浅切口感染，无论是否进行微生物培养。

以下情况不属于表浅切口感染：

1) 缝线脓肿（局限于针孔部位的点状炎症和渗出）。
2) 烧伤创面的感染应为烧伤感染，而不应为表浅切口感染。
3) 包皮环切术不视为手术操作，新生儿包皮环切术感染不是手术部位感染。

（二）深部切口感染

深部切口感染指无植入物者手术后30天内、有植入物者手术后90天内发生的累及深部软组织（如筋膜和肌肉）的感染，并符合下列条件之一：

1. 从切口深部引流或穿刺出脓液，但脓液不是来自器官/腔隙。
2. 切口深部组织自行裂开或者由外科医生打开的切口且培养阳性，或未进行培养但具有下列任一症状：发热（>38℃）、局部疼痛或压痛。但若切口培养为阴性，则不符合这项标准。
3. 经再次手术探查、病理学检查或者影像学检查，发现切口深部组织脓肿或者其他感染证据。

说明：植入物是指通过外科侵入手段且术后予以保留的全部植入人体或取代上皮表面或眼表面的器械；或通过外科侵入手段部分导入人体，但至少保留30天的医疗器械。

同时累及切口浅部组织和深部组织的感染归为深部切口感染。经切口引流所致器官/腔隙感染，无需再次手术，归为深部切口感染。

（三）器官/腔隙感染

器官/腔隙感染指无植入物者手术后30天内、有植入物者手术后90天内发生的累及术中解剖部位（如器官/腔隙）的感染，并符合下列条件之一：

1. 器官/腔隙引流或穿刺出脓液。
2. 无菌操作，从器官/腔隙的分泌物或组织中培养分离出病原微生物，或以临床治疗/诊断为目的，采用非培养方法检测出病原体微生物。

3. 经直接检查、再次手术、病理学检查或影像学检查，发现器官/腔隙脓肿或其他器官/腔隙感染的证据。

手术部位感染分类见图 4-1。

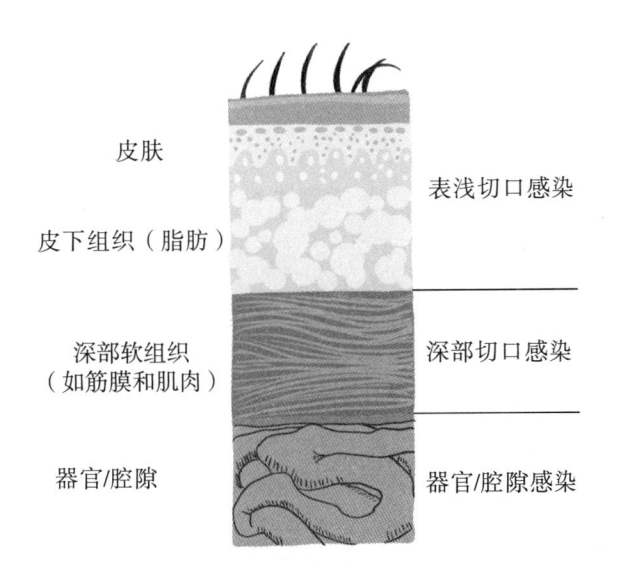

图 4-1　手术部位感染分类示意图

（四）手术部位感染诊断的常见问题

1. 脓液细菌培养阴性时能否诊断手术部位感染？

答：临床症状和（或）有关检查显示典型的手术部位感染，即使细菌培养阴性，亦可以诊断。

2. 手术切口培养阳性就可以诊断手术部位感染吗？

答：不可以，应当结合临床症状和（或）有关检查来区分定植、污染、致病菌。

3. 胸腔穿刺的穿刺点出现脓性分泌物是手术部位感染吗？

答：不是，胸腔穿刺不是手术。

4. 开颅手术后出现脑脓肿是手术部位感染吗？

答：是，属于器官/腔隙感染。

三、监测方式

宜采取由相对固定的专职人员进行目标性监测的方法（固定人员来筛查和判定手术部位感染病例）。有条件者宜采用软件系统实时地从医院的实验室信息系统（LIS）、医院信息系统（HIS）等各信息系统中抓取手术感染的相关数据，并每天推送给医院感染监测专职人员，对病例进行前瞻性监测。数据来源包括病程记录、体温单、血常规、影像学检查报告、抗菌药物使用情况等。

需要人工导出监测数据并对填报的内容进行抽查核实（核查比例应结合医院实际监测数据确定），条件有限的医院可以采取人工填写纸质报告的形式进行监测。如果监测病例为非医院感染管理部门专业人员所判断的手术部位感染病例，若遇以下情况，建议监测人员对所填内容进行病例核查：

1. 抗菌药物使用时间超过 4 天或者更换及升级抗菌药物的监测病例。
2. 手术后 48 小时白细胞计数异常的病例。

建议将出院回访的感染结果纳入最终监测进行统计分析。

四、监测指标

（一）手术部位感染率

$$手术部位感染率 = \frac{指定时间内某种手术患者的手术部位感染数}{指定时间内某种手术患者数} \times 100\%$$

（二）某危险指数手术部位感染率

$$某危险指数手术部位感染率 = \frac{指定手术某危险指数患者的手术部位感染数}{指定手术某危险指数患者的手术台数} \times 100\%$$

风险因素评分标准见表 4-1。ASA 评分表见表 4-2。

表 4-1 风险因素评分标准

风险因素	评分标准	分值
手术时间（小时）	≤75 百分位数	0
	>75 百分位数	1
切口清洁度	清洁、清洁—污染	0
	污染	1
ASA 评分	Ⅰ、Ⅱ	0
	Ⅲ、Ⅳ、Ⅴ	1

注：参考《医院感染监测标准》（WS/T 312—2023）附录 B。

表 4-2 ASA 评分表

分级	分值	标准
Ⅰ级	1	健康，除局部病变外，无全身性疾病，如全身情况良好的腹股沟疝
Ⅱ级	2	有轻度或中度的全身性疾病，如轻度糖尿病和贫血；新生儿和 80 岁以上老年人
Ⅲ级	3	有严重的全身性疾病，如重症糖尿病，日常活动受限，但未丧失工作能力
Ⅳ级	4	有生命危险的严重全身性疾病，已丧失工作能力
Ⅴ级	5	病情危急，属紧急抢救手术，如主动脉瘤破裂等。

注：参考《医院感染监测标准》（WS/T 312—2023）附录 B。

（三）不同切口类别手术部位感染率

$$不同切口类别手术部位感染率 = \frac{某类切口发生手术部位感染病例数}{同期接受某类切口手术患者总数} \times 100\%$$

（四）某医生感染专率

$$某医生感染专率 = \frac{某医生在某时期的手术部位感染病例数}{该医生在某时期的手术病例数} \times 100\%$$

（五）某医生某危险指数感染专率

$$某医生某危险指数感染专率 = \frac{某医生某危险指数患者的手术部位感染例数}{该医生某危险指数等级患者手术例数} \times 100\%$$

（六）平均危险指数

$$平均危险指数 = \frac{\Sigma（危险指数等级 \times 手术例数）}{手术例数总和}$$

（七）某医生调整感染专率

$$某医生调整感染专率 = \frac{某医生感染专率}{该医生的平均危险指数等级} \times 100\%$$

五、监测结果反馈及评估

1. 医院感染防控专职人员应定期（每半年/每年）将监测数据反馈至科室的各医疗组，分析其变化趋势，比较各医疗组相同手术的手术部位感染率，对感染率高或波动较大的医疗组进行数据分析，查找潜在危险因数，提出改进建议。

2. 将监测数据与全国医院监控网数据或文献报道的数据进行比较，评估本院感染率情况；结合开展的手术部位感染防控措施，评估其有效性。

3. 连续监测12个月，进行危险因素分析。纳入的因素可根据文献报道或日常监管中发现的问题确定。根据相关数据分析结果或根据文献报道采取相应的干预措施，并持续监测，分析其干预效果。

六、实例

例1：1月份胃肠外科共开展结直肠切除术100例，其中手术部位感染5例，则手术部位感染率为5/100=5%。

例2：1月份胃肠外科共开展结直肠切除术100例。危险指数计算：手术时间计分以手术的总例数中的位于75百分位数的手术时间为分界点（100例患者手术时间从小到大排列，第75位之前包括第75位患者分值计0，第75位以后的患者计1），根据切口清洁度、ASA评分得出每位患者的危险指数。不同危险指数手术部位感染率见表4-3。

表4-3 不同危险指数手术部位感染率

危险指数	感染例数	手术例数	感染率
0	1	40	2.5%
1	2	30	6.67%

续表4-3

危险指数	感染例数	手术例数	感染率
2	3	20	15%
3	4	10	40%

例3：2月份胃肠外科共开展结直肠切除术150例，Ⅱ类切口手术100例，Ⅱ类切口发生手术部位感染5例，Ⅱ类切口手术部位感染率为5%。

例4：医生甲某时期共做手术100例，手术后手术部位感染3例，则医生甲手术部位感染专率为3%。医生乙某时期共做手术200例，手术后手术部位感染4例，则医生乙手术部位感染专率为2%。

例5：医生甲和医生乙的不同危险指数等级的手术部位感染情况见表4-4。危险指数为2的手术部位感染专率：医生甲为10%（3/30），医生乙为5%（2/40）。

表4-4 不同危险指数登记的手术部位感染情况

危险指数	医生甲（感染例数/手术例数）	医生乙（感染例数/手术例数）
0	0/10	0/10
1	1/20	0/10
2	3/30	2/40
3	3/40	2/50

例6：医生甲和医生乙的不同危险指数等级的手术部位感染情况见表4-4，请计算医生甲和医生乙的平均危险指数。

$$医生甲的平均危险指数等级 = \frac{0\times10+1\times20+3\times30+3\times40}{10+20+30+40} = \frac{230}{100} = 2.3$$

$$医生乙的平均危险指数等级 = \frac{0\times10+0\times10+2\times40+2\times50}{10+10+40+50} = \frac{180}{110} = 1.64$$

例7：医生甲和医生乙的不同危险指数等级的手术部位感染情况见表4-4，请计算医生甲和医生乙调整手术部位感染专率。

$$医生甲调整手术部位感染专率 = \frac{7}{2.3} = 3.04$$

$$医生乙调整手术部位感染专率 = \frac{4}{1.63} = 2.43$$

（庄红娣）

第三节 导管相关感染的目标性监测

《医院感染监测标准》（WS/T 312—2023）规定，已经开展2年以上全院综合性监测的医院应开展目标性监测，目标性监测持续时间为12个月以上。在众多目标性监测中，血管内导管相关血流感染监测、导尿管相关尿路感染监测、呼吸机相关性肺炎监测（简称"三管"监测）是重要组成部分。

一、监测目的

通过开展导管相关感染的目标性监测，可以获得医院导管相关感染的基线资料，建立可供比较和评价的医院感染资料体系。通过监测结果评价医院感染防控措施的效果，利用监测数据对科室进行考核，促使医务人员遵守各项感染防控制度，提高医务人员执行各项感染防控措施的依从性。

二、监测对象

《医院感染监测标准》（WS/T 312—2023）要求 ICU 进行导管相关感染目标性监测。其监测对象原则上为所有入住 ICU 并使用相应导管的患者。有条件的医院也可对其他病房的带管患者进行监测。

三、监测定义及判断标准

（一）呼吸机相关性肺炎监测

1. 相关定义：呼吸机相关性肺炎（Ventilator-associated Pneumonia，VAP）是指气管插管或气管切开患者在接受有创机械通气 2 天后发生的肺炎，且发生肺炎当天或之前一天内使用过呼吸机。机械通气开始当天为第 1 天（天为日历日，即 0 点至 24 点）。同一名患者发生一次 VAP，14 天后再发生的 VAP 才记为新的一次 VAP。

2. 判断标准：目前可参考的标准如下。

1)《医院感染诊断标准（试行）》（中华人民共和国卫生部 2001 年发布）中的下呼吸道感染诊断标准。临床诊断：符合下述两条之一即可诊断。

（1）患者出现咳嗽、痰黏稠，肺部出现湿啰音，并有下列情况之一：①发热；②白细胞计数和（或）嗜中性粒细胞比例增高；③X 线检查显示肺部有炎性浸润性病变。

（2）慢性气道疾病患者稳定期（慢性支气管炎伴或不伴阻塞性肺气肿、哮喘、支气管扩张症）继发急性感染，并有病原学改变或 X 线检查显示与入院时比较有明显改变或新病变。

2)《呼吸机相关性肺炎诊断、预防和治疗指南（2013）》（中华医学会重症医学分会）的肺炎诊断标准。胸部 X 线检查可见新发生的或进展性的浸润阴影，且同时至少具有下述两项：①体温>38℃或<36℃；②外周血白细胞计数>10×10^9/L 或<4×10^9/L。③气管支气管内出现脓性分泌物。需排除肺水肿、急性呼吸窘迫综合征、肺结核、肺栓塞等。

3) 美国疾病预防控制中心国家医疗安全网（CDC-NHSN）2024 版《患者安全手册》肺炎监测判断标准。

（1）成人及 12 岁以上儿童 VAP 判断标准见图 4-2。

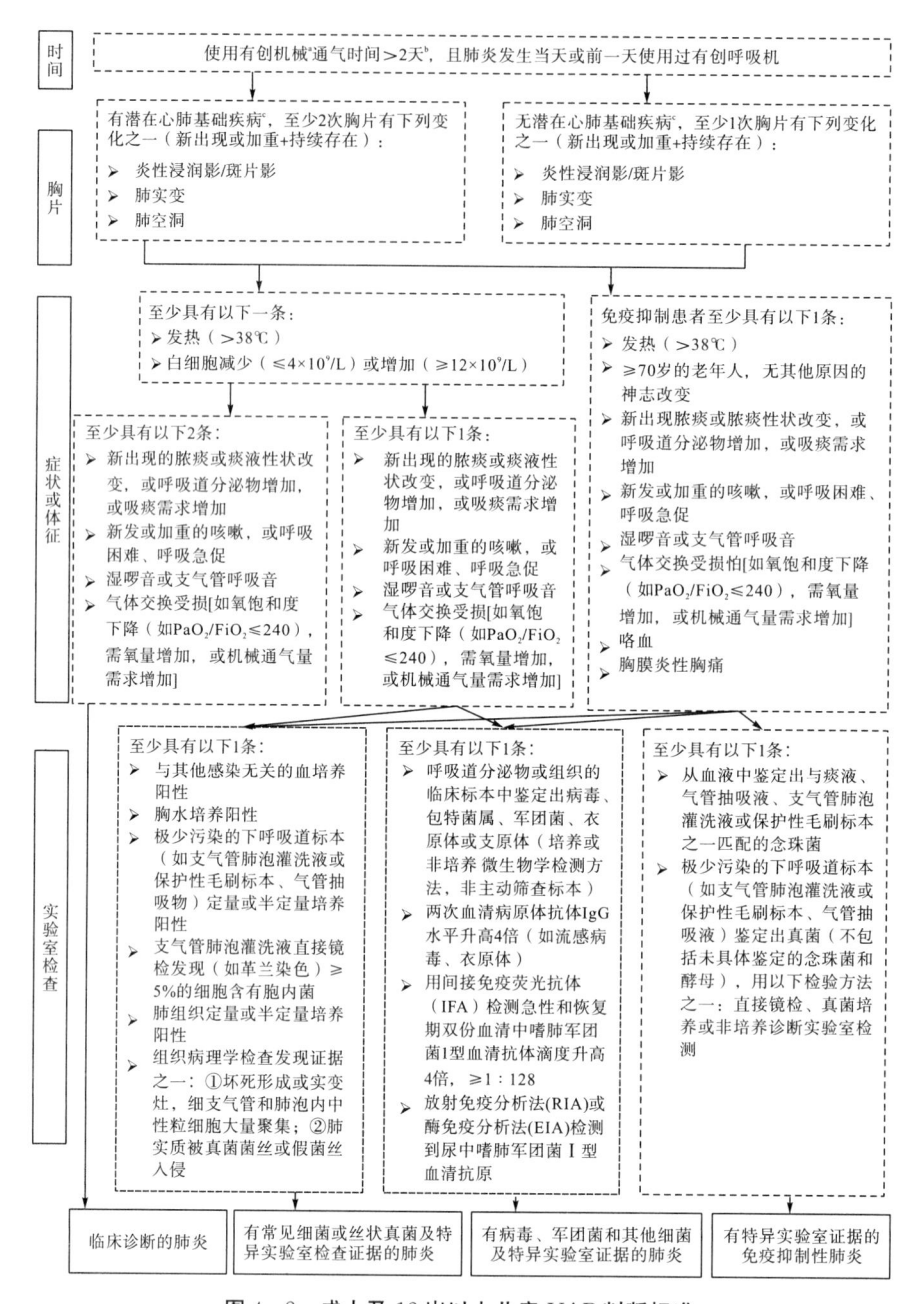

图 4-2 成人及 12 岁以上儿童 VAP 判断标准

注：a，VAP 定义及判断标准基于美国国家医疗安全网医院感染监测指南（2024 版）制定，*National Healthcare Safety Network*（NHSN）*of American. 2024 Patient Safety Component Manual*。

b，天为日历日，0~24 小时中任何时间点开始都记为 1 天，患者开始使用有创机械通气当天为第 1 天；如果患者转入本科室时已使用机械通气，则转入本科室当天算作机械通气的第 1 天；如果患者带呼吸机转出至其他科室，则在其他科室两天内发生的肺炎也算作本科室的 VAP。

c，心肺基础疾病包括呼吸窘迫综合征、支气管肺发育异常、肺水肿、慢性阻塞性肺疾病、慢性支气管炎、肺癌、肺结核、支气管扩张、支气管哮喘、间质性肺疾病、慢性肺源性心脏病、充血性心力衰竭。

(2) 0~12岁儿童VAP判断标准见图4-3。

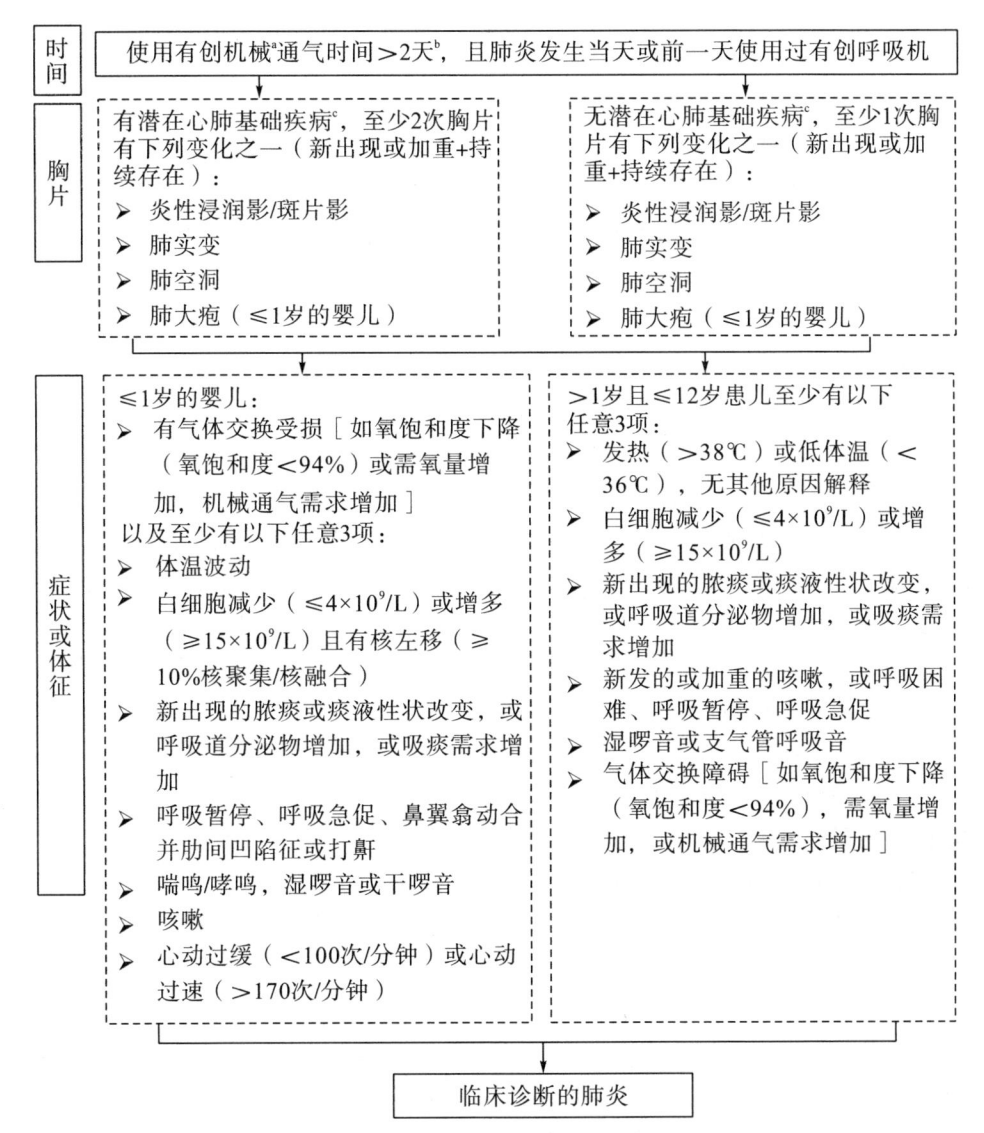

```
┌────┐  ┌─────────────────────────────────────────────────────────────────┐
│时间│  │使用有创机械ᵃ通气时间＞2天ᵇ，且肺炎发生当天或前一天使用过有创呼吸机│
└────┘  └─────────────────────────────────────────────────────────────────┘
                        │                                      │
                        ▼                                      ▼
┌────┐  ┌─────────────────────────────────┐  ┌─────────────────────────────────┐
│    │  │有潜在心肺基础疾病ᶜ，至少2次胸片 │  │无潜在心肺基础疾病ᶜ，至少1次胸  │
│    │  │有下列变化之一（新出现或加重+持  │  │片有下列变化之一（新出现或加    │
│胸片│  │续存在）：                       │  │重+持续存在）：                 │
│    │  │ ➢ 炎性浸润影/斑片影             │  │ ➢ 炎性浸润影/斑片影            │
│    │  │ ➢ 肺实变                        │  │ ➢ 肺实变                       │
│    │  │ ➢ 肺空洞                        │  │ ➢ 肺空洞                       │
│    │  │ ➢ 肺大疱（≤1岁的婴儿）          │  │ ➢ 肺大疱（≤1岁的婴儿）         │
└────┘  └─────────────────────────────────┘  └─────────────────────────────────┘
                        │                                      │
                        ▼                                      ▼
┌────┐  ┌─────────────────────────────────┐  ┌─────────────────────────────────┐
│    │  │≤1岁的婴儿：                    │  │＞1岁且≤12岁患儿至少有以下      │
│    │  │ ➢ 有气体交换受损［如氧饱和度下降│  │任意3项：                       │
│    │  │   （氧饱和度＜94%）或需氧量增   │  │ ➢ 发热（＞38℃）或低体温（＜   │
│    │  │   加，机械通气需求增加］        │  │   36℃），无其他原因解释       │
│    │  │以及至少有以下任意3项：          │  │ ➢ 白细胞减少（≤4×10⁹/L）或增  │
│    │  │ ➢ 体温波动                      │  │   多（≥15×10⁹/L）             │
│    │  │ ➢ 白细胞减少（≤4×10⁹/L）或增多 │  │ ➢ 新出现的脓痰或痰液性状改变， │
│症状│  │   （≥15×10⁹/L）且有核左移（≥  │  │   或呼吸道分泌物增加，或吸痰   │
│或  │  │   10%核聚集/核融合）            │  │   需求增加                     │
│体征│  │ ➢ 新出现的脓痰或痰液性状改变，或│  │ ➢ 新发的或加重的咳嗽，或呼吸困 │
│    │  │   呼吸道分泌物增加，或吸痰需求增│  │   难、呼吸暂停、呼吸急促       │
│    │  │   加                            │  │ ➢ 湿啰音或支气管呼吸音         │
│    │  │ ➢ 呼吸暂停、呼吸急促、鼻翼翕动合│  │ ➢ 气体交换障碍［如氧饱和度下降 │
│    │  │   并肋间凹陷征或打鼾            │  │   （氧饱和度＜94%），需氧量增 │
│    │  │ ➢ 喘鸣/哮鸣，湿啰音或干啰音     │  │   加，或机械通气需求增加］     │
│    │  │ ➢ 咳嗽                          │  │                                │
│    │  │ ➢ 心动过缓（＜100次/分钟）或心动│  │                                │
│    │  │   过速（＞170次/分钟）          │  │                                │
└────┘  └─────────────────────────────────┘  └─────────────────────────────────┘
                        │                                      │
                        └──────────────────┬───────────────────┘
                                           ▼
                              ┌────────────────────────┐
                              │    临床诊断的肺炎      │
                              └────────────────────────┘
```

图4-3 0~12岁儿童VAP判断标准

注：ᵃ，VAP定义及判断标准基于美国国家医疗安全网医院感染监测指南（2024版）制定，*National Healthcare Safety Network（NHSN）of American. 2024 Patient Safety Component Manual*。

ᵇ，天为日历日，0~24小时中任何时间点开始都记为1天，患者开始使用有创机械通气当天为第1天；如果患者转入本科室时已使用机械通气，则转入本科室当天算作机械通气的第1天；如果患者带呼吸机转出至其他科室，则在其他科室两天内发生的肺炎也算作本科室的VAP。

ᶜ，心肺基础疾病包括呼吸窘迫综合征、支气管肺发育异常、肺水肿、慢性阻塞性肺疾病、慢性支气管炎、肺癌、肺结核、支气管扩张、支气管哮喘、间质性肺疾病、慢性肺源性心脏病、充血性心力衰竭。

4）美国疾病预防控制中心国家医疗安全网（CDC-NHSN）2024 版《患者安全手册》呼吸机相关事件（Ventilator-associated Event，VAE）监测判断标准。

（1）呼吸机相关并发症（Ventilator-associated Conditions，VAC）是指患者每天的最低呼气末正压（PEEP）或吸氧浓度（FiO$_2$）保持稳定或逐日降低的状态≥2 天，之后≥2 天出现每天最低 PEEP 升高≥3cmH$_2$O 或每天最低 FiO$_2$ 升高≥20%。

（2）与感染有关的呼吸机相关并发症（Infection-related Ventilator-associated Complications，IVAC）是指在机械通气的第 3 天或 3 天以后，在 VAC 开始的前后 2 天内，患者同时符合以下两个标准：①体温＞38℃或＜36℃，或白细胞计数≥12×10^9/L；②使用新的抗菌药物，且连续使用新的抗菌药物（不一定是同一种药物）时间≥4 天。

新的抗菌药物的定义：在本次使用之前的 2 天内没有使用过的抗菌药物。

连续使用的定义：使用间断不超过一天也算连续使用。

（3）疑诊的呼吸机相关性肺炎（Possible Ventilator-associated Pneumonia，PVAP）是指在机械通气的第 3 天或 3 天后，在 VAC 出现前后 2 天内，符合以下条件之一：①脓性呼吸道分泌物（来自一个或多个样本），每低倍镜视野（放大 100 倍）中含有≥25 中性粒细胞且≤10 鳞状上皮细胞；同时，痰、气管抽吸液、支气管肺泡灌洗液、肺组织或保护性毛刷标本（定量半定量-定量或定性）培养为阳性。但需排除口咽部的正常菌群、念珠菌或其他酵母、凝固酶阴性葡萄球菌和肠球菌。②脓性呼吸道分泌物（来自一个或多个样本），气管抽吸液培养阳性，≥10^5 CFU/mL 或相应的半定量结果；支气管肺泡灌洗液培养阳性，≥10^4 CFU/mL 或相应的半定量结果；肺组织培养阳性，≥10^4 CFU/mL 或相应的半定量结果；保护性毛刷标本培养阳性，≥10^3 CFU/mL 或相应的半定量结果。③以下任意一条（不需要有脓性呼吸道分泌物），胸水培养（通过胸穿或者初次安置胸腔引流管时取样，而非从留置的胸腔引流管采样）阳性；肺组织病理学检查阳性；军团菌诊断实验阳性；呼吸道分泌物检测流感病毒、呼吸道合胞病毒、腺病毒、副流感病毒、鼻病毒、人偏肺病毒或冠状病毒阳性。VAP 的发生例数为 PVAP 例数。

患者在住院期间可能发生多次 VAE，但从第一次 VAE 出现第 1 天起的 14 天以内的其他 VAE 都不再重复计算（也就是仅算为 1 次 VAE）。但在上一次 VAE 出现第 1 天起的 14 天后，如果再次出现 VAE，则算为 1 次新的 VAE。

（二）中央血管导管相关血流感染监测

1. 监测定义：《医院感染管理质量控制指标（2024 年版）》《医院感染监测标准》（WS/T 312—2023）中指出，血管导管相关血流感染率指标中的血管导管包括中心静脉导管（CVC）、经外周置入中心静脉导管（PICC）、输液港（PORT）、脐静脉导管。

1）中央血管导管相关血流感染（Central Line-associated Bloodstream Infection，CLABSI）指中央导管或脐导管留置 2 个日历日后（置管当天为第 1 个日历日），实验室检查证实的血流感染，且发生当天或发生前一天导管呈留置状态。CLABSI 作为监测定义使用，强调的是存在血管导管时的原发性血流感染。

中央血管导管指导管终止/靠近于心脏，或位于用于输液、抽血或血流动力学监测的大血管中，如主动脉、肺动脉、上腔静脉、下腔静脉、头臂静脉、颈内静脉、锁骨下静脉、髂外静脉、髂总静脉、股静脉、脐动/静脉（新生儿）。

2）导管相关血流感染（Catheter Related Blood Stream Infection，CRBSI）指患者在留置血管导管期间及拔除血管导管后48小时内发生的原发性且与其他部位感染无关的血流感染。

CLABAI与CRBSI的区别：CRBSI为临床定义，强调导管与血流感染的相关性，导管类型包含中央导管和外周导管，在做出CRBSI的临床诊断之前需要排除导管以外的感染源，如切口感染、泌尿道感染也可以导致血流感染，并且要求具体的实验室检查结果，如导管尖端或导管血与血培养的病原体相同，采用这个定义从判断与导管相关的血流感染的角度来说，数据更为准确，但可操作性不强。CLABSI作为监测定义使用，强调的是存在中央血管导管时的原发性血流感染。因此，当很难排除中央导管以外的感染源时，则采用这个定义可操作性更好。CRBSI往往会低估实际的导管相关血流感染发生率，而CLABSI也许会高估。美国疾病预防控制中心从2008年开始停止使用CRBSI的定义，启用CLABSI的定义。

2. 判断标准：

1）美国感染病学会临床实践指南建议，CRBSI的诊断依据：患者至少1处外周静脉血培养阳性，并有感染的临床表现［如发热、寒战和（或）低血压］，且除导管外无明显的感染源，此外还需满足以下至少1个条件：

（1）导管尖端培养和外周血培养为同一微生物，菌落计数>15CFU/mL。

（2）外周血：导管血细菌浓度≥1∶5或导管血较外周血报阳时间早2小时以上。

2）实验室检查证实的血流感染诊断标准如下：

（1）标准一：至少1套或1套以上的血培养（见备注1）有确认的病原体（见备注2），且血中微生物与其他部位感染无关。

（2）标准二：①患者至少有以下1种症状或体征：发热（>38℃）、寒战、低血压；②症状、体征和阳性实验室检查结果与其他部位感染无关；③至少2套不同时段采集的血培养（见备注4）分离出常见的皮肤污染菌（见备注3）。

（3）标准三：①≤1岁的婴儿至少具有下列1项症状或体征：发热（肛温>38℃）、体温过低（肛温<36℃）、呼吸暂停、心率过缓、寒战、低血压；②症状、体征和阳性实验室检查结果与其他部位感染无关；③至少2套不同时段采集的血培养分离出常见的皮肤污染菌（见备注4和备注5）。

备注1：标准一中的"1套或1套以上的血培养"指1次抽血所做的1瓶或多瓶血培养中，至少有1瓶血标本实验室报告培养出病原体（血培养阳性）。

备注2：标准一中"确认的病原体"不包括常见皮肤污染菌（见备注3）。几种常见致病菌是金黄色葡萄球菌、肠球菌、大肠埃希菌、假单胞菌、克雷伯杆菌、念珠菌等。

备注3：常见的皮肤污染菌：类白喉杆菌（棒状杆菌属）、芽孢杆菌属（非炭疽杆菌）、丙酸杆菌属、凝固酶阴性葡萄球菌（包括表皮葡萄球菌属）、草绿色链球菌、气球菌属、微球菌属。

备注4：标准二和标准三中"至少2套不同时段采集的血培养"指：①所收集的血液，至少有2次抽血是在2天内进行，比如2次抽血分别在星期一和星期二，或星期一和星期三，但若2次抽血分别是在星期一和星期四，则因间隔太长而不符合此标准；②每次抽血至少各有1瓶血培养长出相同的常见皮肤污染菌（血培养阳性）（见备注5）。

备注5：确定病原体的同一性需要考虑一些问题：

如果有2套血培养检验出常见皮肤污染菌，其中一套结果鉴定到菌种，但另一套只有粗略的分类描述（如只鉴定到属名），可以认为分离出相同病原体。如第1套血培养结果为表皮葡萄球菌，第2套血培养结果为凝固酶阴性葡萄球菌，则结果报告为表皮葡萄球菌。

如果血培养有相同的常见皮肤污染菌，但2个菌株都没有进行耐药性测试，或只有1株有测试，仍可视为病原体相同。

如果血培养的常见皮肤污染菌≥2种，抗生素耐药性不同，则判定为病原体不相同。

依据耐药性报告，抗生素耐药性测试结果为中度耐药（Ⅰ）者，不应作为区分两种病原体是否相同的依据。

标准一和标准二适用于所有年龄患者，包括≤1岁的婴儿。

理想情况下，应分别从不同的静脉穿刺部位（如左、右肘静脉）抽血2~4次进行血培养。这几次抽血应该同时或仅间隔一小段时间（如在几小时内），并且不应从血管导管采集血液标本。如果目前没有采取这样的正确方式取得标本，仍可使用上述的标准和注释来报告血流感染，但是应该与相关人员探讨改进血培养标本的采集方法，以提高检验质量。

举例一：成人患者在同一天早上8点和8点15分抽血，每次抽取的血液各做2瓶血培养（总共有4瓶血培养）。如果2次抽血中各有1瓶血培养为凝固酶阴性葡萄球菌阳性，则符合标准要求。

举例二：新生儿在星期二和星期六抽血，2次抽血都培养出相同的常见皮肤污染菌。但因为血培养间隔超过2天（标准二和标准三），所以不符合标准要求。

儿科患者可能因采集的血量有限，每次采血只够做1瓶血培养。因此必须至少有2次抽血的血培养长出相同的常见皮肤污染菌，才能符合标准二和标准三。

（三）导尿管相关尿路感染监测

1. 监测定义：导尿管相关尿路感染（Catheter-associated Urinary Tract Infection，CAUTI）是指患者留置导尿管超过2天后发生的尿路感染，且发生感染当天或之前一天留置过导尿管，开始留置导尿管当天为第1天（天为日历日，即0点至24点）。同一患者的两次CAUTI应至少间隔14天。

2. 判断标准：

1)《医院感染诊断标准（试行）》和《导尿管相关尿路感染预防与控制技术指南（试行）》中的尿路感染诊断标准。

(1) 临床诊断。患者出现尿频、尿急、尿痛等尿路刺激症状，或者有下腹触痛、肾区叩痛，伴或不伴有发热，并具有下列情况之一：①尿检白细胞男性≥5个/高倍视野，女性≥10个/高倍视野，插导尿管患者应结合尿培养；②临床已诊断为泌尿道感染，或抗菌治疗有效而认定的泌尿道感染。

(2) 在临床诊断的基础上符合以下条件之一者可做出病原学诊断：①清洁中段尿或者导尿留取尿液（非留置导尿）培养革兰阳性菌菌落数≥10^4 CFU/mL，革兰阴性菌菌落数≥10^5 CFU/mL。②耻骨联合上膀胱穿刺留取尿液培养的细菌菌落数≥10^3 CFU/mL。③新鲜尿液标本经离心应用相差显微镜检查，在每30个视野中有半数视野见到细菌。④经手术、病理学或者影像学检查，有尿路感染证据者。患者虽然没有症状，但在1周内有内镜检查或导尿管置入，尿液培养革兰阳性球菌菌落数≥10^4 CFU/mL或革兰阴性杆菌菌落数≥10^5 CFU/mL，可诊断为无症状性菌尿症。

2) 美国CDC-NHSN2024版《患者安全手册》中CAUTI监测的判断标准。

(1) 有症状的CAUTI（>1岁的患者），同时符合以下3项：①尿培养阳性，且≤2种病原菌。②至少有一种尿培养的病原菌菌落数≥10^5 CFU/mL。③尿培养阳性（采样日期）前后各3天内至少具有以下症状或体征之一：a. 发热（>38℃）；b. 未拔管者耻骨压痛、肋脊角疼痛或压痛（排除其他原因）；c. 已拔导尿管者拔管2天内出现尿频、尿急或排尿困难。

(2) 有症状的CAUTI（≤1岁的患者），同时符合以下三项：①尿培养阳性，且≤2种病原菌。②至少有一种尿培养的病原菌菌落数≥10^5 CFU/mL。③尿培养阳性（采样日期）前后各3天内至少具有以下症状或体征之一：a. 发热（>38℃）；b. 低体温（<36℃）；c. 呼吸暂停；d. 心动过缓（心率<100次/分钟）；e. 排尿困难；f. 嗜睡；g. 呕吐（排除其他原因）。

(3) 无症状的CAUTI，同时满足以下3项：①尿培养阳性，且≤2种病原菌。②至少有一种尿培养的病原菌菌落数≥10^5 CFU/mL。③与菌落数≥10^5 CFU/mL的尿培养阳性病原菌匹配的血培养阳性病原菌（尿培养阳性前后各3天内），满足一种即可（当匹配的病原菌为皮肤共生菌时必须有至少2次不同部位的血培养阳性病原菌相匹配）。

四、监测指标

$$呼吸机相关性肺炎发病率 = \frac{呼吸机相关性肺炎}{同期住院患者有创呼吸机} \times 1000‰$$

$$血管导管相关血流感染发病率 = \frac{相关血流感染新发病例例次数}{同期住院患者血管导管累计使用天数} \times 1000‰$$

$$中心静脉导管相关血流感染发病率 = \frac{指定时间段内中心静脉插管相关血流感染例次数}{同期患者中心静脉插管总日数} \times 1000‰$$

$$导尿管相关尿路感染发病率 = \frac{相关尿路感染数}{同期住院患者导尿管数} \times 1000‰$$

$$有创呼吸机使用率 = \frac{指定时间段内使用有创呼吸机日数}{同期患者住院总日数} \times 100\%$$

$$中心静脉导管使用率 = \frac{指定时间段内中心静脉插管日数}{同期患者住院总日数} \times 100\%$$

$$导尿管使用率 = \frac{指定时间段内留置导尿管日数}{同期患者住院总日数} \times 100\%$$

$$平均病情严重程度（分）= \frac{每周根据临床病情分类标准评定的患者总分值}{每周参加评定的ICU患者总数}$$

$$调整感染发病率 = \frac{患者（例次）感染率}{平均病情严重程度}$$

五、监测方法

宜采用主动、前瞻、持续监测，可采取专职人员监测与临床医务人员报告相结合的方法。固定人员筛查和判定三管相关感染病例更能保证判断的一致性。有条件者宜采用软件系统进行监测，条件有限者可进行人工监测。

有软件系统的医院可通过软件系统筛查三管相关感染的疑似病例。其筛查指标应根据选择的判断标准设置，确保较高的特异度和灵敏度。人工监测的医院可由监测人员（感染防控专职人员、科室兼职感染防控人员）每天或定期（不宜间隔太久）持续观察每一名被调查的ICU患者直到脱机第2天。患者带机从ICU转出到其他病房后，继续跟踪调查2天。查看患者病程记录、检验报告单、护理记录、体温单等，向医生、护士了解患者情况，还可直接到床旁观察患者情况。临床医生需重点关注患者的呼吸状态，做好胸片检查结果、肺部体征、体温、白细胞计数、呼吸机参数（如吸氧浓度和氧分压）、呼吸道标本送检以及抗生素使用等的记录。怀疑有肺部感染时尽量由感染防控专职人员做出判断并记录。

监测内容如下。

1. 基本情况：监测月份、住院号、科室、床号、姓名、性别、年龄、疾病诊断、疾病转归（治愈、好转、未愈、死亡、其他）。

2. 医院感染情况：感染日期、感染诊断、感染与侵入性操作（如中心静脉插管、泌尿道插管、使用有创呼吸机）相关性、手术情况、病原体培养标本名称、送检日期、检出病原体名称、药敏试验结果。ICU患者目标性监测个案表见表4-5。

3. ICU患者日志：每天记录新住进患者数、住院患者数，以及中心静脉插管、泌尿道插管及使用有创呼吸机人数。ICU患者导管日志见表4-6。

4. 临床病情等级评定：对当时住在ICU的患者按"临床病情分类标准及分值"进行病情评定（表4-7），每周一次（时间相对固定），按当时患者的病情评定。每次评定后记录各等级（A、B、C、D、E）的患者数（表4-8）。根据临床病情分类标准评定的患者总分值、参评的患者总数及患者例次感染率，可获得平均病情严重程度及调整感染发病率。调整感染发病率可以更精确地反映不同风险等级的患者群体的感染情况。

表 4-5 ICU 患者目标性监测个案表

```
ICU 名称_____  调查者_____  时间_____年___月
姓名_____住院号_____  床号_____  性别_____  年龄_____岁
入院日期：_____年___月___日  转入 ICU 日期：_____年___月___日
转出 ICU/死亡日期：_____年___月___日  APACHE Ⅱ：_____
出 ICU 时预后：死亡□  放弃治疗（预后差）□  存活□
入 ICU 诊断：_____  _____  _____
医院感染：有□  无□
感染部位 1：_____                     感染日期_____年___月___日
    送检：是□ 否□                              送检标本：_____
    送检日期：_____年___月___日                 病原微生物：_____
感染部位 2：_____                     感染日期_____年___月___日
    送检：是□ 否□                              送检标本：_____
    送检日期：_____年___月___日                 病原微生物：_____
感染部位 3：_____                     感染日期_____年___月___日
    送检：是□ 否□                              送检标本：_____
    送检日期：_____年___月___日                 病原微生物：_____
三管置管：
有创呼吸机：是□ 否□                            是否带入：是□ 否□
    置管时间 1：_____年___月___日               拔管时间 1：_____年___月___日
    置管时间 2：_____年___月___日               拔管时间 2：_____年___月___日
    置管时间 3：_____年___月___日               拔管时间 3：_____年___月___日
中心静脉置管：是□ 否□                          是否带入：是□ 否□
    置管时间 1：_____年___月___日               拔管时间 1：_____年___月___日
    置管时间 2：_____年___月___日               拔管时间 2：_____年___月___日
留置导尿管：是□ 否□                            是否带入：是□ 否□
    置管时间 1：_____年___月___日               拔管时间 1：_____年___月___日
    置管时间 2：_____年___月___日               拔管时间 2：_____年___月___日
```

表 4-6 ICU 患者导管日志

日期	新住进患者数[a]	住院患者数[b]	泌尿道插管患者数[c]	中心静脉插管患者数[d]	使用有创呼吸机患者数[e]
1					
2					
3					
……	……	……	……	……	……
30					
31					
合计[f]					

注：[a]，当日新住进 ICU 的患者。[b]，包括新住进和已住进 ICU 的患者。[c]、[d]、[e]，均指当日使用该器械的患者。[d]，中心静脉插管包括 CVC、PICC、输液港，其中两项或两项以上同时使用只计数一次。[f]，ICU 患者日志各项的累计。

表 4-7 临床病情分类标准及分值

分类级别	分值	分类标准
A	1	需要常规观察，不需加强护理和治疗（包括手术后只需观察的患者），这类患者常在 48 小时内从 ICU 中转出
B	2	病情稳定，但需要预防性观察，不需要加强护理和治疗的患者，如某些患者因需要排除心肌炎、心肌梗死以及因需要服药而在 ICU 过夜观察
C	3	病情稳定，但需要加强护理和（或）监护的患者，如昏迷患者，或出现慢性肾衰竭的患者
D	4	病情不稳定，需要加强护理和治疗，需要经常评价和调整治疗方案的患者，如心律不齐、糖尿病酮症酸中毒（但尚未出现昏迷、休克、DIC）的患者
E	5	病情不稳定，且处于昏迷或休克状态，需要心肺复苏或需要加强护理和治疗，并需要经常评价护理和治疗效果的患者

表 4-8 ICU 患者临床病情等级登记表

临床病情等级	分值	第一周	第二周	第三周	第四周
A	1				
B	2				
C	3				
D	4				
E	5				

六、监测结果分析及反馈

结合历史同期和前期医院感染发病情况，对监测资料进行总结分析，发现监测中的问题，报告医院感染管理委员会，并向临床科室反馈监测结果和提出改进建议。

（一）监测结果分析示例

某三甲医院 ICU 住院患者 2019 年 1 月至 2021 年 12 月医院感染监测数据显示，监测患者总住院天数为 17055 天，中央导管、导尿管、呼吸机使用率分别为 69.53%、87.99%、33.89%，中央导管相关血流感染、导尿管相关尿路感染、呼吸机相关性肺炎发病率依次为 0.34‰、1.47‰、8.65‰（表 4-9、表 4-10）。三年目标性监测发现，器械相关感染率下降明显。分析其下降原因主要有两个方面：第一，2019 年 5 月至 12 月该 ICU 参与复旦大学循证护理中心举办的第四期项目"成人 ICU 患者呼吸机相关性肺炎预防的最佳实践"，并于 2020 年形成一套完整的护理措施；第二，医院感染办公室于 2020 年成功获批一项院级科研项目"ICU 多耐药鲍曼不动杆菌在患者周围环境的分布与呼吸机相关性肺炎的相关性分析"，医院感染防控专职人员定期和不定期进行现场监督和环境卫生学采样，提高了科室医务人员执行医院感染防控措施的依从性。

表 4-9　2019—2021 年器械使用及相关感染情况

年份	总住院天数（天）	中央导管 置管天数（天）	中央导管 使用率（%）	中央导管 感染率（‰）	导尿管 置管天数（天）	导尿管 使用率（%）	导尿管 感染率（‰）	呼吸机 置管天数（天）	呼吸机 使用率（%）	呼吸机 感染率（‰）
2019	5745	3074	53.51	0.65	4824	83.97	2.07	1668	29.38	14.22
2020	5416	3803	70.22	0.53	4930	97.03	1.22	1974	36.45	8.11
2021	5894	4981	84.51	0	5252	89.11	1.14	2118	35.93	4.72
χ^2		1321.960		—		715.030		1.093	78.920	9.077
P		<0.001		—				0.579	<0.001	0.011

表 4-10　2019—2021 年感染情况

感染类型	2019 年 感染例数	2019 年 构成比（%）	2020 年 感染例数	2020 年 构成比（%）	2021 年 感染例数	2021 年 构成比（%）	χ^2	P
器械相关感染	36	70.59	24	64.86	16	32.00	17.154	<0.001
VAP	24	47.06	16	43.24	10	20.00	9.077	0.011
CAUTI	10	19.61	6	16.22	6	12.00	1.093	0.579
CRBSI	2	3.92	2	5.41	0	0	—	—
非器械相关感染	15	29.41	13	35.14	34	68.00	17.154	<0.001
肺部感染	12	23.53	11	29.73	23	46.00	6.032	0.049
泌尿道感染	1	1.96	0	0	5	10	—	—
血流感染	0	0	1	2.70	1	2.00	—	—
其他	2	3.92	1	2.70	5	10.00	2.514	0.285
合计	51	100	37	100	50	100	—	—

（二）结果反馈

1. 定期上报和反馈：感染防控专职人员定期（如每月）向科室和医院感染管理委员会反馈和上报上个月的三管相关感染统计指标数据。通过反馈监测资料，督促医生及时完成各项检查和检验申请，为三管相关感染病例的正确判断提供依据，促进落实防控措施。

2. 高频反馈：三管相关感染率较高时，每周向科室反馈上周每例感染病例的情况，以科室感染防控例会等形式由主管医生对所属感染病例进行原因分析，以提高其重视程度。

3. 针对性反馈：感染防控专职人员实时评估每个阶段的三管相关感染率变化情况，感染率升高时或存在疑似暴发时及时反馈临床，组织讨论并分析感染率升高或暴发感染的原因，形成有针对性的干预措施，并通过目标性监测对干预措施的有效性（是否降低感染率或控制了暴发）进行对比评估，根据评估结果及时调整干预措施并再次评估效果。

（程琳芝）

第四节　血透事件的目标性监测

一、监测目的

监测血透事件的发生率，采取有效的防控措施，最终减少血透事件的发生。

二、监测对象

在血透室进行血透的门诊患者，不包括住院患者。

三、监测定义及判断标准

（一）门诊血透患者

门诊血透患者指在血透室进行血透的门诊患者，包括：①临时患者（患者基于休假、紧急情况或其他短期转移等原因，在临时血透机构接受治疗，但<30天或13次治疗）；②接受临时血透的腹膜透析患者或移植患者；③急性肾损伤（AKI）的门诊患者，AKI由以下标准定义：a. 患者病历中未诊断"终末期肾病"或"ESRD"；b. 患者病历中有诊断"急性肾损伤"或"AKI"；c. 自患者开始门诊血透以来不超过6个月。

（二）工作日

工作日（Working Days）指该天血透患者可以在血透室进行血液透析治疗。例如，血透室周一至周六提供血透治疗，周日休息，则周一至周六为工作日。如果血透室提供夜间血透，工作日应包括夜间。

（三）21天原则

21天原则（21 Day Rule）指两次血透事件发生时间间隔≥21天，才能认为是两个不同事件；如果<21天，应考虑为一次事件。本原则适用于当月以及跨月发生的血透事件。

（四）血透事件监测

血透事件监测（Dialysis Event Surveillance）指监测每月头两个工作日内维持血透的门诊患者在本月内发生的血透事件。

1. 血透事件：主要包括静脉使用抗菌药物、血培养阳性和血管通路部位出现脓、红或肿胀加剧。在这三种血透事件的基础上，推断出血管穿刺部位感染、血流感染、血管通路相关性血流感染和血管通路感染。

2. 静脉使用抗菌药物：在门诊血透期间所使用的抗细菌/真菌药物（不包括抗病毒药物），无论治疗时间和用药的目的如何（无论使用抗菌药物是否与血透有关）。

3. 血培养阳性：包括门诊期间、由门诊转为住院后1天内（住院当天和住院的第2天）任何血培养阳性（包括怀疑为污染）的报告。

4. 血管通路部位出现脓、红、肿胀加剧：排除血管通路相关血流感染，本监测方案中其等同于血管穿刺部位感染。

5. 血管穿刺部位感染：血管穿刺部位出现脓或者超过预期的发红，或者超过预期的肿胀，但未发生血流感染。

6. 血流感染：本监测方案中血流感染指任何一次血培养阳性，并排除污染。

7. 血管通路相关血流感染：血流感染，且与血管通路部位有关或来源不明。

8. 血管通路感染：包括血管穿刺部位感染和血管通路相关血流感染。

9. 其他部位的感染：任何血流感染或血管穿刺部位感染之外的感染，常见的有伤口感染、肺炎和尿路感染。

四、监测表格

本监测表格是研究者在借鉴美国CDC NHSN门诊血透患者血透事件监测方法、参阅相关文献的基础上，进一步优化原有监测表格形成的，主要包括以下3个表。

（一）血透事件监测表（表4-11）

用于记录监测对象的基本信息及其所发生的血透事件相关情况等内容。有条件的血透室可以通过电子病历系统在线填写表4-11，并导出数据。

（二）血透事件监测汇总表（表4-12）

该表为EXCEL表格，用于录入表4-11，汇总表4-13。

（三）血透事件统计表（表4-13）

该表为EXCEL表格，用于统计血透事件及其相关情况的发生率。

（四）填表注意事项

1. 表4-11：患者每次透析均需要记录相关内容。血透事件的判定需要遵循21天原则。如果有多种血透事件同时发生，需要全部填写（可以多选）。

1）血管通路类型：选择患者发生血透事件时所带的所有的血管通路（可以多选），包括所有的中心血管通路，而不是仅用于血透的血管通路。如果患者血管通路超过一种，应记录感染危险因素最高的通路。危险因素从低到高依次为内瘘、人工血管、其他通路、隧道式中心静脉导管、非隧道式中心静脉导管。

2）如果门诊患者现在所用抗菌药物是从住院期间连续使用的，应把第一次进行血透的当天作为门诊血透的抗菌药物首次使用日期。

3）血培养阳性结果应填写病原菌种类及药敏情况（是否为多重耐药菌）。血培养结果的日期应为血培养收集的日期。如果两次血培养结果不同，两次报告间隔<21天仍然认为是一次事件，但是应把不同的病原菌结果添加到已填写的第一份血透事件表中。血培养阳性可疑来源如下。

（1）血管通路：血管通路感染有明显证据且考虑血培养中生长的病原菌来源于血管通路感染。

（2）非血管通路（以下任意一种情况）：①其他部位（如腿部感染的伤口）标本培养出与血培养相同的病原菌，考虑血培养阳性来源于其他部位感染。②其他部位没有做培养，但有明显的感染证据，考虑血培养中生长的病原菌来源于其他部位感染。③污染，血培养结果分离出的微生物可能为污染，需临床医生或医院感染防控专职人员依据临床表现和微生物学特点进行判断。目前尚无统一可靠的标准判断血培养结果是否为污染，但如果微生物为常见的皮肤共生菌，且仅由一套血培养中分离出来，则是污染的可能性大。常见的皮肤共生菌包括类白喉棒状杆菌属（不包括白喉杆菌）、芽孢杆菌属（不包括炭疽杆菌）、丙酸杆菌属、凝固酶阴性葡萄球菌（包括表皮葡萄球菌）、草绿色链球菌、气球菌属及微球菌属等。④不确定，仅适用于没有充分证据符合以上三种情况时。

4）患者住院/死亡的原因与血透事件或表格中的具体问题相关。"不清楚"是指患者失访而无法了解其是否住院/死亡，不应轻易填写"不清楚"，应尽可能尝试随访。

2. 表4-12：对当月监测的每例患者仅录入1次，如发生血透事件及其相关情况，应录入相应的内容。如果有多种血透事件同时发生，需要全部录入。

五、监测方法

血透室具体实施监测工作，兼职感染防控护士和管床护士共同协作，负责观察、监测、追踪患者感染情况，并填写相关监测表格。感染管理部门的专职感染防控人员每月对监测资料进行核查、汇总、统计、分析和反馈。

监测流程见图4-4。

第四章 监测在医院感染管理中的应用

```
┌─────────────────────────────────────────────────────────────┐
│ 血透室兼职感染防控护士查询当月血透患者的基本信息(包括姓名、性别、年 │
│ 龄、就诊号及联系电话),填写在表 4-11 中并编号,填写完毕后将表 4-11 置于 │
│ 患者病历夹中。通过电子病历系统在线填写表 4-11 的血透室可省略此步骤   │
└─────────────────────────────────────────────────────────────┘
                              ↓
┌─────────────────────────────────────────────────────────────┐
│ 血透室每班管床护士负责观察和监测患者感染情况,患者每次透析时均逐一填写 │
│ 表 4-11 中相关感染情况。其中,血培养阳性结果可通过实验医学科获得(当月 │
│ 血培养阳性患者名单),也可通过查询电子病历系统获得。对于临时透析或固定 │
│ 透析但下次该来却没有来的患者进行电话随访                            │
└─────────────────────────────────────────────────────────────┘
                              ↓
┌─────────────────────────────────────────────────────────────┐
│ 感染防控专职人员应每月抽查 10% 的表格,以确保数据填写的准确性。血透事件 │
│ 需由血透室兼职感染防控护士和感染防控专职人员共同确认                  │
└─────────────────────────────────────────────────────────────┘
                              ↓
┌─────────────────────────────────────────────────────────────┐
│ 血透室兼职感染防控护士次月 5 日前完善并收集上月的所有表格(表 4-11)交 │
│ 感染防控专职人员,并上报上月内瘘、隧道式/非隧道式中心静脉导管的总数   │
│ (同一个患者只统计一次感染危险因素最高的通路)                        │
└─────────────────────────────────────────────────────────────┘
                              ↓
┌─────────────────────────────────────────────────────────────┐
│ 感染防控专职人员在表 4-13 记录各种类型血管通路的总数,并根据表 4-11 录 │
│ 入表 4-12,完成血透事件发生率的统计分析(表 4-13),并每季度反馈      │
└─────────────────────────────────────────────────────────────┘
```

图 4-4　监测流程

表4-11 血透事件监测表

编号：□□□□ 姓名： 类别：□门诊 □住院 性质：□长期维持性透析 □临时性透析 性别：□男 □女 年龄：□□岁 就诊号： 联系电话：
血透通路类型：□内瘘 □隧道式中心静脉导管 □非隧道式中心静脉导管 导管穿刺部位：□锁骨下静脉 □颈内静脉 □股静脉 □其他 本院置管：□是 □否
置管日期：□□□□年□□月□□日
诊断： 基础疾病：□高血压 □糖尿病 □心血管疾病 □贫血

透析日期	静脉使用抗菌药物			血培养阳性情况			血透事件相关情况（"是"填"+"，"否"填"-"，有编号者填写编号，如①；"最高体温"填具体℃数值，如39.5℃）									签名
	是否发生	抗菌药物名称	原因：①穿刺部位感染；②血流感染；③其他感染	是否发生	送检日期	微生物名称	来源：①血管通道；②非血管通道；③污染；④不确定	穿刺点周围皮肤	穿刺点皮下组织	隧道口	LASI：①渗液；②渗血；③脓；④红；⑤肿；⑥热痛（多选）	处理：①莫匹罗星（百多邦）；②庆大霉素；③抗菌药物封管（名称具体）；④其他（具体）	其他感染 ①上呼吸道感染；②肺炎；③其他下呼吸道感染；④尿路感染；⑤其他部位感染（具体）	具体问题 当日最高体温 / 发冷或寒战 / 其他（具体）	具体结果 管道拔除 / 重新置管类型：①内瘘；②隧道式中心静脉导管；③非隧道式中心静脉导管；④其他（具体）	住院 / 死亡

96

第四章 监测在医院感染管理中的应用

表4-12 血透事件监测汇总表

监测医院	监测年月	编号	姓名	患者类别	患者性质	本月透析次数	是否复用透析器	性别	年龄	就诊号	联系电话	血管通路类型	导管穿刺部位	本院置管	置管日期	诊断	高血压	糖尿病	心血管疾病	贫血

表4-13 血透事件统计表

医院名称	监测年月	患者类别	血管通路类型	导管穿刺部位	患者总数	血透事件									其他问题						具体结果			
						静脉使用抗菌药物	血培养阳性	血管通路部位出现脓、红或肿胀加剧	血流感染	血管穿刺部位感染	血管通路相关血流感染	血管通路感染	发热	发冷或寒战	抽取血培养	肺炎	其他下呼吸道感染	上呼吸道感染	尿路感染	其他部位感染	管道拔除	重新置管	住院	死亡

六、监测指标

血透事件例数＝静脉使用抗菌药物＋血培养阳性＋血管穿刺部位感染例数

血管通路感染例数＝血管穿刺部位感染例数＋血管通路相关性血流感染例数

患者总数：内瘘、隧道式/非隧道式中心静脉导管血透患者例数。

血透事件发生率：分别计算不同类型血管通路的血透患者血透事件发生率和各具体血透事件发生率。由于国内常采用百分比表示发生率或感染率，所以本监测方案中血透事件发生率按百分比计算，而 NHSN 血透事件发生率按患者·月计算（不乘以 100%）。

$$血透事件发生率 = \frac{血透事件例数}{患者总数} \times 100\%$$

$$静脉抗菌药物使用率 = \frac{静脉使用抗菌药物例数}{患者总数} \times 100\%$$

$$血培养阳性率 = \frac{血培养阳性例数}{患者总数} \times 100\%$$

$$血管穿刺部位感染率 = \frac{血管穿刺部位感染例数}{患者总数} \times 100\%$$

$$血流感染率 = \frac{血流感染例数}{患者总数} \times 100\%$$

$$血管通路相关血流感染率 = \frac{血管通路相关血流感染例数}{患者总数} \times 100\%$$

$$发热发生率 = \frac{发热发生例数}{患者总数} \times 100\%$$

$$发冷或寒战发生率 = \frac{发冷或寒战发生例数}{患者总数} \times 100\%$$

$$血培养送检率 = \frac{送检血培养例数}{患者总数} \times 100\%$$

七、实例

2014 年，中国医院感染能力建设项目对 11 省市的 33 家医院的血透室（共 1285 个透析机位）开展了门诊血透事件监测，共监测了 52680 例门诊血透患者，其中内瘘占比 73.7%（38824 例），隧道式中心静脉导管占比 15.7%（8272 例），非隧道式中心静脉导管占比 8.85%（4662 例），人工血管占比 1.04%（548 例），其他血管通路占比 0.71%（374 例）。总共发生 773 例血透事件，总体血透事件发生率为 1.47%。

按不同血透方式来看，非隧道式中心静脉导管的血透事件发生率最高（3.37%），其他类型血管通路的血透事件发生率最低（0.80%），见表 4-14。

表 4-14　血透事件发生率

血管通路类型	监测例数	血透事件例数	血透事件发生率（%）
内瘘	38824	381	0.98
人工血管	548	5	0.91
隧道式中心静脉导管	8272	227	2.74
非隧道式中心静脉导管	4662	157	3.37
其他	374	3	0.80
合计	52680	773	1.47

血透事件主要类型为静脉使用抗菌药物，发生率为1.12%。其中，非隧道式中心静脉导管全身使用抗菌药物率最高（2.25%），其次为隧道式中心静脉导管（1.84%）。非隧道式中心静脉导管的血流感染率最高，为0.47%，非隧道式中心静脉导管的血管穿刺部位感染率最高，为0.64%（表4-15）。

表 4-15　血透事件发生情况

血管通路类型	例数	N1	R	N2	R	N3	R	N4	R	N5	R	住院	R	死亡	R
内瘘	38824	325	0.84	17	0.04	39	0.10	7	0.02	46	0.12	227	66.76	6	1.76
人工血管	548	5	0.91	0	0	0	0	0	0	0	0	1	20	0	0
隧道式中心静脉导管	8272	152	1.84	35	0.42	40	0.48	15	0.18	55	0.66	115	55.56	4	1.93
非隧道式中心静导管	4662	105	2.25	22	0.47	30	0.64	16	0.34	46	0.99	79	68.10	2	1.72
其他	374	2	0.53	0	0	1	0.27	0	0	1	0.27	3	100	0	0
合计	52680	589	1.12	74	0.14	110	0.21	38	0.07	148	0.28	425	63.34	12	1.79

注：N1，静脉使用抗菌药物；N2，血流感染；N3，血管穿刺部位感染；N4，血管通路相关性血流感染；N5，血管通路感染；R，发生率（%）。

除了血管通路感染外，还有740例患者发生其他感染，发生率为1.40%，以肺炎和其他下呼吸道感染为主（表4-16）。

表 4-16　其他感染情况

血管通路类型	监测例数	发生例数	发生率（%）	肺炎 例数	肺炎 构成比（%）	其他下呼吸道感染 例数	其他下呼吸道感染 构成比（%）	上呼吸道感染 例数	上呼吸道感染 构成比（%）	尿路感染 例数	尿路感染 构成比（%）	其他部位感染 例数	其他部位感染 构成比（%）
内瘘	38824	499	1.29	206	0.53	32	0.08	172	0.44	25	0.06	64	0.16
人工血管	548	7	1.28	4	0.73	0	0	0	0	0	0	3	0.55

续表4-16

血管通路类型	监测例数	发生例数	发生率（%）	肺炎 例数	肺炎 构成比（%）	其他下呼吸道感染 例数	其他下呼吸道感染 构成比（%）	上呼吸道感染 例数	上呼吸道感染 构成比（%）	尿路感染 例数	尿路感染 构成比（%）	其他部位感染 例数	其他部位感染 构成比（%）
隧道式中心静脉导管	8272	151	1.83	60	0.73	16	0.19	32	0.39	7	0.08	36	0.44
非隧道式中心静脉导管	4662	73	1.57	38	0.82	13	0.28	5	0.11	5	0.11	12	0.26
其他	374	10	2.67	3	0.80	0	0	5	1.34	1	0.27	1	0.27
合计	52680	740	1.40	311	0.59	61	0.12	214	0.41	38	0.07	116	0.22

（张慧）

第五节　多重耐药菌感染的目标性监测及细菌耐药性监测

随着抗菌药物的广泛使用，细菌耐药性的趋势不容乐观。细菌耐药性给疾病治疗带来了极大的挑战，已成为全球性的公共卫生问题。开展细菌耐药性监测意义重大。

一、细菌耐药性监测

（一）监测目的

开展细菌耐药性监测工作，可以了解和掌握细菌耐药现状、趋势、新耐药表型，指导临床合理使用抗菌药物，避免或减少抗菌药物的不合理使用，减少细菌耐药的产生。另外，还可以为抗菌药物政策的制定和调整提供数据支撑。

（二）监测对象

临床标本分离的细菌。

（三）监测内容

监测内容包括细菌种类、药敏试验结果。

（四）监测方法

各级医疗机构应建立细菌耐药性监测机制，监测微生物室分离的细菌和药敏试验结果，需剔除同一患者同一部位重复菌株，由检验科微生物室和（或）医院感染管理专职人员监测。

(五) 监测指标

1. 某（类）细菌的构成比：用于反映医疗机构检出细菌的分布情况，其计算公式如下：

$$某（类）细菌的构成比=\frac{指定时间段内该（类）细菌检出数}{同期检出细菌总数}\times100\%$$

说明：统计检出细菌的归属时间段以标本采集日期时间为准。

2. 医院感染病原体构成比：用于反映医疗机构医院感染病原体的分布情况，其计算公式如下：

$$医院感染病原体构成比=\frac{住院患者中检出导致医院感染的特定病原体的例次数}{同期住院患者中检出导致医院感染的病原体的例次数}\times100\%$$

说明：

1) 统计检出病原体的归属时间段以"病原学检验标本采集日期时间"为准，且该标本采集日期时间应在住院患者一次住院的入院时间和出院时间之间。

2) 统计医院感染病原体构成比时，需剔除污染、社区感染、定植、医院感染重复菌。

3. 某（类）细菌对某抗菌药物的耐药率：用于反映医疗机构检出细菌的耐药情况，其计算公式如下：

$$某（类）细菌对某抗菌药物的耐药率=\frac{指定时间段内该（类）细菌对某抗菌药物耐药数}{同期该（类）细菌检出总数}\times100\%$$

说明：统计检出细菌的归属时间段以标本采集日期时间为准。

4. 医院感染病原体对抗菌药物的耐药率：用于反映医疗机构医院感染病原体的耐药情况，其计算公式如下：

$$医院感染病原体对抗菌药物的耐药率=\frac{住院患者中检出导致医院感染的特定细菌对特定抗菌药物药敏试验结果为不敏感的例次数}{同期住院患者中检出导致医院感染的特定细菌对特定抗菌药物进行药敏试验的例次数}\times100\%$$

说明：

1) 统计检出病原体的归属时间段以"病原学检验标本采集日期时间"为准，且该标本采集日期时间应在住院患者一次住院的入院时间和出院时间之间。

2) 统计医院感染病原体对抗菌药物的耐药率时，需剔除污染、社区感染、定植、医院感染重复菌。

5. 多重耐药菌检出率、多重耐药菌的标本来源构成比、多重耐药菌医院感染发生率等指标见前述内容。

(六) 监测结果分析及反馈

结合历史同期、前期分离情况，定期对全院细菌耐药性监测结果从不同角度进行统计分析（可使用 WHONET 软件）并公布监测结果，向临床医生、医院药事管理委员会和医院感染管理委员会反馈，提出抗菌药物管理和多重耐药菌防控建议。以下分析思路供参考。

1. 全院细菌耐药性情况分析：在分析全院细菌耐药性情况时，可分析检出细菌标本来源、总体菌种构成比、不同标本菌种构成比、细菌的耐药情况、多重耐药菌的检出率。

2. 重点科室细菌耐药性情况分析：除了分析全院细菌耐药性情况，还可针对不同科室进行针对性细菌耐药性分析，比如可针对门急诊、ICU、内科、外科等进行细菌耐药性分析。可分析检出细菌标本来源、菌种构成比、细菌的耐药情况。

（七）实例

1. 全院细菌耐药性情况分析（以 2023 年细菌耐药性情况分析为例）。

1）2023 年全院分离细菌标本来源（共 24156 例）见图 4－5。2023 年全院分离细菌菌种分布见图 4－6。

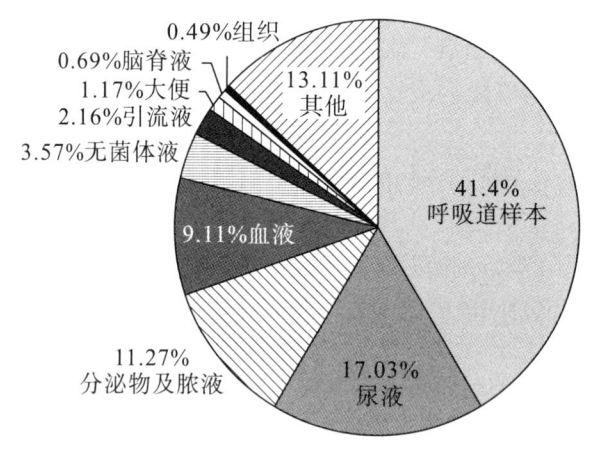

图 4－5 2023 年全院分离细菌标本来源

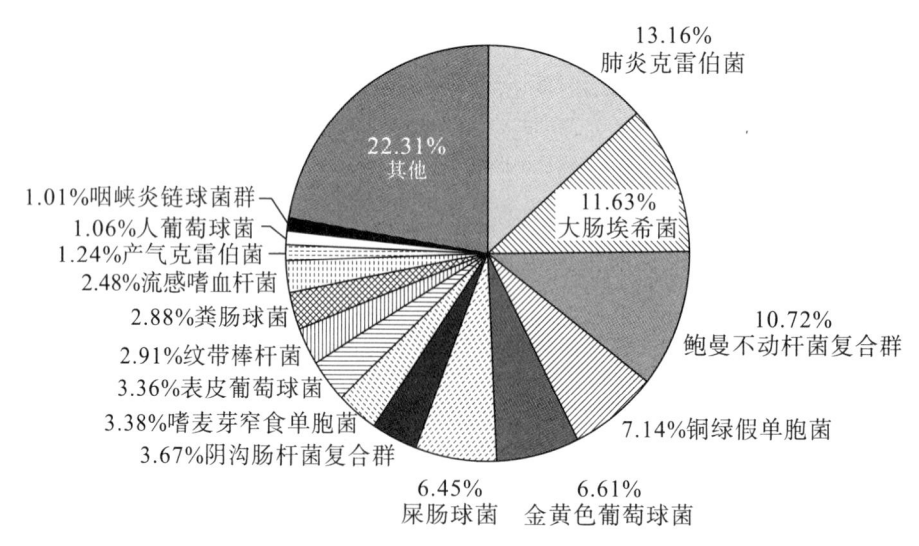

图 4－6 2023 年全院分离细菌菌种分布

2) 2023年全院血液标本菌种分布见图4-7。

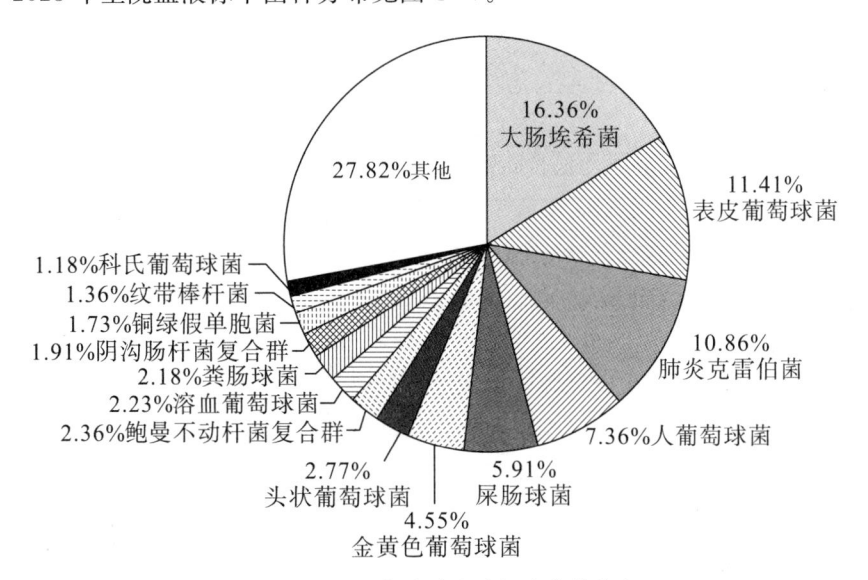

图4-7 2023年全院血液标本菌种分布

3) 2023年全院肺炎克雷伯菌耐药率见图4-8。

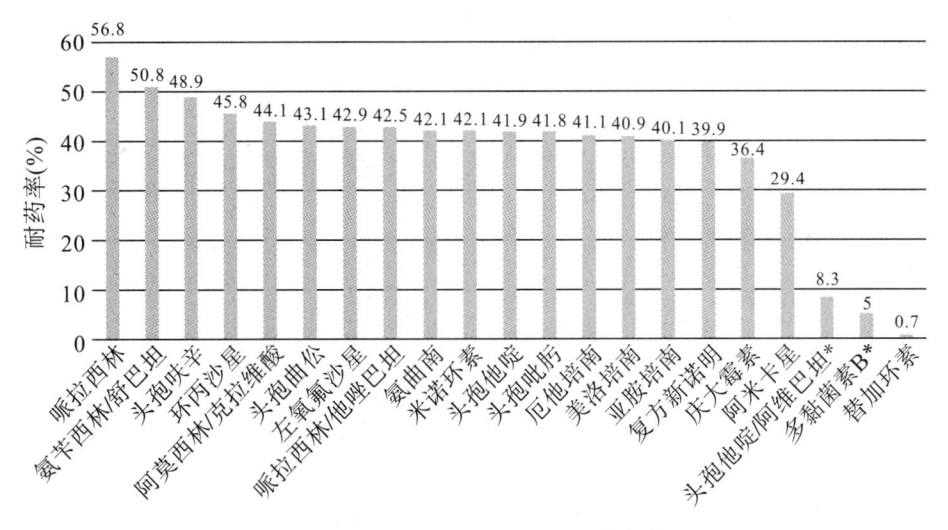

图4-8 2023年全院肺炎克雷伯菌耐药率

注：* 仅代表CRE-Kpn的耐药率。

4）2015—2023年全院多重耐药菌检出率趋势见图4-9。

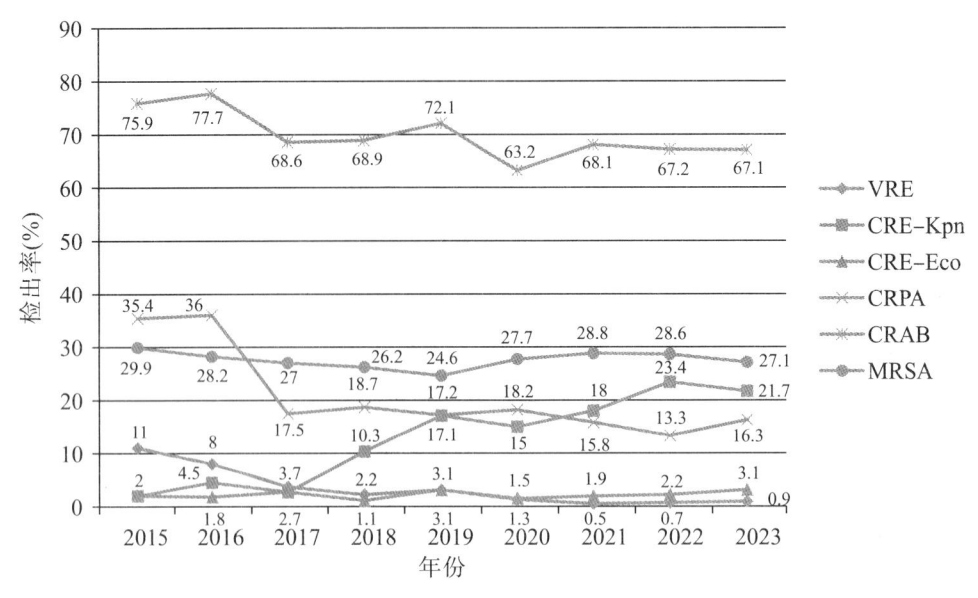

图4-9　2015—2023年全院多重耐药菌检出率趋势

2. 重点科室细菌耐药性情况分析（以2023年ICU细菌耐药性分析为例）。

1）2023年ICU分离细菌标本来源（共2955例）见图4-10。2023年ICU分离细菌菌种分布见图4-11。

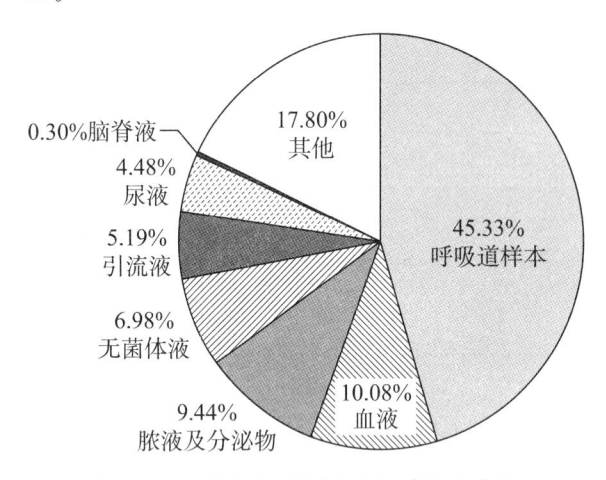

图4-10　2023年ICU分离细菌标本来源

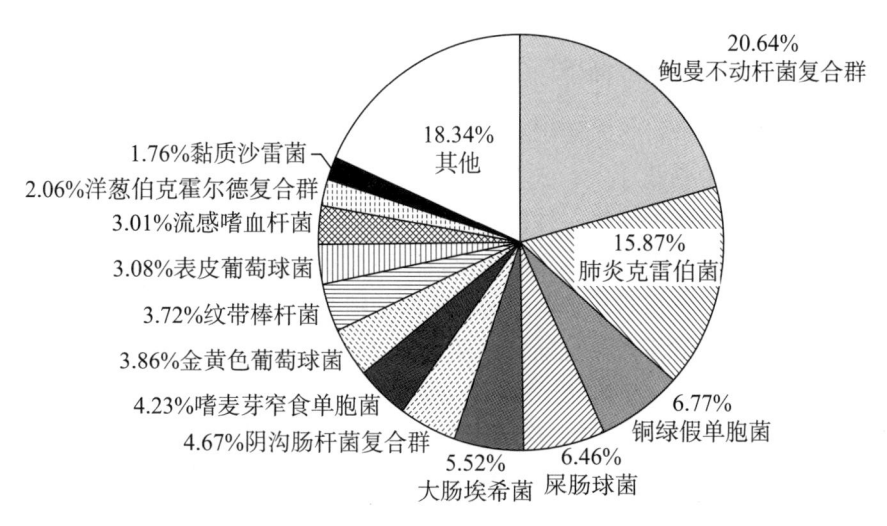

图 4-11　2023 年 ICU 分离细菌菌种分布

2）2023 年 ICU 肺炎克雷伯菌耐药率见图 4-12。

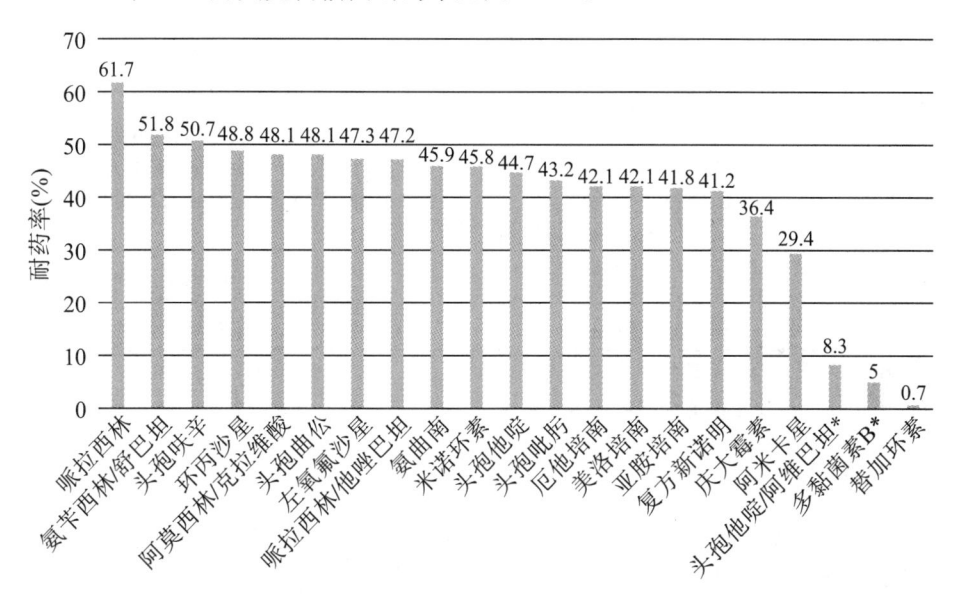

图 4-12　2023 年 ICU 肺炎克雷伯菌耐药率

注：*仅代表 CRE-Kpn 的耐药率。

二、多重耐药菌监测

（一）监测目的

多重耐药菌（Multidrug-resistant Organism，MDRO）监测可用于及时发现社区带入、院外带入、医院感染或定植患者，便于医疗机构掌握多重耐药菌情况，尽早采取多重耐药菌防控措施，避免院内交叉传播。同时，通过监测数据的分析可及时发现医院感染暴发或疑似医院感染暴发。

(二) 监测定义及判断标准

多重耐药菌主要是指对临床使用的三类或三类以上抗菌药物同时呈现耐药的细菌。这里所指的"类"通常是指小类,比如青霉素类、头孢菌素类、碳青霉烯类等均为一类。某菌对该类抗菌药物中任何一种抗菌药物产生获得性耐药,则视为对该类抗菌药物耐药,包括体外药敏试验耐药和中介的情况,但不包括天然耐药的情况。

对于不同细菌,用于判断其是否耐药的抗菌药物并不完全相同。临床重点关注的多重耐药菌包括甲氧西林耐药金黄色葡萄球菌(MRSA)、万古霉素耐药肠球菌(VRE)、碳青霉烯类耐药肠杆菌(CRE)、碳青霉烯类耐药鲍曼不动杆菌(CRAB)、碳青霉烯类耐药铜绿假单胞菌(CRPA)。常见多重耐药菌及其判断标准见表4-17。

表4-17 常见多重耐药菌及其判断标准

多重耐药菌种类	细菌	判断标准
MRSA	金黄色葡萄球菌	苯唑西林耐药或头孢西丁诱导实验阳性
VRE	屎肠球菌和粪肠球菌	万古霉素耐药
CRE	包括肠杆菌科、布杰约维采菌科、欧文菌科、摩根菌科、哈夫尼菌科、溶果胶菌科和耶尔森菌科;临床以肠杆菌科为主,常见的菌种包括肺炎克雷伯菌、大肠埃希菌、产酸克雷伯菌、阴沟肠杆菌、弗氏柠檬酸菌等	亚胺培南或美罗培南或厄他培南或多尼培南耐药,或产碳青霉烯酶
CRAB	鲍曼不动杆菌	亚胺培南或美罗培南耐药
CRPA	铜绿假单胞菌	亚胺培南或美罗培南耐药

注:MRSA,甲氧西林耐药金黄色葡萄球菌;VRE,万古霉素耐药肠球菌;CRE,碳青霉烯类耐药肠杆菌;CRAB,碳青霉烯类耐药鲍曼不动杆菌;CRPA,碳青霉烯类耐药铜绿假单胞菌。

(三) 监测方法

1. 目标性监测:开展多重耐药菌目标性监测前应统一定义,明确监测的内容,设计监测表格,梳理医疗机构内监测流程。

1) 确定监测内容:监测内容首先应满足国家相关要求,同时可根据监测目的以及医疗机构的实际情况确定,可重点关注MRSA、VRE、CRE、CRAB、CRPA。

2) 设计监测表格:确定收集哪些信息,收集的信息是为了后续统计分析用。一般来说,需要收集的基本信息包括患者姓名、性别、年龄、住院号、入院日期、感染科室、目前所在科室、送检日期、报告日期、标本类型、病原体名称及药敏试验结果、是否是医院感染、主管医生等。另外,可根据统计分析需求,收集额外信息,比如主要诊断、基础疾病、抗菌药物使用情况、侵入性操作情况、预后、医疗费用等。多重耐药菌调查表见表4-18。

表 4-18　多重耐药菌调查表　　　　　　编号□□□□□

□CRAB　　□MRSA　□CRPA　□VRE 屎肠　□VRE 粪肠　□CRE 大肠　□CRE 肺克
现科室_____　床号_____　感染科室_____　床号_____　住院号□□□□□□□□□□
一、一般情况 1.1　姓名_____　　1.2　性别（M/F）　1.3　出生日期：□□□□年□□月□□日 1.4　年龄□□岁□□月□□天　　1.5　体重□□kg　不清楚□ 1.6　身高□□□cm　不清楚□
二、入院病史 2.1　入院日期　□□□□年□□月□□日　　　2.2　出院日期　□□□□年□□月□□日 2.3　是否入住急诊　□是　□否　□不清楚　　2.4　是否外院转入：□是　□否　□不清楚 2.5　6 个月内是否住院　□是　□否　□不清楚 2.6　是否入住 ICU　□是　□否 　　　如是请填写：入 ICU 日期：□□□□年□□月□□日　出 ICU 日期：□□□□年□□月□□日 　　　入住 ICU 的种类：□综合 ICU　□小儿 ICU　□NICU　□SICU　□胸外 ICU 　　　　　　　　　　　□感染呼吸 ICU　□EICU 2.7　诊断：1._____　2._____　3._____
三、多重耐药菌感染情况：

部位	送检日期	标本	病原体	是否医院感染	
				□外院带入	□院感
				□社区	□定植
				□外院带入	□院感
				□社区	□定植
				□外院带入	□院感
				□社区	□定植
				□外院带入	□院感
				□社区	□定植

四、接触隔离督导情况
4.1　报告日期：□□□□年□□月□□日　　　科室接电话人员：_____　　主管医生：_____
4.2　接触隔离情况：

项目	日期：□□月□□日	日期：□□月□□日	荧光监测清洁依从性
是否隔离	□单间　□集中隔离 □床旁　□未隔离	□单间　□集中隔离 □床旁　□未隔离	1＝彻底　2＝不彻底 3＝未清理 床栏（左）_____ 床栏（右）_____ 厕所门把手_____ 呼吸机_____ 心电监护仪_____ 微泵_____
是否使用隔离标识	□是　□否	□是　□否	
是否配备手卫生用品	□是　□否	□是　□否	
医疗用品是否专人专用	□是　□否	□是　□否	
床旁环境消毒是否符合要求	□是　□否	□是　□否	
科室签名：			
监控人签名			

续表4-18

五、基础情况和治疗史

5.1 有无以下感染相关症状和体征　有□　无□（有则请在相应的症状或体征前打"√"，可多选）

□发热　最高体温：_____℃　□咽痛　□咳嗽　□咯痰　□肺部湿啰音
□腹痛　□呕吐　□腹泻　□尿频　□尿急　□尿痛　□下腹触痛
□引流或穿刺部位有脓液排出　□血管管路周围红肿疼痛　□手术切口疼痛　□手术切口红肿
□手术切口脓性分泌物渗出　□手术切口出血　□其他感染相关症状体征_____

5.2 基础疾病：

1. 糖尿病	是□ 否□ 不清楚□	8. 肿瘤	是□ 否□ 不清楚□
2. 高血压	是□ 否□ 不清楚□	9. 血液病	是□ 否□ 不清楚□
3. 呼吸衰竭	是□ 否□ 不清楚□	10. HIV	是□ 否□ 不清楚□
4. 肾功能不全	是□ 否□ 不清楚□	11. 过去一年接受免疫抑制药物治疗	是□ 否□ 不清楚□
5. 心功能不全	是□ 否□ 不清楚□	12. 过去一年接受糖皮质激素治疗	是□ 否□ 不清楚□
6. 结核病	是□ 否□ 不清楚□	13. 昏迷	是□ 否□ 不清楚□
7. 早产儿	是□ 否□ 不清楚□		

5.3 侵入性操作情况

外科干项		气道	呼吸机		中心静脉置管			导尿管		
日期	手术，各种内镜检查	类型	上呼吸机日期	脱呼吸机日期	部位	导管类型	插管日期	拔管日期	类型	插管	拔管
		经鼻插管 经口插管 切开插管									

5.4 抗菌药物使用情况（感染前7天开始）

起止日期	名称	剂量及用法	起止日期	名称	剂量及用法

感染前7天是否使用抗生素　□是　□否　　　　是否针对用药　□是　□否
愈后：□痊愈　□好转　□无效　□死亡
填表人：　　　　　　　　　　　　　　　　　　填表时间：　　　年　　月　　日

3）梳理医疗机构内监控流程，明确责任分工：临床科室是否能够第一时间知晓多重耐药菌信息决定了是否能够尽早采取接触隔离措施。应尽量缩短临床科室接收多重耐药菌信息的时间。可根据医院信息化程度采取不同的方式告知临床多重耐药菌信息，如果医院信息化程度较高，可实现LIS和HIS信息互通，检验科检测出目标多重耐药菌后，实时在 HIS 医生界面和护理界面添加隔离标识，提醒临床科室。如果医院信息化程度欠佳，不能实时在 HIS 医生界面和护理界面添加隔离标识，可由检验科在检测出目标多重耐药菌后，立即电话通知临床科室，再等待 HIS 医生界面和护理界面添加隔离标识以达到多途径提醒临床科室的目的。

临床科室在得知多重耐药菌信息后，应立即根据医疗机构的要求采取接触隔离措施，包括但不限于下接触隔离医嘱、单间或集中隔离患者、配备专用诊疗用品等。

医院感染管理部门应积极推进多重耐药菌目标性监测的信息化，根据监测工作提出相应的需求，了解医院感染信息系统规则、逻辑是否正确，及时反馈监测过程中发现的信息系统的问题以优化信息系统，提高监测数据的准确性。另外，医院感染管理部门应每天通过 LIS 或者医院感染信息系统了解当日新发的多重耐药菌，绘制流行病学曲线，查看流行趋势，分析是否有聚集或疑似暴发的情况发生，必要时进行流行病学调查，及时深入临床科室督导接触隔离措施的落实。多重耐药菌监控流程见图 4-13。

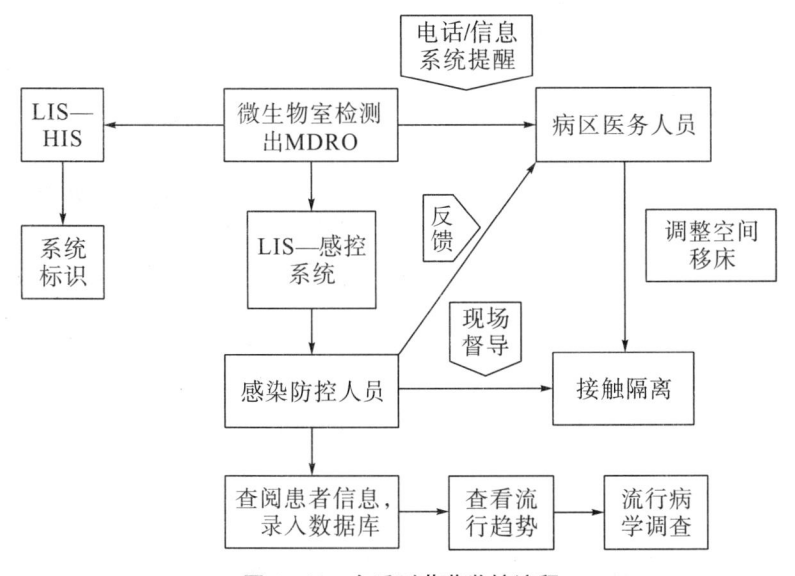

图 4-13 多重耐药菌监控流程

目前，各医疗机构均制定了较为完善的多重耐药菌防控措施，但防控措施的制定不代表防控措施的落实。防控措施的落实情况直接关系到多重耐药菌防控效果。因此，在多重耐药菌监控中，非常重要的一项工作就是对防控措施的依从性进行监测，包括患者隔离依从性、清洁消毒依从性、手卫生依从性、医务人员个人防护依从性等。

2. 主动筛查：开展无症状患者的多重耐药菌主动筛查，可早期发现多重耐药菌定植患者，而定植患者的早期发现有助于多重耐药菌防控。主动筛查主要针对高危人群开展，可开展主动筛查的多重耐药菌包括 MRSA、VRE、CRE、CRAB、CRPA 等，医疗机构可根据本机构实际情况确定主动筛查的人群、菌种，选择性地开展主动筛查。

一般说来，MRSA 可采集患者的鼻拭子筛查，也可选择咽喉部、腋窝、会阴、腹股沟、手或手臂、皮肤或伤口表面、气道内及伤口部位的标本；CRAB、CRPA 采集直肠拭子，结合咽喉部、会阴部、气道内及伤口部位的标本筛查；VRE、CRE 筛查最理想的标本是粪便标本,最常用的是直肠拭子筛查。筛查方法主要有常规培养鉴定法、快速显色培养鉴定法、核酸检测方法。常规培养鉴定法成本低,但是操作复杂、耗时。快速显色培养鉴定法相对常规培养鉴定法省时、操作简单,但对操作人员要求较高。核酸检测方法具备快速(约1小时)、灵敏度和特异度高、检出率高等特点,但是花费较高。主动筛查应在患者入院时或入病区48小时内采集第一次筛查样本,在医院或在病区内定期采样(每周1次或每两周1次)筛查,直到患者出院/出病区。在经费有限时,也可只在入院/入病区和出院/出病区时筛查。

(四)监测指标

1. 多重耐药菌检出率:用于反映医疗机构多重耐药菌检出情况,其计算公式如下:

$$多重耐药菌检出率=\frac{指定时间段内该耐药菌检出数}{同期该病原体检出菌株总数}\times 100\%$$

2. 多重耐药菌标本来源构成比:其计算公式如下:

$$多重耐药菌标本来源构成比=\frac{指定时间段内检出该耐药菌同一类别标本检出数}{同期检出该耐药菌标本总数}\times 100\%$$

3. 多重耐药菌医院感染发生率:用于反映医疗机构多重耐药菌医院感染情况,其计算公式如下:

$$多重耐药菌医院感染发生率=\frac{指定时间段内该耐药菌医院感染患者数}{同期住院患者总数}\times 100\%$$

4. 多重耐药菌医院感染例次发生率:用于反映医疗机构多重耐药菌医院感染情况,其计算公式如下:

$$多重耐药菌医院感染例次发生率=\frac{指定时间段内该耐药菌医院感染例次数}{同期住院患者总数}\times 100\%$$

5. 多重耐药菌医院感染发病密度:用于反映医疗机构多重耐药菌医院感染情况,其计算公式如下:

$$多重耐药菌医院感染发病密度(例/千住院日)=\frac{指定时间段内住院患者中该耐药菌医院感染患者数}{同期住院患者住院天数}\times 1000\permil$$

(五)监测数据分析及反馈

开展多重耐药菌监测非常重要的一个环节就是进行监测数据分析,通过数据分析,掌握多重耐药菌情况并及时采取针对性的防控措施,从而达到预期的防控目的。

一般说来,除了动态关注多重耐药菌情况外,还需定期进行多重耐药菌监测数据分析,至少每季度总结分析一次,在发病率较高的科室,建议每月进行总结分析。

1. 动态分析:在日常多重耐药菌监测工作中,需动态关注多重耐药菌分离情况,是否存在全院或科室异常增加的情况,是否存在某种目标菌异常增加的情况。如果发现异动,要及时进行原因分析并采取防控措施。

2. 定期分析：

1) 全院多重耐药菌监测情况分析。

(1) 总体情况分析：在进行多重耐药菌总体情况分析时，首先需要了解分析时间段各重点菌种分离绝对数及带入、医院感染/定植比例以及感染/定植发生率/发病密度。

(2) 菌种分析：在总体情况分析的基础上，可针对重点关注的多重耐药菌进行分析。可分析重点关注的多重耐药菌分离绝对数及带入、医院感染/定植比例以及感染/定植发生率/发病密度，在全院的科室分布情况。

2) 重点科室多重耐药菌监测情况分析：针对多重耐药菌较多或增加较多的科室，可单独进行分析并采取防控措施，分析方法同全院多重耐药菌监测情况分析。还需进一步分析重点关注的多重耐药菌感染/定植患者在科室的床位分布、耐药模式、患者之间是否存在共同的特征，以判断不同患者之间是否存在交叉感染。另外，可开展病例对照研究等进行危险因素分析，查找高危因素，以利于制定防控措施。

如果医疗机构开展了主动筛查，应将多重耐药菌目标性监测和主动筛查的数据结合起来进行深入分析。

(六) 实例

以 2024 年第三季度多重耐药菌监测数据作为分析数据，首先进行全院多重耐药菌监测情况分析，再对菌种（以 CRE 为例）进行针对性分析。重点科室多重耐药菌监测情况分析与全院多重耐药菌监测分析方法大致相同，故省略。

1. 总体情况分析：2024 年第三季度重点关注 MDRO 分离情况见图 4-14。2024 年第三季度重点关注 MDRO 院内阳性密度变化情况见图 4-15。2024 年第三季度重点关注 MDRO 排名前五的病房见表 4-19。

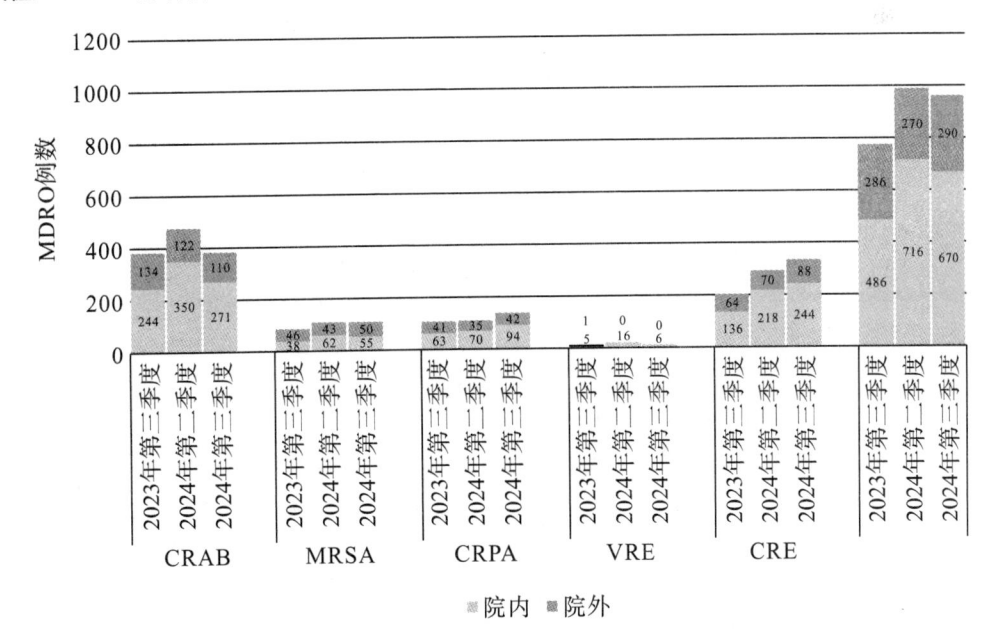

图 4-14 2024 年第三季度重点关注 MDRO 分离情况

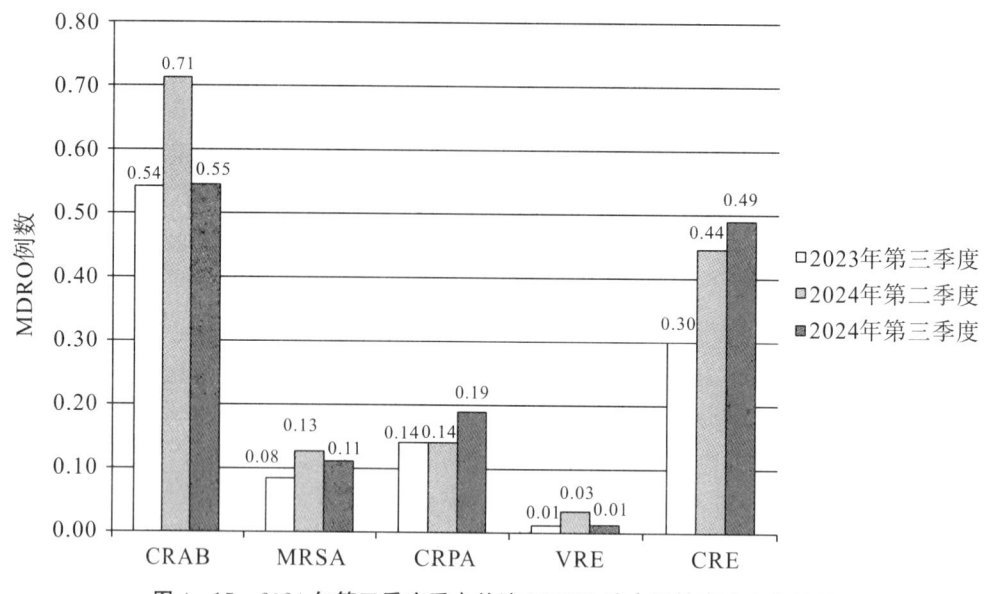

图 4-15 2024 年第三季度重点关注 MDRO 院内阳性密度变化情况

表 4-19 2024 年第三季度重点关注 MDRO 排名前五的病房

病房	CRAB 院内检出例数	率（例/千住院日）	病房	CRPA 院内检出例数	率（例/千住院日）	病房	CRE 院内检出例数	率（例/千住院日）
A	19	10.876	F	5	4.664	B	42	9.392
B	43	9.615	A	6	3.434	C	14	8.997
C	14	8.997	B	11	2.460	A	13	7.441
D	31	7.779	E	4	1.998	D	28	7.026
E	10	4.995	C	3	1.928	F	5	4.664

2. 菌种分析（以 CRE 为例）：

2022—2024 年 CRE 院内分离阳性密度见图 4-16。2024 年第三季度院内 CRE 同比增幅较大的病房见表 4-20。

图 4-16　2022—2024 年 CRE 院内分离阳性密度

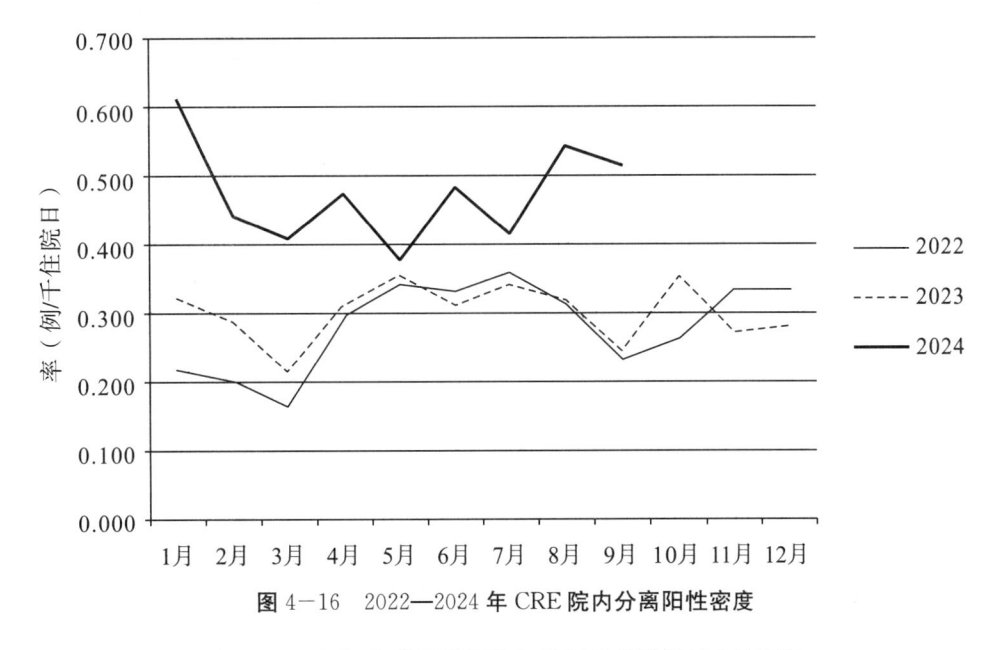

表 4-20　2024 年第三季度院内 CRE 同比增幅较大的病房

病房	2023 年 院内检出例数	率（例/千住院日）	2024 年 院内检出例数	率（例/千住院日）	增幅（%）
A	2	1.12	14	9.00	703.5
B	2	1.16	13	7.44	542.6
C	2	0.25	10	1.25	392.1
D	2	0.32	5	0.72	123.4
E	13	3.33	28	7.03	111.2

（黄静）

第六节　医务人员职业暴露及健康监测

一、术语

（一）医务人员感染性疾病职业暴露

医务人员感染性疾病职业暴露指医务人员在从事医疗、护理等相关活动过程中暴露于感染性病原体，从而损害健康或危及生命的一类职业暴露。

（二）职业暴露

职业暴露指医务人员在从事职业活动中，通过眼、口、鼻和其他黏膜，以及破损皮肤暴露于感染性疾病的状态。

(三) 医务人员医院感染

医务人员医院感染指医务人员在医疗机构工作期间获得的感染。

二、监测范围

医疗机构中可能暴露于各类感染性患者及各种感染性物质的各级各类卫生技术人员及其他工作人员。

三、监测要求

(一) 医疗机构

1. 完善医务人员职业安全相关的管理体系,指定分管部门负责医务人员医院感染防控工作。
2. 建立健全医疗机构职业暴露监测和处置制度及流程,医疗机构职业暴露监测和处置制度及流程应基于保障医务人员职业安全及减少医院感染风险。
3. 对医务人员进行定期的健康检查、免疫接种并登记。
4. 为医务人员提供符合本岗位感染防控工作需要的个人防护用品。
5. 应在实施标准预防的基础上,根据医务人员暴露于感染性疾病的传播途径(如飞沫传播、空气传播),结合本医疗机构的实际情况,制定相应的预防措施。
6. 落实医务人员医院感染防治费用。

(二) 分管部门

1. 具体开展医务人员感染防控的管理和业务工作。
2. 分级分层地对医务人员进行医院感染防控培训工作。
3. 对医务人员医院感染及其相关危险因素进行监测、分析和反馈,针对问题提出控制措施并指导实施。
4. 对医务人员感染性疾病职业暴露后处理进行监测。
5. 对医务人员工作环境发生医院感染风险进行监测、分析,并改善医务人员工作环境。

(三) 医务人员

1. 履行本岗位医院感染防控职责,主动参与相关工作。
2. 熟悉感染性疾病职业暴露后应急处置流程,包括个人防护用品使用异常的防范与应急处理措施和流程。
3. 发生感染性疾病职业暴露后应按要求进行上报及随访。

四、感染性疾病职业暴露后应急处置

1. 锐器伤:如有伤口,应当轻轻由近心端向远心端挤压,避免挤压伤口局部,尽可能挤出损伤处的血液,再用流动水冲洗。冲洗后用消毒液,如用75%酒精或者0.5%碘伏消毒,并包扎伤口。
2. 体液直接暴露:流动水清洗被污染的皮肤,用生理盐水冲洗被污染的黏膜。
3. 呼吸道感染性疾病暴露:应根据实际情况采取措施保护呼吸道(如规范实施手卫生后捂住口罩或紧急外加一层口罩等),按规定流程撤离污染区。按要求正确脱卸防护用品。

五、职业暴露的监测

(一) 职业暴露的监测方法

1. 医务人员锐器伤和血液、体液暴露的基线调查:可采用问卷调查和个人访谈的方式开展。该调查为横断面调查,虽然能了解调查机构医务人员职业暴露发生、报告情况,但不能追踪源患者。
2. 医务人员血源性职业暴露监测系统:监测内容根据监测目的不同而不同,但至少应包括暴露者和暴露源的基本信息、暴露的发生情况、受血源性病原体污染的情况、暴露后的处置与追踪等内容。医疗机构应定期统计和分析监测的数据。

(二) 职业暴露监测指标

1. 职业暴露发生率:

$$职业暴露发生率 = \frac{发生职业暴露的人数}{总人数} \times 100\%$$

2. 职业暴露(例次)率:

$$职业暴露(例次)率 = \frac{发生职业暴露的人(例次)数}{同期工作人员总数} \times 100\%$$

3. 每100张床位每年的锐器伤发生率:用于反映医疗机构职业暴露发生的总体情况,并与其他机构进行比较,但需要考虑漏报、患者的类别等因素的影响。计算公式如下:

$$每100张床位每年的锐器伤发生率 = \frac{发生锐器伤例数/年}{实际开放床位数/年} \times 100\%$$

4. 某工作类别锐器伤发生率:

$$某工作类别锐器伤发生率 = \frac{每年某工作类别发生锐器伤例数}{每年某工作类别工作人员数} \times 100\%$$

工作人员数量是以每天工作8小时的全日制工作人员人数计算,如是小时工作人员,则应换算为全日制工作人员人数。

5. 每10万某型锐器在某监测期限的锐器伤发生率:用于比较不同锐器引起职业暴

露的风险，评估安全工具的效能。要求暴露者在报告锐器伤时精确地描述其使用的锐器的种类和型号。计算公式如下：

$$每10万某型锐器在某监测期限的锐器伤发生率 = \frac{使用某型锐器发生锐器伤例数}{该段时间内该型锐器使用量} \times 100000$$

（王妍潼）

第七节 医院感染防控措施依从性监测

医院非常有必要对医务人员执行医院感染防控措施的依从性进行监测，通过监测了解防控措施的落实情况，及时发现和改进执行不到位的情况，同时还可以发现执行防控措施的问题和困难。院科两级共同讨论解决问题和克服困难的方法，促进防控措施在医院内落实。

一、概述

（一）医院感染防控措施依从性监测的概念

医院感染防控措施依从性监测是医院感染管理专、兼职人员对某一个或某一类医院感染防控措施进行观察，根据观察结果计算依从性，并对结果进行分析、反馈和持续改进的一种监测方法。医院感染防控措施依从性是医院感染防控的过程监测指标。

（二）国家对医院感染防控措施依从性监测的要求

《病区医院感染管理规范》《医务人员手卫生规范》要求，医院应定期开展医务人员手卫生正确性和依从性监测，发现问题，及时改进；《医疗机构环境表面清洁与消毒管理规范》要求，医疗机构应采用荧光对环境清洁依从性进行监测；《医疗机构感染预防与控制基本制度》要求，医院应对手卫生、安全注射、环境清洁、隔离预防、**侵入性器械/操作相关感染预防控制措施依从性**等进行监测。

（三）医院感染防控措施依从性监测的种类

1. 基础感染防控措施依从性监测：基础感染防控措施是所有类型的医院感染**防控**均需要采取的措施。基础感染防控措施依从性监测包括手卫生、安全注射、环境清洁、无菌操作技术、隔离预防措施监测等。

2. 侵入性器械/操作感染防控措施依从性监测：对进行侵入性器械/操作的医务人员执行相应感染防控措施依从性的监测，包括呼吸机相关性肺炎、中央静脉导管相关血流感染、导尿管相关尿路感染以及手术部位感染等的感染防控措施依从性监测。

(四) 医院感染防控措施依从性监测的流程

1. 制定相应医院感染防控制度：医院应根据我国相关标准和规范，同时参考循证数据和发达国家/世界卫生组织（WHO）的指南，结合医院实际情况，制定相应医院感染防控制度，如医务人员手卫生制度、呼吸机相关性肺炎的预防和控制制度等。

2. 确定监测内容：在确定监测内容时应注意避免大而全，以免分散精力，反而不利于监测工作的开展，可提炼医院感染防控制度中的核心措施作为依从性监测的内容。基础感染防控措施依从性监测适用于全院所有科室，而侵入性器械/操作感染防控措施依从性监测适用于使用相应器械/操作较多的科室，如ICU、血液透析室、外科性科室等。

3. 制作监测表格：根据监测防控措施的内容制作监测表格，制作时可根据项目的观察特点采取不同方式。为了提高工作效率，可将表格制作成微信小程序，直接用移动式设备（手机和平板电脑）现场观察、现场输入，如手卫生依从性监测；也可使用纸质版的表格，然后将观察结果录入电子表格，如多重耐药菌医院感染防控措施监测。

4. 确定监测方式：医院可采取院科两级监测的方式进行防控措施依从性的监测。科级层面由临床科室和医技科室的医院感染管理兼职人员完成，院级层面由医院感染管理专职人员和其组织的全院兼职人员参与督查。

5. 确定监测频率：医院可根据科室的风险程度、工作性质、人力资源情况确定医院感染防控措施依从性的监测频率。通常情况下，科级层面的监测频率应高于院级层面，以每例、每周、每月、每季度为单位，监测频率可根据工作开展情况和监测结果调整。

6. 培训监测人员：为了取得良好的监测效果，达到发现问题、解决问题的目的，各项医院感染防控措施依从性监测开展以前，医院感染管理部门应对参与监测的人员进行统一的培训。培训内容包括监测的意义、方法、注意事项等。

7. 实施依从性监测：医院的院科两级监测人员按照监测频率对科室相对应的医院感染防控措施进行监测。科级层面除应及时纠正临床医务人员对医院感染防控措施执行不到位的情况外，还应及时向医院感染管理部门反映监测中遇到的问题和困难，以便院级层面及时对监测内容、监测频率进行调整。院级层面也应及时反馈医院感染防控措施执行不到位的情况。

(五) 依从性监测的分析和反馈

医院应建立医院感染防控措施依从性监测的定期分析机制，尤其要对依从性低的原因进行分析，并提出改进措施，将监测数据反馈给科室（涉及第三方公司的人员还应反馈给提供服务公司管理人员）。特别是对一些全院共性的问题，应分析是否存在系统问题，如果存在，应及时解决，还可以结合医院感染发病率和目标性监测资料，分析医院感染防控措施的有效性。

（六）医院感染防控措施依从性监测资料的利用

医院可将科室层面的医院感染防控措施依从性监测的执行情况纳入医院感染管理兼职人员的考核，将院级层面的医院感染防控措施依从性监测结果纳入科室质量考核，以达到不断提高医院感染防控措施依从性的目的。

二、基础感染防控措施依从性监测

（一）医务人员手卫生依从性监测

1. 监测方式。

1）直接观察法：由接受过标准化培训的手卫生观察员在现场采用观察表格，直接观察手卫生依从性，该方法是WHO推荐的手卫生监测"金标准"，也是本书主要阐述的方法。采用直接观察法能够保持定义、参考标准及工具的一致性。但是该方法需要较多的时间和人力资源等，结果易产生偏倚，还可能存在霍桑效应，难以获得真实的手卫生依从率。

2）通过摄像头在后台观察：在需要观察手卫生的地点安装摄像头，由观察员在后台观察手卫生依从性。此种方法由于需要安装摄像头，一方面成本投入较大，另一方面不利于保护患者隐私，实际使用较少，一般推荐用于在手术室观察外科手消毒的依从性。

3）智能控制手卫生管理系统：智能控制手卫生管理系统是一种物联网管理系统，系统由智能胸卡、区域识别装置（污染区识别、潜在污染区识别、清洁区识别）、液瓶识别装置（洗手识别）、出入口识别器和后台管理系统等组成。被监测的医务人员佩戴具有声光提醒的智能胸卡，同时在病区的出入口、病床区、洗手区、污染区、清洁区等需要执行手卫生的区域分别安装区域识别装置，将医务人员执行手卫生的一系列行为上传到服务器，判断医务人员每个时机手卫生执行情况，并通过声光方式及时提醒未落实手卫生的医务人员正确执行手卫生，系统会同时记录所监控人员手卫生依从率，后台系统能根据要求进行分析汇总，便于科室了解手卫生执行情况及薄弱环节。该方法的主要缺点为成本较高，可用于重点科室（如ICU等）的手卫生依从性监测。

4）对手卫生用品的使用量进行监测：监测速干消毒液、洗手液、擦手纸等用品，可从医疗机构信息系统直接调取数据，省时省力。该项监测数据能间接反映医务人员手卫生依从性情况，但准确性较低。

2. 手卫生指征（"两前三后"）。

1）指征1：接触患者前。

该指征是指在直接接触患者完整的皮肤表面和衣物前，需要做手卫生。进入患者区域和接触患者前可能会接触其环境及物体表面，接触环境及物体表面之前不需要手卫生，但在接触患者前是必须做手卫生的。在做完手卫生后要接触患者前，如果期间多次接触其环境及物体表面然后再接触患者，是不需要重复进行手卫生的。

举例：医务人员推车进入房间，拉开帘子，做手卫生，为患者做心电图。

2）指征2：清洁/无菌操作前。

该指征是指医务人员在直接或间接接触黏膜、非完整皮肤或操作侵入性医疗设备前实施手卫生。如果医务人员戴了手套，在戴手套前必须做手卫生，也就是常说的戴手套不能代替手卫生。

举例：医务人员在置入气管导管前，做手卫生，戴上手套。

3）指征3：接触体液后。

该指征是指在接触患者血液或其他体液（即使接触很少或肉眼观察不明显）后，接触其他任何患者、其他任何表面之前实施手卫生，保护医务人员免于定植或感染患者的细菌，避免医疗区受细菌污染。

注意事项：

（1）如果接触血液或其他体液时戴了手套，应在完成后立即取下手套并做手卫生。

（2）如果医务人员需要将引流袋等用物转移到其他地方，并且在此过程中不会接触其他地方，则可以推迟做手卫生（不必离开患者区域就做手卫生，可以到治疗室处理完后再做手卫生）。

（3）处于直接接诊患者下游的医务人员，如处理血标本的实验室技术员、处理污染器械的消毒员、处理污染废物的保洁员，也要执行这个指征。

举例：医务人员清理了患者尿袋，脱去手套，做手卫生，推车离开。

4）指征4：接触患者后。

该指征是指在接触患者完整皮肤后实施手卫生，包括日常接触、生活护理、非侵入性治疗或检查之后，目的在于保护医务人员免于定植或感染患者的细菌，避免医疗区受细菌污染。

注意事项：

（1）如果医务人员接触患者后立即移动或处理设备，并且不会接触其他物品，可推迟做手卫生（不必离开患者区域就做手卫生，可在治疗室处理完后再做手卫生）。

（2）指征4不能和指征1分开（持续观察一名医务人员，如观察到接触患者前的指征，则必会有接触患者后的指征）。

（3）如果医务人员直接接触患者后，又接触了患者周围的物品，则算作接触患者后（指征4）而不是接触环境后（指征5）。

举例：医务人员为患者测完血压后，做手卫生，推车离开。

5）指征5：接触患者环境后。

该指征是指医务人员在最后一次接触患者周围环境后实施手卫生，包括日常清洁活动、不直接接触患者的护理活动，目的是保护医务人员免于定植或感染患者的细菌，避免医疗区受细菌污染。

具体内容如下：

（1）患者不在床上时更换床单、放倒床栏、收拾床旁桌。

（2）调整输液速度、清除报警器等护理操作后。

（3）接触患者周围其他物体表面，如靠在床边或床头柜上。

注意事项：指征4和指征5不可能同时出现，只要接触过患者就算指征4，只接触环境而未接触患者算作指征 5。

举例：医务人员给患者放倒床栏，做卫生，接电话。

以上分别讲述了手卫生的五个指征，在临床实践中，如前所述，一个手卫生时机可能由多个指征决定。例如，一名护士给患者 A 测血压后又去给患者 B 测血压，为打断细菌的传播，此时做一次手卫生即可。但该次手卫生是由两个指征决定的，即指征 4 "接触患者 A 后"和指征 1 "接触患者 B 前"，在手卫生观察表上勾选时该时机需同时勾选两个指征。

3. 手卫生时机：手卫生时机是指必须通过执行手卫生来阻断细菌通过手传播的时刻，在诊疗活动中该做多少次手卫生，就有多少个手卫生时机。是否需要做手卫生由手卫生指征决定，一个手卫生时机可由一个手卫生指征决定，也可由多个手卫生指征决定。

4. 特定时间内观察的医务人员手卫生活动见图 4-17。

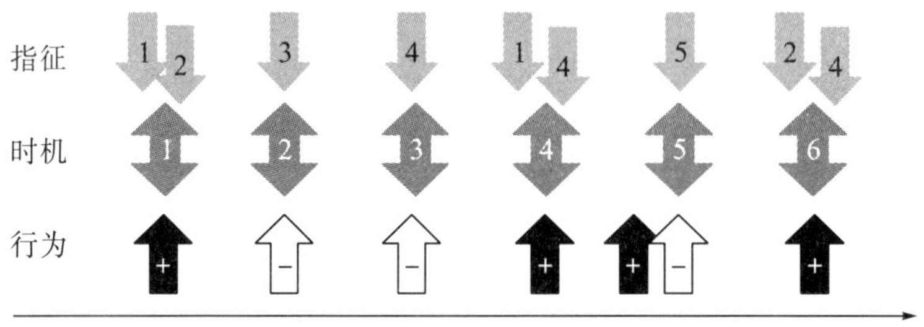

图 4-17 特定时间内观察的医务人员手卫生活动

1) 该做多少次手卫生，就有多少个手卫生时机。此次观察中医务人员应做 6 次手卫生，故对应有 6 个手卫生时机。

2) 每个时机可由一个指征决定，也可由多个指征决定。例如，时机 2 仅由一个指征（接触体液后）决定，但时机 1 由两个指征（接触患者前和清洁/无菌操作前）决定。

3) 每个时机都对应一个手卫生行为，例如，时机 1 医务人员需要做手卫生，观察中也做了手卫生，是阳性行为；时机 2 医务人员也需要做手卫生，而观察中未做手卫生，是阴性行为。

4) 如果医务人员做了手卫生，但不符合手卫生指征，则为无效手卫生，在观察中不做记录。例如，时机 5 前有一次阳性手卫生行为，但无对应的指征，则不记录此次手卫生行为。

5. 手卫生观察。
1) 观察方式：直接观察法。
2) 手卫生依从性观察表：见表 4-21。

第四章 监测在医院感染管理中的应用

表 4-21 手卫生依从性观察表

医院名称：_____ 日期：____年____月____日 阶段编号：_____
科室/病房：_____ 观察持续时间：_____
开始/结束时间：____:____ / ____:____ 观察者：_____

专业类：	专业类：
编码：	编码：
人数：	人数：

时机	手卫生指征	手卫生措施	手卫生是否正确	时机	手卫生指征	手卫生措施	手卫生是否正确
1	□接触患者前 □清洁/无菌操作前 □接触体液后 □接触患者后 □接触患者环境后	□擦手 □洗手 ○未采取 ○手套	□是 □否	1	□接触患者前 □清洁/无菌操作前 □接触体液后 □接触患者后 □接触患者环境后	□擦手 □洗手 ○未采取 ○手套	□是 □否
2	□接触患者前 □清洁/无菌操作前 □接触体液后 □接触患者后 □接触患者环境后	□擦手 □洗手 ○未采取 ○手套	□是 □否	2	□接触患者前 □清洁/无菌操作前 □接触体液后 □接触患者后 □接触患者环境后	□擦手 □洗手 ○未采取 ○手套	□是 □否
3	□接触患者前 □清洁/无菌操作前 □接触体液后 □接触患者后 □接触患者环境后	□擦手 □洗手 ○未采取 ○手套	□是 □否	3	□接触患者前 □清洁/无菌操作前 □接触体液后 □接触患者后 □接触患者环境后	□擦手 □洗手 ○未采取 ○手套	□是 □否

3) 观察注意事项：

(1) 建议在匿名并保密的情况下收集数据，不记录被观察者胸牌号。

(2) 一次手卫生观察结束后应尽可能将依从性结果反馈给被观察科室。

(3) 无意识或习惯性的活动不能算作手卫生指征，如调整护目镜、整理头发等。但是如果这个操作打断了无菌操作则要记录。

(4) 没有看到的不要记录。

(5) 特殊情况下不做手卫生观察，如抢救患者时。

(6) 每次观察的时间为（20±10）分钟，不要同时观察 3 名以上医务人员。

(7) 一个手卫生时机可记录多个指征，但指征 4 和指征 5 不能同时出现，如既接触患者又接触其环境，则只记录指征 4。

(8) 在观察依从性的同时可观察正确性（如是否按七步洗手法做手卫生，揉搓时间是否超过 15 秒等）。

6. 计算方法：

$$手卫生依从性 = \frac{手卫生实际执行时机数}{观察期应执行手卫生时机数} \times 100\%$$

$$手卫生正确性 = \frac{手卫生正确执行时机数}{观察到正确的手卫生实际执行时机数} \times 100\%$$

可以计算全院及各科室的手卫生依从性，也可以分职业类别（如医生、护士、工人）、分指征（"两前三后"）计算。

（二）环境清洁消毒依从性监测

1. 监测方法：将荧光标记在患者诊疗区域内高频接触的环境表面。在清洁人员实施清洁工作前预先标记，清洁后借助紫外线灯检查荧光标记是否被有效清除，标记时间与查看时间间隔不超过 24 小时。计算有效的荧光标记清除率，评估环境清洁工作质量。

标记点位选择：选择高频接触的点位。患者高频接触区域：床栏、床头柜、呼叫器；医务人员高频接触区域：床尾、设备带、床摇手/控制按钮；公共区域：门开关、灯开关；厕所区域：水龙头、门开关、厕所扶手；设备区域：微泵、呼吸机、心电监护等。床单元标记点位参考见图 4-18。选择易擦拭掉荧光的物表进行标记，如光滑的铝制表面。

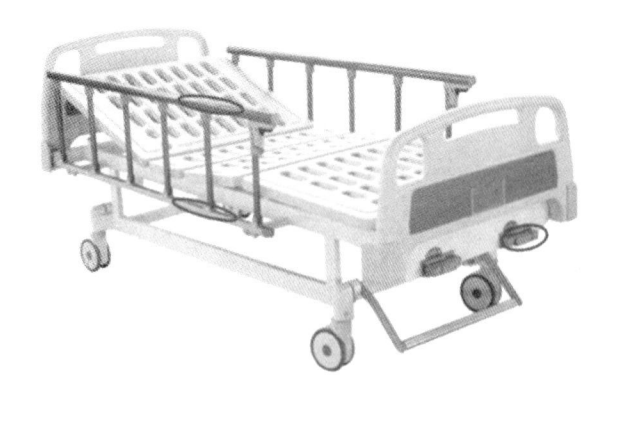

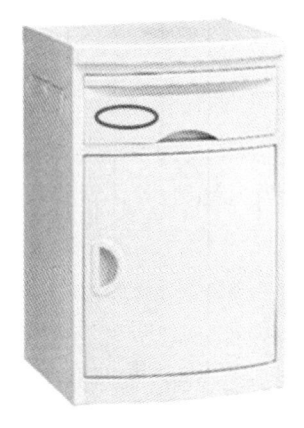

图 4-18 床单元标记点位参考

标记的房间或床位可按照不同病房选择不同的方法。①病区以双人间或三人间为主，将病房作为一个观察单元。标记手常接触的位置旁边，如灯开关按钮旁。标记病房数可按照每5间病房抽查1间（间隔4间抽1间，最后剩余病房不足5间时，仍选择1间抽查）或随机抽取20%~50%的病房。以病房为观察对象的环境清洁依从性记录表见表4-22。可集中在同一个床单元标记，也可分散在不同的床单元标记。②病区以单间或四人间及以上为主，将床单元作为一个观察单元。标记手常接触的位置旁边，如床单元的床栏、床尾等。标记床位数可按照每5个床单元中抽查1个床单元，最后剩余床单元不足5张时，仍选择1张抽查，或随机抽取20%~50%的床单元。以床单元为观察对象的环境清洁依从性记录表见表4-23。每次进行监测前应统一标记位置，如床栏杆上的位置。保证全院各临床科室的标准统一。标记时应尽量避免被保洁人员发现。

表4-22 以病房为观察对象的环境清洁依从性记录表

病房		普通物体表面				
	床号	位置	清理情况			
		床栏（左）	○彻底	○不彻底	○未清理	○未涉及
		床栏（右）	○彻底	○不彻底	○未清理	○未涉及
		床头柜	○彻底	○不彻底	○未清理	○未涉及
		呼叫器	○彻底	○不彻底	○未清理	○未涉及
		床尾	○彻底	○不彻底	○未清理	○未涉及
		设备带	○彻底	○不彻底	○未清理	○未涉及
		床摇手/控制按钮	○彻底	○不彻底	○未清理	○未涉及
		门开关	○彻底	○不彻底	○未清理	○未涉及
		灯开关	○彻底	○不彻底	○未清理	○未涉及
		微泵	○彻底	○不彻底	○未清理	○未涉及
		呼吸机	○彻底	○不彻底	○未清理	○未涉及
		心电监护	○彻底	○不彻底	○未清理	○未涉及
		厕所门开关	○彻底	○不彻底	○未清理	○未涉及
		厕所水龙头	○彻底	○不彻底	○未清理	○未涉及
		厕所扶手	○彻底	○不彻底	○未清理	○未涉及

续表4-22

病房	床号	位置	普通物体表面 清理情况			
		床栏（左）	○彻底	○不彻底	○未清理	○未涉及
		床栏（右）	○彻底	○不彻底	○未清理	○未涉及
		床头柜	○彻底	○不彻底	○未清理	○未涉及
		呼叫器	○彻底	○不彻底	○未清理	○未涉及
		床尾	○彻底	○不彻底	○未清理	○未涉及
		设备带	○彻底	○不彻底	○未清理	○未涉及
		床摇手/控制按钮	○彻底	○不彻底	○未清理	○未涉及
		门开关	○彻底	○不彻底	○未清理	○未涉及
		灯开关	○彻底	○不彻底	○未清理	○未涉及
		微泵	○彻底	○不彻底	○未清理	○未涉及
		呼吸机	○彻底	○不彻底	○未清理	○未涉及
		心电监护	○彻底	○不彻底	○未清理	○未涉及
		厕所门开关	○彻底	○不彻底	○未清理	○未涉及
		厕所水龙头	○彻底	○不彻底	○未清理	○未涉及
		厕所扶手	○彻底	○不彻底	○未清理	○未涉及

表4-23 以床单元为观察对象的环境清洁依从性记录表

床号	位置	普通物体表面 清理情况			
	床栏（左）	○彻底	○不彻底	○未清理	○未涉及
	床栏（右）	○彻底	○不彻底	○未清理	○未涉及
	床头柜	○彻底	○不彻底	○未清理	○未涉及
	呼叫器	○彻底	○不彻底	○未清理	○未涉及
	床尾	○彻底	○不彻底	○未清理	○未涉及
	设备带	○彻底	○不彻底	○未清理	○未涉及
	床摇手/控制按钮	○彻底	○不彻底	○未清理	○未涉及
	微泵	○彻底	○不彻底	○未清理	○未涉及
	呼吸机	○彻底	○不彻底	○未清理	○未涉及
	心电监护仪	○彻底	○不彻底	○未清理	○未涉及

续表4-23

普通物体表面				
床号	位置	清理情况		
	床栏（左）	○彻底	○不彻底	○未清理	○未涉及
	床栏（右）	○彻底	○不彻底	○未清理	○未涉及
	床头柜	○彻底	○不彻底	○未清理	○未涉及
	呼叫器	○彻底	○不彻底	○未清理	○未涉及
	床尾	○彻底	○不彻底	○未清理	○未涉及
	设备带	○彻底	○不彻底	○未清理	○未涉及
	床摇手/控制按钮	○彻底	○不彻底	○未清理	○未涉及
	微泵	○彻底	○不彻底	○未清理	○未涉及
	呼吸机	○彻底	○不彻底	○未清理	○未涉及
	心电监护仪	○彻底	○不彻底	○未清理	○未涉及

2. 标记点查看方法：用荧光标记直径1cm左右的实心圆点，再根据医院制定的清洁频率进行观察。清洁频率为1次/天的科室，标记后24小时内观察，如第1天下午标记，第二天下午查看；清洁频率为2次/天的科室，标记后当日观察，如上午标记，当天下午查看。查看的结果可分为清洁彻底、清洁不彻底、未清理、未涉及。每次将查看的结果现场反馈至病区负责人及保洁人员。

3. 结果计算、分析及反馈：

$$清洁率 = \frac{彻底清洁的标记数}{标记点总数} \times 100\%$$

若将病房作为观察单位，未清洁点>2个可视为病房清洁不彻底，计算病区的病房清洁率，以判断病房的清洁质量。根据监测结果分析不同位置的清洁情况及病房整体的清洁情况，发现物表清洁不足之处，反馈至负责保洁的部门和公司。

在上述环境清洁依从性监测的同时还可以通过对环境清洁效果的监测来反映清洁依从性，监测方法包括目测法和ATP监测法。目测法：培训考核人员，通过现场查看或棉签、纱布擦拭的方式，目测检查环境是否干净、干燥、无尘、无污垢、无碎屑、无异味等。目测床单元清洁过程是否做到"由里到外，由上至下""一床一巾""一房间一拖布"。目测清洁人员病房消毒液的浓度配置是否正确；或使用消毒显色卡，查看消毒液浓度配置是否正确。ATP监测法：按照ATP（三磷酸腺苷）监测产品的使用说明书执行，其原理是所有活的微生物富含ATP，样品中微生物ATP被萃取出来后，在荧光素酶和荧光素的作用下发光，光量与ATP成正比，该光量可被荧光仪检出，故检测ATP可反映微生物的多少。

（三）隔离预防措施依从性监测

1. 监测方法：根据疾病的传播途径采取相应的隔离预防措施。若一种疾病可能有多种传播途径，应在标准预防的基础上，根据传播途径采取最高级别的隔离预防措施。

在隔离预防措施中选择核心措施作为监测内容,再根据监测内容制作相应的隔离预防依从性监测表,见表4-24。

表4-24 隔离预防依从性监测表

科室: 隔离方式: 日期: 年 月 日		
被观察者(医师/护士): 姓名/胸牌号:		
开始/结束时间: : / : 观察者:		
监测内容	是	否
1. 接触患者时是否戴手套		
2. 个人防护用品是否方便拿取		
3. 体温计、听诊器等用品是否专人专用或每次使用后是否擦拭消毒		
4. 是否张贴隔离标识		
5. 操作中可能发生血液、体液喷溅时,是否佩戴护目镜/面屏和穿隔离衣		
6. 接触患者及血液、体液、分泌物、排泄物等时是否佩戴手套		
7. 医务人员进入飞沫隔离患者隔离区是否佩戴外科口罩,近距离接触或进行有气溶胶操作时是否佩戴医用防护口罩;进入空气隔离患者隔离区是否佩戴医用防护口罩		
8. 是否根据传播途径针对患者采取相应的隔离预防措施(单间、集中、床旁)		
9. 患者隔离区域物体表面每天是否按规定频率进行强化消毒		
10. 患者所产生的垃圾是否按照医疗废物处理		
11. 大面积接触、侵入性操作时是否穿隔离衣		
12. 离开隔离病房前,接触污染物品后是否按规范严格执行手卫生		
13. 是否限制探视人数		

2. 结果计算:

$$某项隔离预防措施依从性 = \frac{某时间段内观察到该措施执行的次数}{同期观察该措施的次数} \times 100\%$$

(四)无菌操作技术依从性监测

1. 监测方法:静脉配药是临床科室中最常见的无菌操作之一。可将静脉配药操作作为科室无菌操作依从性观察的项目,在此基础上,内、外科科室再分别观察穿刺和外科换药等操作,手术室(部)可选择随机监测一台手术的无菌操作。制作静脉配药观察表、外科换药观察表、穿刺操作观察表以及手术操作观察表,见表4-25、表4-26、表4-27、表4-28。

表 4-25　无菌技术操作依从性观察表（静脉配药观察表）

科室/病房：		日期：	年	月	日
开始/结束时间：	操作者：	观察者：			
监测内容		是	否	备注	
1. 口罩佩戴是否正确					
2. 操作前是否做手卫生					
3. 是否检查用品有效期，有无破损、漏气等					
4. 药瓶（安瓿）消毒方法是否正确、不污染					
5. 取用注射器、针头是否不污染					
6. 抽药、加药方法是否正确，空针是否未被污染					
7. 空针是否未重复使用（一副空针只加一种液体）					
8. 垃圾处理是否正确（外包装放入黑色垃圾袋，空针放入黄色垃圾袋，针头放入锐器盒）					

表 4-26　无菌技术操作依从性观察表（外科换药观察表）

科室/床位：		日期：	年	月	日
开始/结束时间：	操作者：	观察者：			
监测内容		是	否	备注	
1. 口罩佩戴是否正确					
2. 操作前是否做手卫生					
3. 是否检查用品有效期，有无破损、漏气等					
4. 针对大伤口是否带治疗车，针对小伤口是否带无菌盘					
5. 是否检查无菌用品有效期					
6. 是否戴手套去除伤口敷料					
7. 去除伤口敷料后是否反脱手套并丢于黄色垃圾袋					
8. 取手套后是否做手卫生					
9. 戴无菌手套是否正确、未污染					
10. 操作时无菌用品是否被污染					
11. 操作过程中是否未跨越无菌区					
12. 消毒伤口时顺序、范围是否正确					
13. 垃圾处理是否正确（外包装放入黑色垃圾袋，换药棉球及换下的伤口敷料放入黄色垃圾袋）					
14. 处理用物后是否做手卫生					

表 4-27 无菌技术操作依从性观察表（穿刺操作观察表）

科室/床位：		日期： 年 月 日		
开始/结束时间： 操作者：		观察者：		
监测内容	是	否	备注	
1. 口罩、帽子佩戴是否正确				
2. 是否做手卫生				
3. 用物准备是否恰当				
4. 打开穿刺包是否方法正确、无污染				
5. 戴无菌手套是否正确、未污染				
6. 穿刺部位消毒方法是否正确				
7. 穿刺部位是否铺无菌治疗巾、消毒孔巾				
8. 操作过程中是否无污染、未跨越无菌区				
9. 垃圾处理是否正确（外包装放入黑色垃圾袋，换药棉球及换下的伤口敷料放入黄色垃圾袋）				
10. 处理用物后是否做手卫生				

表 4-28 无菌操作技术依从性观察表（手术操作观察表）

手术间：		日期： 年 月 日		
开始/结束时间： 操作者：		观察者：		
手术环节	是	否	备注	
1. 口罩、帽子佩戴是否正确				
2. 未戴手镯、戒指等饰品，指甲长度不超过指尖，保持指甲周围组织的清洁				
3. 外科洗手顺序是否正确：指尖、指间、手掌、手背、腕部（环形），前臂（螺旋形），肘部、上臂下 1/3（螺旋形）；时间是否达 3～5 分钟				
4. 冲洗时是否指尖向上，肘部置于最低位，不得返流				
5. 冲洗双手后抓取无菌巾方法是否正确				
6. 消毒双手、前臂和上臂下 1/3，方法是否正确				
7. 整个外科手消毒过程完成后，双手是否悬空置于胸前				
8. 穿无菌手术衣方法是否正确、无污染				
9. 戴无菌手套方法是否正确、无污染				
10. 打开无菌包方法是否正确、无污染				
11. 铺巾方法是否正确、无污染				
12. 医务人员手术操作过程中是否无菌观念强、无菌区未污染				
13. 若手术人员需要交换位置，交换位置方法是否正确				
14. 洗手护士与手术医生之间传递器械方法是否正确				

续表4-28

15. 手术完成后用物处理是否正确			

2. 结果计算。

$$某项无菌技术操作正确率=\frac{某时间段内该项无菌操作被观察到的正确次数}{同时间段内该项无菌操作被观察的措施次数}\times100\%$$

（五）安全注射依从性监测

全院所有临床科室均可开展安全注射依从性监测，观察的人次数可根据实际情况确定。安全注射依从性监测表见表4-29。

表4-29 安全注射依从性监测表

科室：		日期： 年 月 日		
被观察者（医师/护士）：		姓名/胸牌号：		
开始/结束时间： : / :		观察者：		
监测内容		是	否	备注
1. 口罩、帽子是否佩戴正确				
2. 操作前是否正确进行手卫生				
3. 检查无菌物品及药液是否处于待用状态： 1）无菌物品是否在有效期内，外包装是否完整等； 2）检查药液是否在有效期内，是否无变色、无浑浊等； 3）药物现配现用，抽取的药液和配制好的药液放置时间是否不超过2小时； 4）有无注射药物共用的现象				
4. 是否采用正确的药液抽吸方法，是否确保注射器活塞和针头不被污染				
5. 穿刺部位消毒方法是否正确，操作过程是否无污染、未跨越无菌区				
6. 有无徒手分离针头行为，有无双手回套针帽行为				
7. 有无手持锐器随意走动或将锐器随手传递的行为				
8. 注射器、针头等一次性使用物品是否做到"一人一用一丢弃"；可重复使用的持针器、止血带等物品是否做到"一人一用一更换"				
9. 操作完成后，医疗废物是否正确分类处置				
10. 处理用物后是否正确进行手卫生				
11. 一次性使用的锐器盒是否未重复使用				
12. 锐器盒是否防渗、透防、穿透，且满3/4时及时封闭				

（六）多重耐药菌防控措施依从性监测

1. 监测方法：根据医院的实际情况，建立院科两级多重耐药菌防控措施的依从性观察机制，观察内容为多重耐药菌防控措施的核心内容。科室层面的观察由科室感染防控兼职人员完成。对科室的每一例多重耐药菌感染患者防控措施的观察不少于一次，并将执行情况记录到观察表上，录入电子表格中，每月统计数据，将最终结果报告医院感染管理部门。医院感染管理部门应对科室是否执行依从性的监测进行监管，并采用同样的表格对全院所有科室的多重耐药菌防控措施随机抽样进行观察，将执行情况记录到观察表上并录入电子表格中，每季度统计和分析多重耐药菌防控措施依从性。多重耐药菌防控措施依从性监测表见表4－30。

表4－30 多重耐药菌防控措施依从性监测表

科室/病房：			日期： 年 月 日		
患者床号： 姓名： 多重耐药菌名称：			观察者：		
监测内容				是	否
1. 是否下"接触隔离"的长期医嘱					
2. 是否实施单间隔离或床旁隔离					
3. 环境物表消毒是否为每天3次					
4. 是否配备防护用品					
5. 血压计、听诊器是否专人专用					
6. 接触患者时是否戴薄膜手套					
7. 接触分泌物时是否戴橡胶检查手套或无菌手套					
8. 大面积接触、侵入性操作时是否穿隔离衣					
9. 是否限制医生查房人数（宜不超过3人）					
10. 是否每班次固定1名护士护理					
11. 职业陪护是否仅陪护该患者					
12. 是否在病历夹、一览表、隔离病房（床）贴有隔离标识，患者腕带上有无"MDRO"标识					
13. 医疗废物处理是否正确					
14. 患者出院后隔帘是否交中心供应室消毒					

2. 结果计算：

$$某项多重耐药菌防控措施依从率 = \frac{某时间段内记录到该措施执行了的次数}{同时间段内该措施应执行的次数} \times 100\%$$

三、侵入性器械/操作感染防控措施依从性监测

（一）三管相关感染防控措施依从性监测

危重患者常常需要呼吸机支持、留置中央导管和导尿管。发生三管相关感染对患者影响重大，增加治疗难度，延长住院时间，增加经济负担，患者死亡率高。控制三管相关感染的流行、缩短住院时间以及降低病死率最重要的措施就是加强防控。

1. 三管相关感染防控措施的选择：国际三管相关感染的防控指南中防控措施较多。我国医疗机构感染防控人力资源大多不足，精力有限，无法做到将所有指南推荐的防控措施都执行。选择适合本院的防控措施，与临床科室讨论制订详细的实施计划后再在临床执行。下面以VAP防控措施的选择为例，为大家梳理三管相关感染防控措施的选择原则。

1）选择 VAP 防控措施的原则：

（1）尽量选择指南中的必要措施，即适用于各级医院且可改善有创通气患者临床客观结局（如通气时间、呼吸机相关事件、住院时间、住院花费、死亡率、抗生素使用等）、对患者损害小的措施。

（2）指南中证据等级高的措施。

（3）容易操作、花费低的措施。

（4）结合本院实际情况，量力而行，可以切实执行的措施。

2）推荐的 VAP 防控措施：

（1）尽可能使用高流量鼻导管吸氧或无创正压通气。

（2）每天停用一次镇静剂，评估拔管时机，尽早拔管。

（3）无禁忌时抬高床头 30°～45°。

（4）促进早期活动。

（5）只有污染或故障时才更换呼吸机管路。

（6）每天进行 3 次口腔护理［避免使用氯己定（洗必泰）］。

（7）备选：对于预计机械通气＞48～72 小时的患者，实施声门下吸引；对于胃不耐受或误吸风险高的患者，考虑幽门后喂养。

2. 监测内容：执行过程的监测和实施效果的监测。实施效果的监测主要通过三管相关感染的目标性监测获得三管相关感染的发生率，进而对比实施措施前后发生率的变化来体现防控措施的效果。执行过程的监测主要体现在对各项三管相关感染防控措施执行依从性的监测。VAP、CLABSI、CAUTI 防控措施依从性监测表见表 4-31、表 4-32、表 4-33。

表 4-31　VAP 防控措施依从性监测表

床号_____　　住院号_____　　姓名_____
是否带入：□是　　□否（带入者不填 1 项）

监测内容	执行	未执行
1. 有适当的置管指征（查阅病历）		
2. 前一日停用过镇静剂进行自主觉醒实验，评估是否拔管（查阅病历）		
3. 抬高床头 30°～45°（无禁忌或操作需要）		
4. 开始床上活动（查看医嘱，如翻身、康复训练、转移训练）		
5. 确保呼吸机管路内无明显分泌物（直接观察管路）		
6. 每天至少进行 3 次口腔护理（查看医嘱和护理记录）		
7. 每天评估胃不耐受或误吸风险高的患者，予以幽门后喂养		

表 4-32 CLABSI 防控措施依从性监测表

床号_____　住院号_____　姓名_____

是否带入：□是　□否（带入者不填 1~4 项）

监测内容	执行	未执行
1. 置管前进行手卫生		
2. 遵循无菌技术操作		
3. 采用最大化无菌屏障		
4. 根据患者的特征选择正确的置管部位		
5. 对接头进行机械性摩擦消毒		
6. 敷料出现潮湿、污染或脱落时，及时更换		
7. 每天评估导管留置的必要性		

表 4-33 CAUTI 防控措施依从性监测表

床号_____　住院号_____　姓名_____

是否带入：□是　□否（带入者不填 1、2 项）

监测内容	执行	未执行
1. 具有明确的插管指征（查阅病历）		
2. 严格执行无菌操作，正确铺无菌巾，导尿过程中无可判定的外源性污染，插管时动作轻柔		
3. 导尿管引流通畅、不打结，保持密闭性，采集标本不断开接头		
4. 集尿袋高度低于耻骨联合，避免接触地面		
5. 使用个人专用的收集容器及时清空集尿袋中尿液；遵循无菌操作原则，集尿袋出口未触碰收集容器		
6. 留置导尿期间每天清洁或冲洗尿道口，大便失禁者清洁后消毒		
7. 每天评估是否拔管		

3. 监测方式：由监测人员（医院感染管理专职人员、感染防控护士/感染防控医生或临床医生等）对每例留置相应导管的患者建立对应的导管相关感染防控措施依从性监测表，定期（如每周一次）对表格上的患者随机抽查防控措施的落实情况并记录到该监测表上。感染防控专职人员定期回收（也可整合到感染防控监测系统中）表格并录入电子表格中，定期（如每月）统计各项核心措施的依从性。

4. 计算：由于单个患者的观察次数往往较少，因此 VAP、CLABSI、CAUTI 的防控措施依从性的计算宜以科室为单位，直接计算对该科室所有患者的某项 VAP、CLABSI、CAUTI 防控措施依从性。

$$某项防控措施依从性 = \frac{某时间段内观察到该措施执行了的次数}{某时间段内该措施应执行的次数} \times 100\%$$

5. 监测资料的应用：根据统计获得的院级层面的 VAP、CLABSI、CAUTI 防控措施依从性，定期（如每月）对科室进行反馈。及时与临床科室讨论依从性低的原因，确定有针对性的提高依从性的措施，并结合 VAP、CLABSI、CAUTI 的发生率设定需要达到的依从性目标，通过依从性监测来评估提升措施的效果，再根据 VAP、CLABSI、CAUTI 的目标性监测来评估防控措施的效果。如所有措施的依从性均已较高，而 VAP、CLABSI、CAUTI 的发生率仍然未有效降低，则应分析监测内容以外的措施执行是否到位，并根据分析结果对监测内容进行调整。临床科室也可对本科室的 VAP、CLABSI、CAUTI 防控措施依从性进行统计，提高 VAP、CLABSI、CAUTI 防控措施的效果。

为了提高临床科室三管相关感染防控措施依从性，达到降低三管相关感染发生率的目的，医疗机构可将临床科室完成依从性监测的情况、院级层面监测的依从性和三管相关感染发生率纳入科室的综合质量考核。

（二）手术部位感染防控措施依从性监测

1. 监测内容：手术部位感染包括手术切口感染和手术器官及其周围组织的感染，目前关于手术部位感染防控措施的研究较多，但防控措施证据等级不一，对具体防控措施缺乏统一共识，而且不同类型手术也有特殊的防控措施。因此医疗机构需要结合实际情况，进行手术部位感染防控措施依从性监测。手术部位感染防控措施依从性监测表见表 4-34。

表 4-34 手术部位感染防控措施依从性监测表

	床号＿＿＿ 住院号＿＿＿ 姓名＿＿＿	
术前措施	1. 患者术前沐浴	□是 □否
	2. 手术部位皮肤消毒液	□酒精 □洗必泰 □碘伏
	3. 围术期血糖控制	□<11.11mmol/L □≥11.11mmol/L
	4. 患者备皮方式	□刀片刮除 □电动剃须刀剃除 □脱毛剂
	5. 术前抗菌药物使用	名称：＿＿＿ 剂量：＿＿＿
	6. 术前抗菌药物注射时间	□0~30 分钟 □31~60 分钟 □60~120 分钟
	7. 外科洗手	□刷手（洗手刷） □洗手（未用洗手刷） □不规范
	8. 肠道准备	□仅机械肠道准备 □仅口服抗菌药物 □联合
术中措施	9. 术中是否加用抗菌药物	□是（原因）＿＿＿ □否
	10. 是否维持正常体温	□是 □否
	11. 切口负压引流	□是 □否
	12. 术中无菌操作是否规范	□是 □否
	13. 术中是否置入植入物	□是 □否
术后措施	14. 术后抗菌药物的使用	□是 □否
	15. 外科换药	□是 □否
	16. 术后保证氧合	□是 □否

注：表中监测内容可根据医疗机构实际情况调整。

2. 监测方式：手术部位感染防控措施依从性的监测可以结合手术部位感染目标性监测及手术室的日常监管开展。针对医务人员的行为监测包括外科洗手、穿脱手术衣帽、穿戴外科口罩、无菌操作规范等，可在院科两级日常监管中开展，医疗机构结合实际情况，每周或每月监测1次。针对手术部位感染特定的防控措施如预防性抗菌药物的使用、备皮方式、保温措施等，则需填写每例监测的手术。

3. 结果计算：手术部位感染防控措施依从率的计算宜以手术类型或手术科室为单位，计算特定手术类型或科室某项手术部位感染防控措施依从性。公式如下：

$$某项手术部位感染防控措施依从性 = \frac{某时间段内记录到该措施执行了的次数}{某时间段内该措施应执行的次数} \times 100\%$$

4. 监测资料的应用：院级层面应收集科级和院级监测的数据，定期（如每月）给科室反馈手术部位感染防控措施依从性结果，针对依从率低的情况，讨论并分析原因，提出改进意见。同时，结合手术部位感染目标监测的数据及当前研究报道，分析措施的有效性，评估防控措施是否继续开展。

（尹维佳　胡鑫　杜亭　李宜哲）

第八节　风险评估

一、概述

医院感染会给医院及患者带来各种不容忽视的损失，与医疗质量和患者安全密切相关。《三级医院评审标准（2022年版）》《医院感染监测标准》（WS/T 312—2023）等规范性文件均要求医疗机构开展风险评估工作。引入风险管理理念，系统、科学地对医院感染相关重点部门、重点环节、重点人群及高危因素等进行识别、评估及干预，可有效降低医院感染的发生风险。

（一）相关概念

1. 风险：某因素或事件给目标带来的不确定的后果和可能性的组合。
2. 风险管理：识别和分析风险发生的可能性和严重程度，评估风险的等级，从而决定需要处置哪些风险以及协调处置的全过程。风险管理包括风险评估、风险应对、风险沟通、督导检查及总结改进等。医院感染风险管理模型见图4-19。

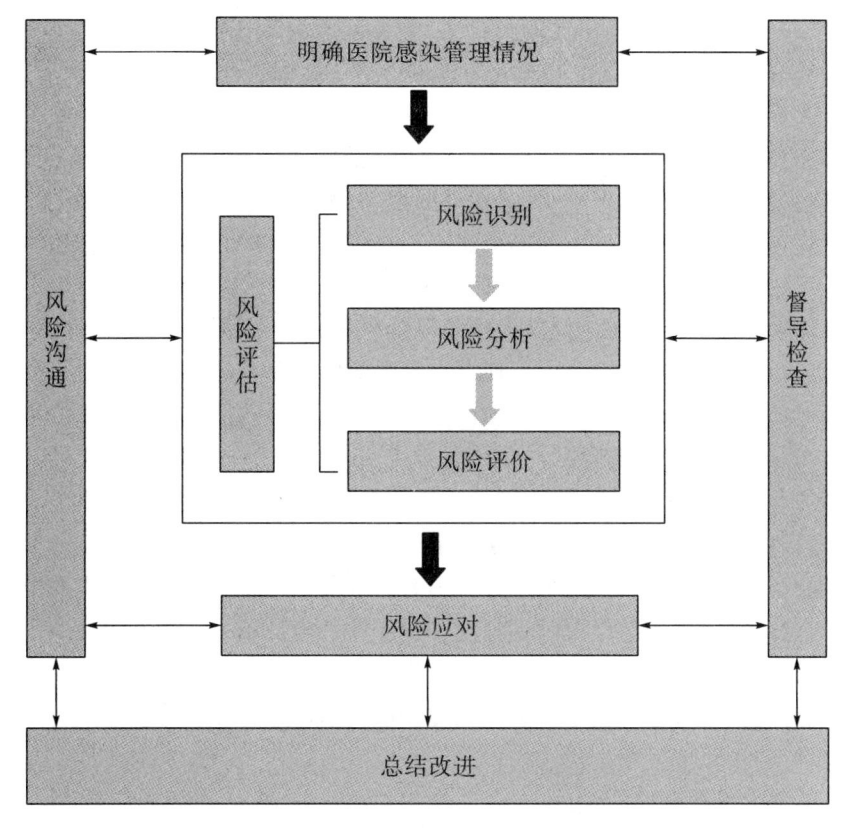

图 4-19 医院感染风险管理模型

3. 风险评估：风险管理的重要组成部分，用于识别目标过程中某因素或事件所带来的不确定性影响，进而确定是否需要进一步应对。风险评估包括风险识别、风险分析和风险评价。

4. 风险识别：发现、确认和描述风险的过程。风险识别的方法包括检查表法等对历史数据评审的基于证据的方法，或专家采用系统化过程（头脑风暴法、德尔菲法等）进行识别。

5. 风险分析：对风险发生的可能性、后果的严重性以及应对风险的准备程度进行分析或赋值的过程。识别风险后进行风险分析，是为风险评估及风险应对提供科学依据。

6. 风险评价：对比风险分析的结果和风险准则，以确定风险和（或）其大小是否可以接受或容忍的过程。针对风险发生的可能性及后果的严重性可制定量化的风险准则，针对风险的准备程度的风险准则通常更为主观。

7. 风险应对：根据风险评估结果处理风险的过程，可包括规避风险、消除风险因素、改变风险可能性、改变风险后果等，使风险得到控制。

（二）风险评估技术

1. 失效模式效应分析法（Failure Model and Effect Analysis，FMEA）：主要用于风险识别及风险分析，目的是防患于未然。通过识别流程中的每一个潜在风险环节，分析其失效原因，分别对风险发生的可能性（Occurrence，O）、严重性（Severity，S）和可测性（Detection，D）三个方面分等级进行量化，综合比较所发生的风险。

2. 根因分析（Root Cause Analysis，RCA）：主要用于风险识别及风险分析，目的是识别风险的根本或最初原因，找到根源所在，避免重大损失再次发生。RCA 根据收集相关的监测数据和与风险事件/因素相关的资料记录或调查，开展结构化的分析以确定根本原因，进而找出解决方案并提出建议，执行相关方案后，还需检查核实应对风险的效果。

3. 头脑风暴法：主要用于风险识别及风险分析，指激励一群知识渊博的人（有专业技术能力的专家）畅所欲言，以发现潜在的失效模式及相关危害、风险、决策准则或应对办法。要注意的是，需要先让参加讨论的成员了解全院医院感染工作的基本情况及相关数据，主持人的选取很重要。

4. 德尔菲法：主要用于风险识别，又叫作专家意见法或专家函询调查法，是指采用匿名发表意见的方式，即团队成员之间不得互相讨论，表达自己的观点，最后综合所有专家的观点得出结论。采用匿名的方式更有利于表达出真实的想法，也避免了某一权威占主导地位，使得出的结论更具客观性、全面性。成员不必一次聚集在某个地方，有利于开展。

在医院感染风险管理工作中有诸多风险评估技术，选择哪一种技术进行风险评估可根据所在单位的实际情况而定。

二、内容和方法

在医院感染风险管理过程中，我们首先要对医院感染环境信息进行明确，先对医院进行总体评价。其次，针对医院和重点科室两个层面开展风险评估，识别有哪些风险，分析风险发生的可能性和严重程度以及风险来临时医院的准备程度，评价风险等级是否可以接受。最后开展风险应对，进一步采取措施，注意在此过程中对每个环节都要不断进行沟通记录，并做好督导检查。

医院感染风险评估作为医院感染风险管理的一个重要环节，起着关键性的作用。下面将主要参考美国华盛顿国家儿童医疗中心（Children's National Medical Center，CNMC）流行病与感染防控风险评估与计划，对包括风险评估在内的风险管理内容和方法进行阐述。

（一）明确医院感染环境情况

在做风险评估之前，我们要先明确环境信息，也就是需要对医院的总体进行评价，大致了解医院的总体情况。环境信息包括医院外环境和内环境。外环境主要包括医院的地理位置和社区环境。内环境主要包括医院的基建和结构，医院所提供的护理、治疗和服务，患者人群特点，以及其他与医院感染有关的因素等。分析哪些因素可提高风险，哪些因素可降低风险，重点评价发生改变或新增的因素。

（二）风险识别

1. 风险识别的内容：医院感染风险识别的目的是形成一个全面的风险列表。在全院层面及重点科室层面结合不同主体目前所开展的医院感染管理工作，主要对"人（相关人员）、机（设施设备）、料（器械物品）、法（方法）、环（环境）"五个方面可能存在的风险进行识别。

风险识别指标包括管理指标、过程指标和结果指标。管理指标包括医院感染规章制度或工作流程、医疗废物管理、传染病管理制度等；过程指标包括手卫生依从性、呼吸机使用率等；结果指标包括院感事件、多重耐药菌医院感染、手术部位感染、器械相关感染等。

2. 风险识别的方法：

1) 基于证据法，例如，基于科室日常督导检查所发现的问题以及医院感染各项指标的监测等历史数据进行风险识别。

2) 系统性的团队方法，利用专家团队，遵循系统化方法进行风险识别，如头脑风暴法、德尔菲法。

3) 归纳推理技术，如危险与可操作性的分析方法。

（三）风险分析

1. 风险分析的内容：风险分析的目的是认识和了解风险的性质及其特征，并对发生可能性、后果严重程度及准备程度进行分析，通过定性或定量地估计或评分赋值的方式进一步了解风险存在的客观性，为风险评价和风险应对提供支持。

2. 风险分析的方法：从风险的危险性评价和风险来临时医疗机构的准备程度两部分进行分析。危险性评价包括风险可能性和结果严重程度两个方面，评分越高表明风险越大；准备程度包括需要准备和准备完毕两个方面，需要准备是指应对风险的工作量及难易程度，准备完毕是指是否已经做好准备，评分越高表明准备程度越低。

对于风险发生的可能性及结果严重程度，除了定性评分外，还可定量评价各种值或率。如对呼吸机相关性肺炎发生率、手术部位感染发生率等指标赋分，可以基于历史数据评价，以前三年的均值作为基准评分。指标大于均值1.5倍，得3分；指标在均值的0.5~1.5倍，得2分；指标小于均值0.5倍，得1分。率为0，得0分。也可根据指标或率进行等级划分，如手卫生依从率，大于90%得3分，80%~90%得2分，70%~80%得1分，小于70%得0分。

分析时可以结合医院实际情况对风险因素/事件进行等级划分并分级赋值，可参考表4-35、表4-36。

表4-35 风险发生可能性及严重程度量化表

风险发生的可能性	量化分数	根据均值	根据指标范围	描述
高	3	大于均值1.5倍	>90%	发生可能性非常大
中	2	均值的0.5~1.5倍	80%~90%	可能会发生

续表4-35

风险发生的可能性	量化分数	根据均值	根据指标范围	描述
低	1	小于均值0.5倍	70%~80%	很少会发生
无	0	值为0	<70%	几乎不发生

表4-36 风险结果准备程度量化表

风险准备情况	风险结果准备程度/完成度	量化分数	描述	备注
需要准备的程度	高	3	准备不到位	有计划和措施,已经实施并定期进行评估和总结,持续改进,效果明显
	中	2	准备欠到位	有计划和措施,已经实施,尚未进行评估和总结,或者效果欠佳
	低	1	准备充分	无计划或措施,或者尚未实施任何措施
准备完成度	高	1	已完成	可及时发现医院感染并掌控
	中	2	基本完成	可发现并可基本控制医院感染在一定范围
	低	3	未完成	不能及时发现医院感染,一旦发生医院感染则不可掌控

(四)风险评价

1. 风险评价的目的:风险评价的目的是将风险分析的结果与风险准则相比,或者利用相关知识经验进行比较,选择合适的准则,最终确定风险等级的高低。

2. 风险评价的方法:

风险积分=风险评价积分×准备积分=发生风险的可能性评分×

发生后的结果严重度评分×需要准备评分×准备完毕评分

将风险积分结合医院自身实际情况,进行风险等级划分。例如:风险积分≥54,评定为高风险;27≤风险积分<54,评定为中风险;风险积分<27,评定为低风险。对于最终评定为高风险的项目需要采取措施应对。

(五)风险应对

风险应对指在风险评估之后,针对已评估的风险事件/因素确定任务、目标、策略以及负责人等,采取各种改变风险的措施,旨在降低风险发生的可能性。风险应对需要多部门共同参与,是一个递进的循环过程。实施风险应对措施后,应重新评估新的风险水平,确认进一步的应对措施。

(六)沟通记录与督导检查

风险管理是一个循序渐进、不断完善的过程,在整个医院感染风险管理过程中,在每一个环节都需要不断地进行沟通记录,可定期开展总结会并进行会议记录,每个环节的任务落实需采取签字确认等方式，以对整个过程进行把控，保证参与者能及时沟通并沟通到位。可将所有材料备案归档，以便查询、回顾、学习与改进。同时，还需要对每个环节及时进行督导检查，反馈整改，确保每一环节方法不出错、计划在执行、时间不拖沓、措施要适用、落实要到位，确保整个过程顺利完成。

三、应用

医院感染风险评估至少每年进行一次，特殊情况下需要再进行专项医院感染风险评估，例如，影响风险的因素发生了显著变化。以下参考 CNMC 流行病与感染防控风险评估与计划的框架模式，通过具体案例介绍风险评估在医院感染管理工作中的应用。

（一）明确环境信息，对总体情况进行评价

先对医院的总体情况进行评价。某三甲综合医院总体评价表见表 4-37。

表 4-37　某三甲综合医院总体评价表

因素	升高风险的因素	降低风险的因素
医院的地理位置和社区环境	周边有旅游景点、汽车总站，外来流动人口较多	无
医院的基建和结构	1. 医院分院区启用手术室、内镜、血透、ICU 等高危项目，并建立肺癌中心 2. 手术室、ICU、消毒供应中心等部分区域布局流程不符合医院感染管理要求	1. 原神经 ICU 改建后床位将减少为 21 张 2. 门诊大楼大部分医技科室将统一搬迁至医技楼
医院所提供的护理、治疗和服务，包括但不限于： ・急症 ・初级预防 ・重症监护 ・血液和肿瘤诊治 ・心、肺移植 ・手术 ・科研	1. 定位为疑难危急重症诊疗中心，以诊治疑难危重疾病为主 2. 部分科室重复使用的诊疗器械、器具和物品未送至消毒供应中心统一处理，而是留在科内自行清洁消毒	无
患者疾病谱是否变化	新型冠状病毒感染患者治疗与服务均涉及传染病医院感染防控问题	无
与医院感染有关的危险因素（举例）： ・ICU、血液科、肿瘤科和移植科的高危人群 ・正在进行的基建和装修	1. 医院感染防控工作的推动需要投入成本且无法对患者计费 2. 保洁服务外包给保洁公司，仅引进一家保洁公司，缺乏竞争，暂未形成有效的医院感染监督机制，保证保洁清洁消毒效果 3. 信息系统由医院自主开发，医院感染相关模块开发周期长，与预期效果差距大，不能很好地满足医院感染监测的要求 4. 患者相关意识增强，医院感染相关医患纠纷不时发生	医院要求加快床位周转率，继续降低住院患者平均住院日

（二）全院层面风险评估及风险应对

1. 风险识别：结合医院实际情况，选取重点关注的医院感染问题和重要指标作为相关风险因素进行识别。最终，识别的风险因素包括器械相关感染、手术部位感染、多重耐药菌感染、其他与感染防控相关因素（表4-38）。

2. 风险分析：分析识别出风险的可能性、严重程度以及准备程度。对设定风险因素逐个进行风险分析并评分。

3. 风险评价：根据上述对每个风险因素的分析，计算出风险积分，例如：根据风险积分计算公式，呼吸机相关性肺炎的风险积分＝评价积分×准备积分＝2×3×3×2＝36。设定总评积分≥54为高风险项目，应采取措施应对的项目有肝移植手术后感染、CRE、新型冠状病毒感染疫情防控和医院感染疑似暴发或暴发。

针对每项高风险项目，可结合评估技术，深入开展单个项目的风险评估及应对。

表4-38 某三甲综合医院医院感染风险评价评分分析表

要素	风险评估									风险应对						
	风险可能性				结果严重程度					评价积分	应对等级				准备程度			准备积分	总评积分
	高 3	中 2	低 1	无 0	×	很高 4	高 3	适中 2	低 1	无 0	=	高 3	中 2	低 1	×	高 1	中 2	低 3	=		
器械相关感染
呼吸机相关性肺炎		√					√				6	√					√		6	36
导管相关血流感染		√					√				6		√				√		6	24
导尿管相关尿路感染		√						√			4			√			√		2	8
血透相关感染		√						√			4			√			√		2	8
手术部位感染
结直肠切除术后感染		√					√				4	√					√		6	24
椎管和后颅凹手术术后感染		√	√				√				6	√					√		6	36
肺叶切除术术后感染			√					√			2			√			√		2	4
瓣膜置换术术后感染			√					√			2			√			√		2	4
肝移植手术术后感染		√			√						8	√						√	9	72
其他手术术后感染			√					√			2	√						√	3	6
多重耐药菌感染
MRSA		√						√			4	√					√		6	24
CRAB	√						√				6	√					√		6	36
CRPA	√						√				6	√					√		6	36
VRE		√					√				6	√					√		6	36
CRE		√			√						8	√						√	9	72

续表 4-38

要素	风险评估								风险应对					
	风险可能性				结果严重程度					评价积分	应对等级			准备程度			准备积分	总评积分
	高 3	中 2	低 1	无 0	×	很高 4	高 3	适中 2	低 1	无 0	=	高 3	中 2	低 1	×	高 1	中 2	低 3	=		
医院感染疑似暴发或暴发	√					√							√					√		6	36
新型冠状病毒感染疫情防控	√					√						√					√			12	6	72
医务人员血源性病原体职业暴露		√						√				√					√			6	2	12
医疗废物流失	√						√						√				√			9	6	54
内镜管理		√					√					√						√		6	9	54

其他与感染控制相关的因素

4. 风险应对：根据风险评价找出的高风险因素，制定相应的风险应对目标及措施并推动落实。以新型冠状病毒感染疫情防控为例，风险应对措施表见表4-39。

表4-39 风险应对措施表

任务	目标	措施
持续做好新型冠状病毒感染疫情防控工作	降低新型冠状病毒医院感染风险	1. 有效防范、积极应对秋冬季可能出现的新型冠状病毒感染疫情，细化医院新型冠状病毒核酸检测阳性报告流程；严格执行各楼宇通道及病区门禁准入制度；持续强化门急诊患者、住院患者及陪伴的管理 2. 持续关注全国新型冠状病毒感染疫情，并在医院系统及时更新全国中高风险地区一览表；及时更新医院新型冠状病毒感染流行病学史询问原则，对三级预检分诊落实情况进行督导与持续改进 3. 加强各医技科室检查流程管控 4. 加强对科室举办会议、员工出差的管理 5. 持续完善并加强发热门诊的管理 6. 梳理各类外来/新进人员，包括项目制人员、科研人员、进修生、规培生、学生、新进员工等，落实"应检尽检"要求 7. 继续进行多途径、多形式的宣传教育，强化各类人员对传染病尤其是新型冠状病毒感染的防控意识，及时考核、评估培训效果 8. 持续加强科室自查与院科两级督查，及时反馈存在的问题并整改

（三）重点科室风险评估及风险应对

对于重点科室的风险评估，医院需要根据科室的诊疗服务以及医疗人群的特殊性，结合实际情况制订适合本科室特殊性的风险评估计划。具体步骤可以参考院级综合风险评估及风险应对步骤，本节不再详细论述。

新生儿科医院感染危险性评价分析表见表4-40。

表4-40 新生儿科医院感染危险性评价分析表

要素	风险评估								风险应对					
	风险可能性			×	结果严重程度				=	评价积分	应对等级			准备程度			准备积分	总评积分
	高 3	中 2	低 1	无 0		很高 4	高 3	适中 2	低 1	无 0		高 3	中 2	低 1	高 1	中 2	低 3		
感染高发部位
新生儿败血症		√					√				6	√				√		6	36
上呼吸道感染	√						√				6		√			√		4	24
肺炎		√						√			4		√			√		4	16
呼吸机相关性肺炎		√						√			4		√			√		4	16
鹅口疮		√						√			4			√			√	2	8
腹泻		√						√			4			√			√	2	8
高危新生儿
BW≤1000g		√				√					12	√				√		6	72
BW 1001~1500g	√						√				9		√			√		6	54
BW 1501~2500g			√				√				3		√				√	2	6
BW＞2500g			√				√				3			√			√	2	6
高危环节
手卫生依从性		√						√			4	√				√		6	24
多重耐药菌感染	√						√				6	√				√		6	36
配奶环节	√						√				6	√				√		6	36
新生儿沐浴		√					√				6		√			√		6	36
暖箱清洁消毒		√				√					8		√			√		6	48

续表4-40

要素	风险评估										风险应对									
	风险可能性				×	结果严重程度					=	评价积分	应对等级			×	准备程度			=	准备积分	总评积分
	高	中	低	无		很高	高	适中	低	无			高	中	低		高	中	低		
	3	2	1	0		4	3	2	1	0			3	2	1		1	2	3		
隔离措施规范性		√				√						8	√						√		6	48
医院感染暴发		√				√						8		√					√		6	48

注：BW指出生体重。

（刘欣 黄文治）

参考文献

[1] 医院感染诊断标准（试行）[EB/OL].（2001-01-03）. http://www.nhc.gov.cn/wjw/gfxwj/201304/37cad8d95582456d8907ad04a5f3bd4c.shtml.

[2] Kwon J H, Nickel K B, Reske K A, et al. Risk factors for hospital-acquired infection during the SARS-CoV-2 pandemic [J]. J Hosp Infect, 2023, 133: 8-14.

[3] 陈音汁，马会旭，周明川，等. 基于 DRG 付费管理的骨创伤患者手术部位感染直接经济负担评价 [J]. 中国感染控制杂志, 2024, 23（7）: 868-873.

[4] 医院感染监测标准: WS/T 312—2023 [S]. 北京: 中国标准出版社，2023.

[5] 外科手术部位感染预防与控制技术指南（试行）[EB/OL]. https://www.gov.cn/gzdt/2010-12/14/content_1765450.htm.

[6] 中国医学装备协会. 手术室植入物管理规范 [S]. 北京: 中国标准出版社，2024.

[7] 医院感染控制顾问委员会. 手术部位感染预防与控制技术指南 [J]. 感染控制和医院流行病学杂志，1999，20（4）: 247.

[8] 尹维佳，乔甫，吴佳玉. 实用医院感染监测手册 [M]. 成都: 四川大学出版社，2019.

[9] 付强，刘运喜. 医院感染监测基本数据集及质量控制指标集实施指南（2016 版）[M]. 北京: 人民卫生出版社，2016.

[10] 导尿管相关尿路感染预防与控制技术指南（试行）[EB/OL]. http://www.gov.cn/gzdt/2010-12/14/content_1765450.htm.

[11] 中华医学会重症医学分会. 呼吸机相关性肺炎诊断、预防和治疗指南 [J]. 中华内科杂志，2013，52（6）: 524-543.

[12] 美国 CDC/NHSN 2024 Patient Safety Component Manual [EB/OL]. https://www.cdc.gov/nhsn/index.html.

[13] 血管导管相关感染预防与控制指南（2021 版）[EB/OL].（2021-03-17）. http://www.nhc.gov.cn/yzygj/s7659/202103/dad04cf7992e472d9de1fe6847797e49.shtml.

[14] NHSN Dialysis Event Protocol（2012）[EB/OL]. https://www.cdc.gov/nhsn/dialysis/event/index.html.

[15] Hui Z, Liu Y L, Hui X J, et al. Surveillance of Dialysis events: one-year experience at 33 outpatient hemodialysis centers in China [J]. Sci Rep, 2017, 7: 249.

[16] 多重耐药菌医院感染预防与控制技术指南 [EB/OL]. http://www.nhc.gov.cn/cms-search/xxgk/getManuscriptXxgk.htm?id=50487.

[17] 黄勋，宗志勇，刘正印，等. 多重耐药菌医院感染预防与控制中国专家共识 [J]. 中国感染控制杂志，2015，14（1）: 1-9.

[18] 风险管理 术语: GB/T 23694—2024 [EB/OL]. https://std.samr.gov.cn/gb/search/gbDetailed?id=2AD027063993091BE06397BE0A0A2D62.

[19] 风险管理. 风险评估技术: GB/T 27921—2023 [EB/OL]. https://std.samr.

gov. cn/gb/search/gbDetailed?id=02814EA 35DE9C92EE06397BE0A0AEAA9.

[20] 风险管理 指南：GB/T 24353－2022［EB/OL］. https://std. samr. gov. cn/gb/search/gbDetailed?id=EB58F4DA9286B2A2E05397BE0A0A7D33.

[21] 李六亿，徐艳，贾建侠，等. 医院感染管理的风险评估分析［J］. 中华医院感染学杂志，2016，26（11）：2607－2610.

[22] Uguen M，Daniel L，Cosse M，et al. Influence of risk assessment inspection on the prevention of nosocomial infection［J］. J Hosp Infect，2016，93（3）：315－317.

[23] 郭玲玲，吴晓英，刘小兰，等. 医院感染风险评估及COSO－ERM优化管理体系研究［J］. 中国感染控制杂志，2022，21（9）：829－836.

第五章　分析性流行病学在医院感染管理中的应用

分析性流行病学属于观察性研究范畴，包括病例对照研究及队列研究两大类基本研究，均以个体作为分析单位。其与描述性流行病学的主要不同在于设立了对照组，可以揭示暴露与结局之间的潜在因果关联。出于伦理考量，有时较难直接对研究对象主动施加医院感染相关的暴露因素，导致实验性流行病学的应用受限，而分析性流行病学与实验性流行病学的主要不同在于研究者并不主动施加暴露因素，而是通过观察获得暴露因素及结局。此外，随着医疗机构信息化的不断推进，电子病历相关数据的获取越来越便捷，分析性流行病学在医院感染管理中的应用将更为广泛。

第一节　病例对照研究在医院感染管理中的应用

一、概述

病例对照研究（Case-control Study）是一种分析性流行病学研究方法，研究者按照有无所研究的疾病或某种卫生事件，将研究对象分为病例组和对照组，分别追溯其既往（发病或出现某种卫生事件前）所研究因素的暴露情况，并进行比较，以推测疾病与因素之间有无关联及关联强度大小。在医院感染研究中，病例对照研究通常用于两种情况：①病例组选用发生医院感染的患者，对照组则选用未发生医院感染的患者，采用匹配或者非匹配的方法，比较两组过去某些感染相关因素的暴露情况，从而评价某个（些）因素引起医院感染的风险；②病例组选用发生不良结局（如住院死亡）的患者，对照组则选用未发生不良结局的患者，比较两组住院期间发生医院感染的情况从而评价发生医院感染是否增加患者不良结局的风险。

病例对照研究是疾病发生之后或是出现研究者感兴趣的结局时追溯可能的影响因素的方法，其基本原理见图5-1。病例组的暴露比例为$\frac{a}{a+c}$，对照组的暴露比例为$\frac{b}{b+c}$，控制混杂因素后比较二者的暴露比例的差异大小是否具有统计学意义，如具有统计学意义，则此暴露因素与疾病可能存在一定的关联性。$\frac{a}{a+c}>\frac{b}{b+c}$，提示该暴露因素为危险因素，$\frac{a}{a+c}<\frac{b}{b+c}$，则提示该暴露因素为保护因素。

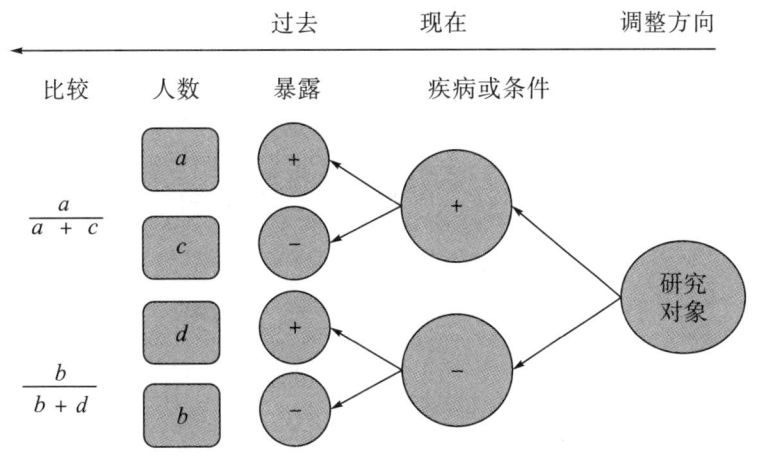

图 5-1　病例对照研究基本原理

二、特点

1. 属于观察性研究：研究中的暴露因素是自然存在的，不受人为的干预控制。研究者客观地收集资料，分析暴露因素与疾病之间的关系。

2. 设立对照：病例对照研究需要设置具有可比性的对照组，进而与病例组进行比较，客观反映病例组和对照组之间的差异。

3. 由果及因：研究开始时便有确定的结果，通过追溯与结果可能相关的暴露因素，判断结果与暴露因素的关联性，推断暴露因素与结果的关系，寻找病因线索。

4. 论证强度：由于不能观察由因到果的过程，其证实暴露因素与疾病之间的因果关系具有局限性，但可以为队列研究和实验性研究提供线索和方向。

三、用途

1. 适用于病例少、潜伏期不明的感染性疾病的危险因素探索。
2. 用于医院感染暴发的调查研究，快速有效地识别危险因素，便于及时采取干预措施。
3. 适用于探索多种暴露因素与医院感染的关联以及多个因素间的交互作用。
4. 评估医院感染防控措施的效果。
5. 研究新出现或原因不明的医院感染，探索传播途径和危险因素，从而制定有针对性的医院感染防控措施。

四、类型

（一）非匹配病例对照研究

非匹配病例对照研究对于病例和对照之间的关系不作限制和规定。一般对照人数应≥病例人数。

（二）匹配病例对照研究

匹配又称作配比，是指对照组的某些因素或特征与病例组保持一致，如年龄、性别等，但匹配的因素不是越多越好，需要根据所研究的疾病决定。

根据不同的匹配方式，匹配病例对照研究可分为成组匹配病例对照研究和个体匹配病例对照研究。

1. 成组匹配病例对照研究：又称频数匹配，病例组与对照组之间某些因素和特征的分布一致或接近。

2. 个体匹配病例对照研究：以个体为单位使病例组和对照组在某种或某些因素或特征方面相同或接近。

五、研究步骤

（一）确定研究目的和类型

研究者根据医院感染以往的研究或调查结果，经过大量的文献阅读，提出明确的研究目的。研究类型的选择可以考虑以下几个方面：①根据研究目的进一步确定适宜的类型，如研究多重耐药菌感染的危险因素，可以采用非匹配病例对照研究或者成组匹配病例对照研究；②如果研究医院感染的病例少，可采用 $1:R$ 的个体匹配；③根据对照组与病例组在某些因素或特征方面的可比性要求，如性别、年龄，若随机抽取的对照组和病例组可比性难以均衡，可采用个体匹配。

（二）确定研究因素

研究因素即暴露因素，根据研究目的决定。暴露因素可以是先天的，也可以是后天获得的；可以是有害的，也可以是有益的。一般在进行初次研究时，暴露因素的内容可广泛一些，但也应有侧重点。在医院感染的研究中，常见的暴露因素为性别、年龄、BMI、手术、中心静脉置管、气管插管、导尿管置管等。暴露因素是过去暴露且易于测量的，能够定量的尽量定量，方便后续的资料分析。

（三）确定研究对象

在医院感染的研究中，研究对象一般为住院患者，病例组选择所研究的医院感染的患者，对照组一般选择同一病区或同类疾病中非医院感染的患者。在一般性的医院感染研究中可以选择全部的医院感染患者作为病例组，非医院感染患者作为对照组。根据不同的研究目的，某些研究需更加严格地选择研究对象，比如研究碳青霉烯类耐药鲍曼不动杆菌（CRAB）感染导致的住院时间和费用的增加量，病例组选择 CRAB 感染患者，对照组则选择同病区或同类疾病的非 CRAB 感染患者（但需注意考虑其他多重耐药菌感染带来的偏倚）。

(四) 影响样本含量的因素

1. 暴露因素在对照组中估计的暴露率，如中心静脉置管率、机械通气率等。
2. 暴露因素与疾病关联强度的估计值，即 OR 或 RR 的大小。
3. 假设检验的显著水平，即 α 的大小（犯Ⅰ类错误的概率），通常取值为 0.05。
4. 希望达到的检验效能 $(1-\beta)$，即犯Ⅱ类错误的概率，通常取值为 0.2。

(五) 资料收集

在医院感染的病例对照研究中，研究者主要通过病历查阅、电子病历数据提取或询问研究对象的方式收集资料，也可结合患者的检验报告、床旁查看或其他咨询获得。无论以哪种方式获得资料，都应该进行严格的质量控制，以保证调查的质量。

(六) 资料分析

在分析资料前，首先要对资料进行查验，查验资料的完整性、准确性，尽可能提高资料的质量，完成查验后将所需要的信息录入相应的分析软件中。资料分析分为生物学推断和统计学推断。生物学推断用逻辑思维与专业知识相结合的方式来判断暴露因素与疾病之间的关系。例如，根据现有的知识我们可知，吸烟可能导致肺癌，若出现吸烟不能导致肺癌或者降低肺癌的患病率的结论，那么我们需要重新查验资料的准确性。统计学推断指运用统计学的知识，利用统计学方法检验暴露因素与疾病之间的关联，衡量关联的强度。

1. 统计描述：描述研究对象的一般特征，如性别构成、平均年龄、科室分布、基础疾病分布等。利用统计学方法比较病例组和对照组某些基本特征是否相似（常用 χ^2 检验），从而检验病例组和对照组的可比性。

2. 统计推断：匹配和非匹配病例对照研究的统计推断方法有所不同。病例对照研究因无法获得疾病的发病率资料，进而无法用疾病的发病率来测算暴露因素导致疾病发病率改变的概率，常通过计算优势比（Odds Ratio，OR，也称比值比）来测量暴露因素与疾病之间的关系。

非匹配病例对照研究资料整理表见表 5-1。病例组有无暴露因素的概率为 $\frac{a}{b}$，对照组有无暴露因素的概率为 $\frac{c}{d}$，病例组与对照组的优势比：

$$OR = \frac{ad}{bc}$$

表 5-1 非匹配病例对照研究资料整理表

	暴露	非暴露	合计
病例组	a	b	$a+b$
对照组	c	d	$c+d$
合计	$a+c$	$b+d$	N

匹配病例对照研究的资料整理以 1∶1 匹配病例对照研究为例，资料整理表见表 5-2，利用不一致的对子数之比计算优势比：

$$OR = \frac{c}{b}$$

表 5-2 1∶1 匹配病例对照研究资料整理表

对照组	病例组	
	暴露	非暴露
暴露	a	b
非暴露	c	d

计算出 OR 之后，在统计学上还需要进行假设检验，计算可信区间，验证 OR 是否显著区别于 1，即暴露因素与疾病的关联性是否存在统计学意义。

（七）优势及局限性

1. 优势：

1）适用于罕见病、潜伏期长的疾病的研究，也适用于新出现或原因不明的疾病的研究，可用于广泛探究其影响因素。

2）与队列研究相比，需要的样本量小，更加节省人力、物力、财力且易于实施。

3）适用于多种暴露因素与疾病的关联性研究，也可用于多种因素间的交互作用研究。

4）用于疾病预后、临床疗效等效果评价及影响因素的研究，也可在疾病暴发调查中为寻找病因提供线索。

2. 局限性：

1）不适用于研究暴露比例较低的易感因素。

2）回顾性收集资料，易导致各种偏倚影响结果的真实性。

3）不能确定暴露因素与疾病的时间先后顺序，无法直接推断因果关联。

4）不能直接计算感染发病率，只能用 OR 估计风险的大小。

（八）实例

1. 研究背景：2018 年，WHO 在耐药细菌优先级列表中将 CRKP 的优先级别定为 1 级，极为重要。2019 年，美国疾病预防控制中心将 18 种常见的多重耐药菌划分为"紧急威胁""严重威胁""值得关注的威胁"3 个等级，而将 CRKP 列为最高的"紧急威胁"。欧洲 30 个国家的监测数据显示，尽管 2015 年 CRKP 检出率较低，但仍从 2012 年的 6.0% 增加到 2019 年的 7.9%。我国 CHINET 数据显示，CRKP 对碳青霉烯类抗菌药物的耐药性逐年上升，对美罗培南耐药率从 2005 年的 3% 增加到 2010 年的 9.2%，再到 2022 年的 24.2%。不同国家的不同医院由于国情不同，面临的主要问题可能存在差异。ICU 为 CRKP 防控的重点科室，有必要探索 ICU 的 CRKP 医院感染的影响因素及肺炎克雷伯菌对碳青霉烯类耐药的影响因素，以便于在常规防控措施的基础上更有针对性地做好 CRKP 的院内防控，为制定管理策略及措施提供参考。

2. 研究方法：2016 年 1 月至 2018 年 12 月某大型综合医院 ICU 共收治患者 3094 人，符合研究纳入排除标准的共 2269 人，采用病例－病例对照研究，包括两个病例对照研究，研究 1 的研究对象为 CRKP 医院感染的入住 ICU 患者及其对照，研究 2 纳入碳青霉烯类敏感的肺炎克雷伯菌（Carbapenem－sensitive Klebsiella Pneumoniae，CSKP）医院感染的入住 ICU 患者及其对照。研究 1 的对照组为符合纳入排除标准，且临床标本或主动筛查标本未分离出 CRKP 的入住 ICU 患者，研究 2 的对照组为符合纳入排除标准，且未分离出 CRKP 及 CSKP（未分离出肺炎克雷伯菌）的入住 ICU 患者。

采用 SPSS 21.0 软件进行数据分析。计量数据经正态性检验不符合正态分布，以 M（$P25$，$P75$）表示，采用 Mann–Whitney 秩和检验。计数资料数据以例数或百分比表示，采用 χ^2 检验或 Fisher 确切概率法。将单因素分析中有统计学意义的变量（$P<0.05$）纳入多因素分析，采用二元 Logistic 回归分别对 CRKP 和 CSKP 两个病例组分析影响因素。多因素模型进行变量筛选时主要采用逐步向后法。采用相关系数矩阵评价变量的共线性，若存在较强共线性，则结合专业对部分变量予以剔除。$P<0.05$ 为差异有统计学意义。

3. 主要研究结果：对 CRKP 病例组及对照组的单因素分析结果显示，APACHE Ⅱ、入住急诊及年龄校正 Charlson 合并症指数（Age–adjusted Charlson Comorbidity Index，ACCI）等 41 个变量结果差异有统计学意义（$P<0.05$），见表 5–3。单部位感染患者与多部位感染患者相比，除伙食费和诊疗费，其他费用差异均具有统计学意义，见表 5–4。ICU 的 CRKP/CSKP 医院感染多因素 Logistic 回归分析见表 5–5。

表 5–3　ICU 的 CRKP 医院感染单因素分析（部分）

	影响因素	病例组 $n=106$	对照组 $n=2163$	P
患者因素	女性（例）	71	1434	0.884
	年龄（岁）	53 (41, 63)	54 (43, 68)	0.121
	APACHEⅡ（分）	23 (17, 27)	17 (11, 23)	<0.001
	ACCI	3 (1, 5)	3 (1, 5)	0.637
	汉族（例）	96	1988	0.622
	入住急诊（例）	58	973	0.049
	肠道定植（例）	61	329	<0.001
	同一房间暴露（例）	79	1112	<0.001

续表5-3

影响因素		病例组 $n=106$	对照组 $n=2163$	P
基础疾病（例）	高血压	23	503	0.711
	结核	1	37	0.831
	呼吸衰竭	41	606	0.018
	心力衰竭	15	241	0.339
	恶性肿瘤	14	524	0.009
	血液病	1	30	>0.999
	胰腺炎	36	320	<0.001
	糖尿病	17	332	0.848
抗菌药物使用（例）	吡咯类	35	411	<0.001
	两性霉素B	4	48	0.477
	卡泊芬净	35	299	<0.001
	硝基咪唑类	6	45	0.036
	青霉素类	1	11	0.585
	氨曲南	1	21	>0.999
	大环内酯类	2	9	0.158
	利奈唑胺	21	189	<0.001
	喹诺酮类	40	413	<0.001
	β-内酰胺酶抑制剂	73	972	<0.001
	碳青霉烯类	82	1123	<0.001
	克林霉素	3	97	0.570
	第一、二代头孢	3	131	0.169
	第三、四代头孢	2	91	0.355
	头孢菌素类	9	374	0.018
	替加环素	55	412	<0.001
	糖肽类	41	367	<0.001
	氨基糖苷类	21	169	<0.001

表 5-4　ICU 的 CSKP 医院感染单因素分析（部分）

影响因素		病例组 $n=52$	对照组 $n=2111$	P
其他药物	替加环素	15	385	<0.001
	糖肽类	17	345	<0.001
	氨基糖苷类	17	152	<0.001
	激素类	29	1043	<0.001
	肠外营养制剂	38	1523	<0.001
	肠内高营养制剂	43	1061	<0.001
	H_2 受体拮抗剂	0	13	<0.001
	质子泵抑制剂	45	1864	<0.001
	胃黏膜保护剂	2	101	<0.001
	免疫抑制剂	3	266	<0.001
侵入性操作	呼吸机辅助呼吸	50	1871	<0.001
	中心静脉置管	43	1551	<0.001
	PICC	3	60	<0.001
其他检查/操作	导尿	51	2052	<0.001
	血液净化	12	361	<0.001
	器官移植	1	10	<0.001
	气管切开	16	249	<0.001
	体外循环	1	28	<0.001
	鼻饲	46	1606	<0.001
	纤维支气管镜	39	964	<0.001
	经内镜逆行性胰胆管造影	1	17	<0.001
	雾化吸入	39	1283	<0.001
	机械辅助排痰	9	351	<0.001
	吸痰	51	1895	<0.001
	膀胱冲洗	3	31	<0.001
	胃镜、十二指肠镜	6	199	<0.001
	直肠/结肠镜	0	9	<0.001
	负压吸引	36	1474	<0.001
	引流	36	1550	<0.001
	X线胸片	43	1512	<0.001
	心电图	13	386	<0.001
	床旁超声	46	1471	<0.001
	胃肠减压	49	1908	<0.001

续表5-4

影响因素		病例组 n=52	对照组 n=2111	P
其他检查/操作	灌肠	26	600	<0.001
	床上擦浴	51	2089	0.430

表5-5 ICU的CRKP/CSKP医院感染多因素Logistic回归分析

分组	危险因素	β	SE	Wald	P	OR	95%CI
CRKP 医院感染	APACHE Ⅱ	0.028	0.014	4.146	0.042	1.029	1.001~1.057
	替加环素	0.665	0.227	8.556	0.003	1.944	1.245~3.034
	肠外营养制剂	0.692	0.327	4.477	0.034	1.998	1.052~3.792
	连续性血液净化	0.449	0.245	3.350	0.067	1.567	0.969~2.536
	同一房间暴露	0.712	0.238	8.904	0.003	2.037	1.277~3.251
	肠道定植	1.426	0.220	41.889	<0.001	4.160	2.702~6.407
	胰腺炎	0.591	0.242	5.985	0.014	1.807	1.125~2.902
	雾化吸入	0.733	0.268	7.497	0.006	2.082	1.232~3.520
CSKP 医院感染	常量	-6.089	0.482	159.270	<0.001	0.002	—
	硝基米唑类	2.051	0.487	17.761	<0.001	7.774	2.995~20.178
	氨基糖苷类	1.392	0.327	18.166	<0.001	4.023	2.121~7.632
	纤维支气管镜	0.764	0.354	4.656	0.031	2.147	1.073~4.299
	常量	-4.923	0.378	169.685	<0.001	0.007	—

由以上结果可见，同一房间暴露是CRKP医院感染的危险因素。医疗机构对可防可控的危险因素应制定具体管理措施及策略，以更有针对性、更科学有效地开展ICU的CRKP医院感染防控工作。

（九）倾向性评分匹配的应用

倾向性评分（Propensity Score，PS）由Rosenbaum和Rubin于1983年首次提出，它是多个协变量的一个函数，用于处理观察性研究中组间协变量分布不均衡的问题。倾向性评分匹配（Propensity Score Matching，PSM）是一种统计学方法，主要用于观察性临床研究或临床试验研究数据亚组分析，可以减少研究中的偏差和混杂变量的影响，以便对观察组和对照组进行更合理的比较，可有效减少混杂偏倚，并在整个研究设计阶段得到类似随机对照研究的效果。根据不同的匹配方法，PSM分为以下几类：

最近邻匹配法（Nearest Neighbor Matching）：PSM最常用的一种匹配方法。具体方法：首先将两组研究对象分开，根据协变量计算PS；然后依据PS大小分别对两组研究对象进行排序，从处理组中依次选出1个研究对象，从对照组中找出1个（或多个）与处理组个体倾向评分值最相近的个体作为匹配对象。从源人群中移去匹配成功的对子，再依次进行处理组剩余研究对象的匹配。最近邻匹配法按处理组研究对象进行匹配，所有个体都可以成功匹配，可以充分利用处理组信息，但如果对照组与处理组的 PS 分布差距较大，将影响匹配质量，降低研究精确度。

卡钳匹配/半径匹配/卡尺匹配（Caliper Matching/Radius Matching）：卡钳值是指当两组研究对象根据 PS 进行匹配时所允许的误差范围，卡钳匹配是在最近邻匹配法的基础上应用的匹配法，设倾向得分差距的绝对值 ε 作为卡尺范围/半径范围，将得分值差异在卡尺范围内的不同组个体进行配对。该方法解决了最近邻匹配法在配对组与处理组的 PS 分布差距较大时难以保证匹配质量的问题，但也可能使部分研究对象落在卡钳值范围外而被剔除，导致无法充分有效利用数据，产生抽样偏倚。最合适的卡钳值是取两组倾向指数标准差的 20%～25%，或者取两组间 PS 绝对差值（卡钳值）为 0.02 或 0.03。

马氏矩阵配比法（Mahalanobis Metric Matching）：将评分值作为一个变量，同其他重点平衡的变量一起利用矩阵计算两个研究对象的马氏距离的一种匹配办法。马氏距离是由印度统计学家 Mahalanobis 提出的，表示 m 维空间中 2 点间的协方差距离，不受量纲的影响，还可以排除变量间相关性的干扰。

核匹配（Kernel Matching）：对每一个处理组的个体都使用对照组个体匹配。根据对照组个体与处理组个体 i 距离不同赋予不同的权重，与个体 i 距离越近，权重越高，距离越远，权重越低，权重由核函数计算得出。

下面以具体案例简单说明 PSM 的应用。

1. 研究目的：急性呼吸窘迫综合征（Acute Respiratory Distress Syndrome, ARDS）是 ICU 的常见重症之一，死亡风险较高。血小板与纤维蛋白原联合作用通过多种信号转导途径介导内皮损伤，是肺源性 ARDS 的病理机制之一。本案例欲考察血小板减少与 ARDS 患者死亡的关联。

2. 数据来源：本案例数据来源于马萨诸塞州综合医院和哈佛公共卫生学院的 ARDS 分子流行病学研究项目中的 ARDS 病例。

3. 基线特征：病例的基本特征资料包括年龄、性别、种族、血小板基线、APACHE Ⅱ、是否患脓毒血症、是否患急性肺炎、是否患白血病、是否患非霍奇金淋巴瘤、是否患实体肿瘤、是否患肝硬化、是否输血治疗、是否透析等，其中部分特征指标在两组间并不均衡，如性别、APACHE Ⅱ、是否输血治疗，匹配前后倾向性评分特征值比较（部分）见表 5-6。

表 5-6 匹配前后倾向性评分特征值比较（部分）

特征值	非血小板减少组	血小板减少组	P
APACHE Ⅱ			
匹配前			
例数	300	114	
$\bar{x} \pm s$	76.2±21.7	82.8±23.9	0.007

续表 5-6

特征值	非血小板减少组	血小板减少组	P
最近邻匹配法			
例数	108	108	
$\bar{x} \pm s$	81.2±23.4	82.1±23.9	0.772
卡钳匹配			0.975
例数	90	90	
$\bar{x} \pm s$	79.5±23.5	79.6±24.0	
性别			
匹配前			0.013
男	179	83	
女	121	31	
最近邻匹配法			1.000
男	77	77	
女	31	31	
卡钳匹配			0.418
男	65	60	
女	25	30	
输血治疗（例数）			
匹配前			0.000
有	9	24	
无	291	90	
最近邻匹配法			0.064
有	9	18	
无	99	90	
卡钳匹配			0.787
有	8	7	
无	82	83	

4. 分析步骤：本案例将满足下列情形之一的 ARDS 病例定义为血小板减少组：基线血小板计数低于 100×10^9 个/L，治疗后 14 天内血小板计数低于 100×10^9 个/L，治疗后 14 天内血小板计数下降大于 100×10^9 个/L。将 ARDS 患者据此分为血小板减少组和非血小板减少组，血小板减少组 114 人，非血小板减少组 300 人。采用多元概率比回归（Probit 回归）模型，以年龄、性别、种族、是否输血、APACHE Ⅱ建立模型，估计每个患者的 PS。考虑三种分析方法比较两组患者的住院 28 天死亡率。

1) 基于 PS 的最近邻匹配法：根据 PS，对于血小板减少组的每个患者，将非血小板减少组中与之最接近的一个个体与之匹配，均衡两组基本特征后采用单因素 Logistic 回归分析，比较两组患者的住院 28 天死亡率。

2) 基于 PS 的卡钳匹配：根据 PS，对于血小板减少组的每个患者，将非血小板减少组中与之相差绝对值不超过 0.03 的患者与之匹配，如果有多个个体在卡钳值 0.03 范围内，则采取随机抽样方法抽取一个进行匹配，均衡两组基本特征后采用单因素 Logistic 回归分析，比较两组患者的住院 28 天死亡率。

3) 基于 PS 的 Logistic 回归校正法：将 PS 作为唯一协变量，放入 Logistic 回归模型加以校正，比较两组患者的住院 28 天死亡率。

5. 分析结果：两组匹配前后倾向性评分分布图见图 5-2。不同匹配法倾向性评分的分析结果见表 5-7。

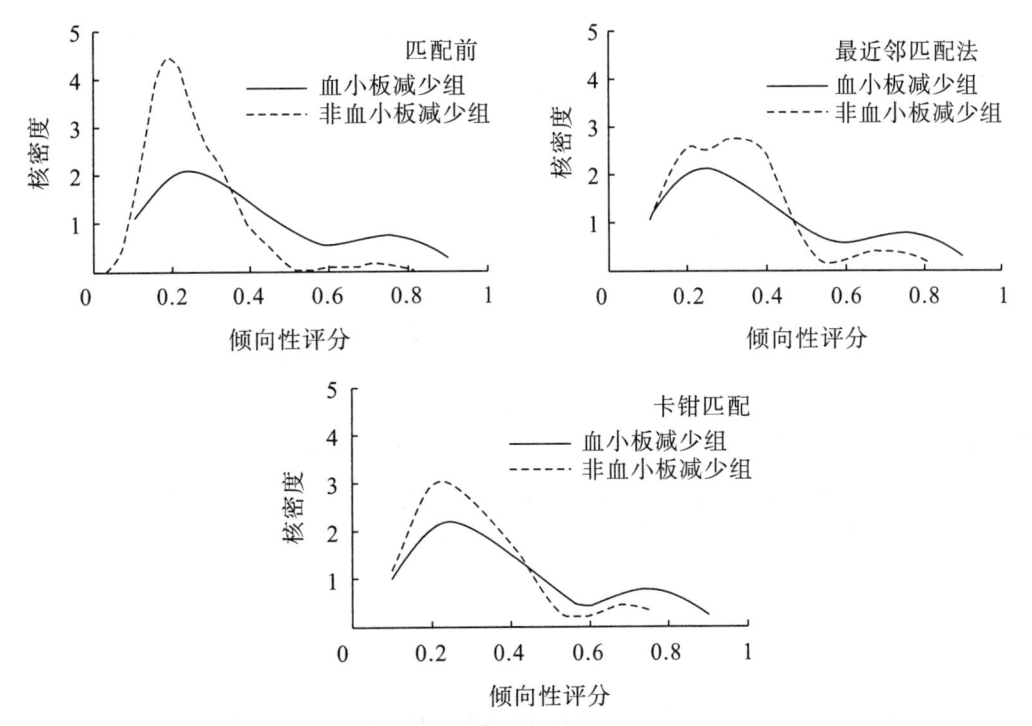

图 5-2 两组匹配前后倾向性评分分布图

表 5-7 不同匹配法倾向性评分的分析结果

方法	死亡人数 [例（%）] 非血小板减少组	死亡人数 [例（%）] 血小板较少组	OR（95%CI）	P
最近邻匹配法	20（18.5）	40（37.0）	2.59（1.39, 4.83）	0.003
卡钳匹配	14（15.6）	32（35.6）	3.00（1.47, 6.12）	0.003
倾向性评分校正法	74（24.7）	42（36.8）	1.88（1.14, 3.10）	0.014

倾向性评分应用广泛，软件工具成熟，R（2.6.0 以上版本）软件提供了 Matching、MatchIt 程序包，Stata（14.0）软件提供了 Pscore、Psmatch2 程序包，

SPSS 的 PS matching 模块均可以进行不同匹配方法的分析，也可通过 SAS 编程的方式。

上述案例采用 State（14.0）的 Psmatch2 程序包完成，主要程序如下：
Psmatch2 程序包安装：
ssc install psmatch2
最近邻匹配法程序命令：
psmatch2 plate＿g age gender ethnic multran scoretot，
out（plate）commonnoreplacement
卡钳匹配程序命令：
psmatch2 plate＿gage genderethnic multran scoretot，
out（plate）common neighbor（1）caliper（0.03）noreplacement

其中 plate＿g 为分组变量（取值需为 0 或 1），out（plate）定义结局变量，并不影响匹配，Psmatch2 可根据所得匹配组对该结局变量进行比较，其余变量 age、gender、ethinic、multran、scoretot 为所需匹配的协变量，common 选项指定 PS 匹配需满足重叠假定，noreplacement 表示采用无放回的匹配方式，neighbor 选项设置匹配比例，默认为 1∶1，如果要做 1∶n 匹配可以在此修改，caliper 选项设置卡钳值。Psmatch2 程序包还提供了马氏距离、核匹配等其他匹配方法。本节案例不同匹配法结果近似，故不赘述。Psmatch2 默认采用 Probit 回归模型，可通过 logit 选项指定采用 Logistic 回归模型。值得注意的是，在应用 Psmatch2 命令进行 PS 匹配前需先将数据随机排序。

软件执行 Psmatch2 命令后自动产生了一系列新变量，根据模型所得 PS 默认储存在＿pscore 变量中，可通过 pscore（varname）选项对该变量进行更名，此变量可直接用于 PS 校正。＿id 为每个观察对象唯一的 ID 号。＿treated 表示观察对象是否为观察组。＿n1 表示观察对象被匹配到的对照组的＿id（如果是 1∶2 匹配，还会生成＿n2）。＿pdif 表示已完成匹配的观察对象间概率值之差。可根据这些变量进行匹配后数据整理，随后进行统计分析。

（陈燕平　朱仕超）

第二节　队列研究在医院感染管理中的应用

一、概述

队列研究属于分析性流行病学范畴，是将某一特定人群作为研究对象，依据研究对象是否暴露于某因素或不同暴露水平，分成暴露组与非暴露组，随访一段时间，比较两组间研究结局因素的差异，分析暴露因素与研究结局之间的关系。若暴露组某结局的发生率显著高于非暴露组，则暴露因素与结局间可能存在因果关联。

暴露：研究对象接触某种待研究物质（如多重耐药菌感染/定植患者、抗菌药物等）或具备某种待研究状态/特征（如职业、发生医院感染等）。暴露因素可以是有害因素，也可以是有益因素，实际上可将与研究结局相关的任何因素都称为暴露因素。暴露因素只能由研究者观察获得，不可由研究者主动施加。

结局：随访观察中预期出现的与暴露因素有关的结果，也就是研究者所希望追踪观察的事件（如发生医院感染或死亡等）或某些指标的变化。

队列：医院感染管理的研究队列需要具备两个特征，一是具有同一暴露因素的一群人，二是必须被随访一定的时间。根据所研究队列的稳定性，队列又可分为两种，即固定队列和动态队列。固定队列是指人群都在某一固定时间之内进入队列，直至观察期终止，研究对象没有无故退出，也不再加入新的研究对象，即整个观察期内队列保持相对固定。动态队列是相对固定队列而言，原有的队列研究对象可以不断退出，而新的研究对象可以随时加入，医院感染管理中研究的队列多为动态队列。

二、特点

（一）属于观察性研究

队列研究中所研究的暴露因素不是研究者人为给予的，也不是随机划分的，而是在研究对象中自然存在的。暴露因素也可以是研究者以外的人员主动采取的干预措施，如医院感染防控专职人员评估抗菌药物使用与发生多重耐药菌感染的关联，抗菌药物使用是临床医生所采取的治疗手段，也属于暴露因素。

（二）需设立对照

队列研究中需设立对照组（非暴露组）进行比较，通过比较展现暴露因素对研究结局的作用。研究对象是按有无暴露因素或暴露因素的等级分组，而不是按照是否发病或发生医院感染来分组，也不是随机分组。

（三）由因到果，可确保暴露因素与结局的时间先后顺序

队列研究开始前，研究对象应不具有所研究的结局，但若具备了某种暴露因素，通过随访探索暴露因素与疾病的关系，即先确定其因，再前瞻性观察而找到其果，因果的时间顺序比较明确，就能提供有关因果关联的有力证据。

三、目的和用途

（一）检验病因假设

由于队列研究是由因及果的研究，故能确证暴露因素与疾病的关系，因此可用来检验病因假设。队列研究可以只研究一种暴露因素与一种结局之间的因果关联（如肠道定植多重耐药菌与多重耐药菌医院感染），也可同时验证一种暴露因素与多种结局之间的关联。

（二）检验预后影响

医院感染管理中对于预后（如病死率、住院时间、再入院率等）影响的检验均采用队列研究。

（三）评价预防效果

部分暴露因素有预防某种结局发生的效应，即具有预防效果。例如，观察到接种流感疫苗的医务人员流感发生风险降低，与未接种疫苗的医务人员相比，评价其预防效果。

（四）描述疾病的自然史

临床只能通过观察单个病例从发病到好转到痊愈或死亡的过程，以了解疾病自然史。而队列研究可以观察研究对象群体暴露于某因素后某种疾病逐渐发生发展，直至出现结局的全过程，同时还可以观察到各种自然因素及社会因素对疾病进程的影响。例如，通过患者进入ICU后从定植多重耐药菌，到发生多重耐药菌医院感染，再到转出ICU或死亡每个阶段进展的比例及所需时间，观察患者因素或医疗相关因素对多重耐药菌感染相关进程的影响。

四、类型

根据研究对象进入队列的时间，队列研究可以分为前瞻性队列研究和历史性队列研究，也有兼具二者特征的混合性队列研究。

（一）前瞻性队列研究

前瞻性队列研究的暴露组与非暴露组是根据研究开始时每个研究对象的暴露状态而定的，需前瞻观察一段时间才可获得研究结局，故其性质为前瞻性，即从现在开始追踪到未来。其主要优点是资料偏倚较小，主要缺点是随访观察的时间通常较长，更为耗时耗力，影响现场可行性。

（二）历史性队列研究

历史性队列研究又称回顾性队列研究，暴露组和非暴露组是依据过去某个时期是否处于暴露状态而定，观察结局在研究工作开始时就已经发生，可从历史资料获得，但资料收集仍是以暴露到结局的顺序进行。其通常不需要随访，先决条件是研究对象有完整准确的暴露记录及结局记录。与前瞻性队列研究相比其较为节省人力、物力，缺点是可能缺乏影响暴露因素与结局的混杂因素的资料，从而影响暴露组与非暴露组的可比性，偏倚较大。

（三）混合性队列研究

混合性队列研究是将前瞻性队列研究与回顾性队列研究相结合，即在历史性队列研究之后继续进行随访评估，在一定程度上弥补了前两种研究的不足。

五、研究步骤

（一）确定研究因素

研究因素即暴露因素，是能导致结局增加或减少的暴露，可能为危险因素，也可能为保护因素。研究因素的确定应采用简单、灵敏、可靠的方法，有时还需考虑暴露的时间，以估计暴露累积值。除了研究的主要暴露因素外，还需要同时确定其他暴露因素，包括可能的混杂因素及人群特征等，以便于对研究结果深入分析。

（二）确定研究结局

对于判断结局的标准，研究者应尽量采用国际上或国内统一的判断标准，或有可靠的医院病历等原始记录的证实。研究结局的确定应具体、客观、全面。研究结局既可以是医院感染，也可以是死亡；既可以是定性结局，也可以是定量结局。

（三）确定研究人群

暴露组选择具有研究因素的人群，非暴露组选择不具有研究因素的人群。选择非暴露组时应注意与暴露组的可比性，即除了未暴露于研究因素外，其他因素和人群特征（年龄、性别等）应尽可能与暴露组相同。医院感染管理相关的非暴露组一般是内对照，即选择同一医院内的其他住院患者。

（四）确定样本量

队列研究所需样本量取决于研究人群估计的发病率（p）、相对危险度（RR）、统计学显著性水平（a）和把握度（$1-\beta$），获得这些参数后，可使用有关样本量计算的软件（PASS）。还应该考虑失访的影响，适当扩大样本量，通常增加10%。

（五）随访

随访时间取决于暴露因素与疾病的关联强度及疾病的潜伏期。暴露因素作用越强，随访时间越短；潜伏期越长，随访时间越长。医院感染通常只需随访至患者出院，而手术部位感染按目前的诊断标准则需随访30天至3个月。

（六）资料收集、整理与分析

收集暴露组和非暴露组的结局、主要暴露以及混杂因素、基线资料，计算两个组的发生率、RR值，分析暴露因素与结局间的因果关系。

六、优势及局限性

（一）优势

1. 由于研究对象的暴露资料收集在结局发生之前，一般不存在回忆偏倚。
2. 可以直接获得暴露组和非暴露组的发病率或死亡率，直接计算出 RR 和 AR 等指标，可充分而直接地分析暴露的病因作用。
3. 由于暴露发生在前，疾病发生在后，因果时间顺序明确，故其检验病因的能力较强。
4. 有助于了解人群疾病的自然史。
5. 可获得预期以外的疾病结局资料，分析一因与多种结局的关系。

（二）局限性

1. 不适用于发病率很低的疾病（罕见疾病）的病因研究，因为在这种情况下相对需要的研究对象数量太大。
2. 研究耗费的人力、物力、财力及时间较多，对研究设计的要求更严格，资料收集的难度较大，不易实施。
3. 在随访过程中有未知变量引入研究对象，或人群中已知变量变化等，都可使研究结局受到影响，使得分析复杂化。

七、实例

某医院在研究时期内新入 ICU 1166 例患者，其中肛拭子筛查 CRKP 阳性有 243 例，其余 923 例患者肛拭子筛查阴性。筛查阳性患者在住院期间有 44 例发生 CRKP 医院感染，筛查阴性患者中有 22 例发生 CRKP 医院感染。该研究可视作队列研究，以肛拭子 CRKP 阳性作为暴露因素，CRKP 医院感染作为结局变量。暴露组发病率为 $44/243\times100\%=18.11\%$，非暴露组发病率为 $22/923\times100\%=2.38\%$，$RR=18.11\%/2.38\%=7.61$，$95\%CI$ 为 $4.65\sim12.42$。肛拭子 CRKP 阳性的 ICU 患者发生 CRKP 医院感染的风险是肛拭子阴性患者的 7.61 倍。

八、其他考量

（一）暴露组与非暴露组的可比性

为提高暴露组与非暴露组的可比性，可在研究设计阶段按医院感染管理相关的重要因素进行匹配，如患者的病情严重程度、时间考量（非暴露组的住院时间不短于暴露组发生暴露前的住院时间）；或者采用倾向评分匹配让两组具有可比性；也可在统计分析阶段采用多因素分析，将混杂因素纳入模型进行调整，以显示暴露因素的独立影响。

（二）统计分析方法

若暴露组和非暴露组随访时间接近，如分析 30 天病死率的影响，可使用 Logistic 回归分析；若随访时间不同，可使用 Poisson 回归分析。若研究目的在于考察暴露对于生存时间的影响，可使用 Log Rank 检验。若需在分析中排除混杂因素，定性结局可使用 Cox 比例风险模型，定量结局（多为正偏态资料，如住院时间）可用广义线性模型。

（三）领先时间偏倚

存在领先时间偏倚可能是由于部分暴露是时间依存的变量，其状态可能会随时间的变化而变化，经过 PH 检验不符合 Cox 比例风险模型的条件。此时可构建带有时依协变量的非比例风险 Cox 回归模型以处理该偏倚。

（四）竞争风险

在预后研究中，CRKP 医院感染可增加患者病死率，可能使得住院时间更短，最后导致 CRKP 医院感染可降低住院时间的错误结论。这是由于病死率和住院时间为竞争风险事件。处理此类事件需要更为复杂的模型，如竞争风险模型、多状态模型等，以综合分析竞争风险事件的影响。

（黄文治）

参考文献

[1] 尹维佳，乔甫，吴佳玉. 实用医院感染监测手册［M］. 成都：四川大学出版社，2019.
[2] 沈洪兵. 流行病学［M］. 9版. 北京：人民卫生出版社，2018.
[3] 于佳，张静，纪灏. 食管癌手术患者医院感染直接经济损失分析［J］. 中国感染控制杂志，2021，20（5）：467-472.
[4] 黄丽红，陈峰. 倾向性评分方法及其应用［J］. 中华预防医学杂志，2019，53（7）：752-756.

第六章 实验流行病学在医院感染管理中的应用

实验流行病学（Experimental Epidemiology）研究也常称为干预研究（Intervention Study），是指以特定人群为研究对象，在医院、工厂、社区、学校等现场对研究对象实施人为干预的实验性研究。实验流行病学研究是流行病学研究的主要方法之一，也是医院感染管理和研究领域的重要研究方法，对探索和改进医院感染防控措施起着极为重要的作用。

第一节 类实验研究在医院感染管理中的应用

一、概述

实验性研究是指研究者根据研究方案，主动给予研究对象某种干预措施，人为地施加或减少某种处理因素，通过比较和分析试验组人群和对照组人群的结局，判定干预措施的效果。实验性研究根据研究目的和研究对象的特点可以分为三类：临床试验、现场试验和社区干预实验。完整的实验性研究必须具备以下几点。

1. 前瞻追踪：从一个确定的起点开始追踪研究对象，直到实验结束。
2. 设立对照：研究对象被分为试验组和对照组，通过两组之间的对比，得到实验结果。
3. 人为干预：根据研究目的，试验组必须施加一种或多种处理因素。
4. 随机分组：研究对象必须按照随机原则分配到试验组和对照组，保证试验组和对照组能在均衡的条件下进行比较（两组之间的差异无统计学意义），这样试验组和对照组的结局差异才能归因于干预因素。

类实验研究必须有人为干预措施，但因研究条件所限不能进行随机分组或不能设立平行对照，或者两个条件都没有。

类实验研究的几个特点：①类实验研究无法设立随机对照组，但通常设立非随机对照组。②也可不设对照组，而以试验组自身为对照，即干预试验前和干预试验后进行比较。

类实验研究与描述性研究、观察性研究和实验性研究的关系见图6-1。

第六章 实验流行病学在医院感染管理中的应用

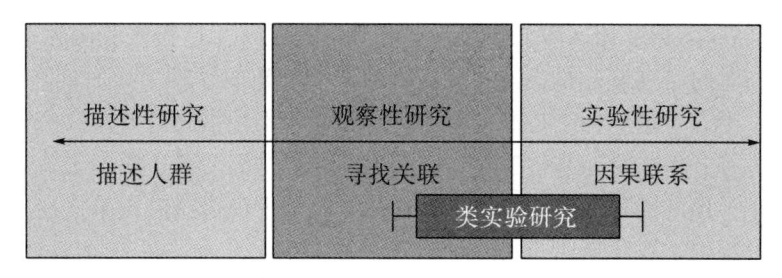

图 6-1 类实验研究与描述性研究、观察性研究和实验性研究的关系

二、目的和用途

尽管实验性研究是因果推断的"金标准",但由于复杂的实际情况(伦理、实际操作或经济因素等),实验性研究并不总是可行的,特别是在复杂的临床环境中,给予患者干预措施或随机分配往往是难以实现或缺乏伦理支持的。

类实验研究在实际情况中对研究人群施加人为干预措施的可能性高,已运用于多个领域,如临床研究、政策方针评估、卫生干预措施评估等。在医院感染管理领域,当无法严格控制干扰变量而不能采取实验性研究来回答因果关系问题时,类实验研究是较好的研究方法。

三、类型

(一)不设对照组

1. 单组前测后测设计(图 6-2):不设置对照,在实施干预措施的前后两个时间点进行比较,即通过测量干预前和干预后的差异来评估干预措施的效果。在这个设计中,自变量是时间,干预措施不是自变量,因为所有的研究对象都接受同一干预措施。

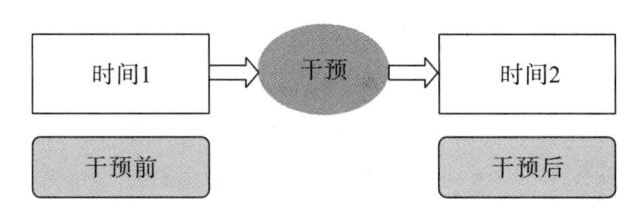

图 6-2 单组前测后测设计

2. 重复测量设计(图 6-3):作为单组前测后测设计的扩展,重复测量设计适用于评估干预后需要在规定的时间间隔内测量干预效果的试验。

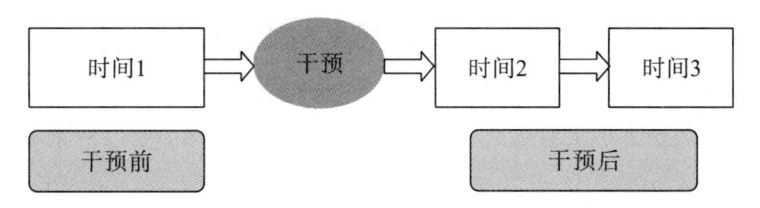

图 6-3 重复测量设计

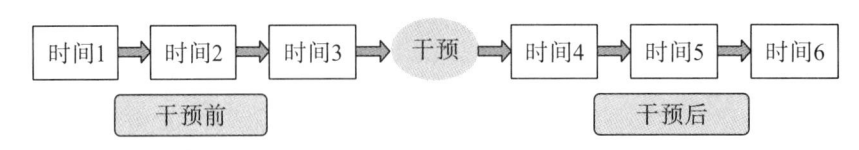

3. 中断时间序列设计（图6-4）：中断时间序列设计是类实验研究中最稳健的一种类型。中断时间序列设计是指连续收集实施干预措施前后的多个时间点（时间序列）的数据，对干预前后结局和趋势进行对比，从而评价干预措施的效果。该设计常使用时间序列模型进行分析，时间是自变量，时间序列趋势是因变量，根据干预后时间序列潜在趋势相对于干预前的时间序列趋势是否相似，评估干预措施的效果。在应用中断时间序列设计的过程中需要注意：

图6-4 中断时间序列设计

1）中断时间序列设计的时间点需要等距离。
2）中断时间序列设计往往不能做因果推断。
3）当样本量较少时（尤其是干预后的数据），中断时间序列设计的结果更多反映短期变化，而非长期变化。

（二）设对照组

类实验研究虽然设立了对照组，但研究对象的分组不是随机的。这种设计可以由一个试验组和对照组组成，也可以由多个试验组和对照组组成。如在临床试验中，对照组的选取并不是总能遵循随机对照原则，可选择具有可比性的另一人群作为对照组。

不对等对照组设计又名非随机同期对照试验，是指试验组与对照组的研究对象不是采用随机方法分组，而是根据试验条件和人为设定的标准分组，进行同期的对照试验。不对等对照组设计分为以下两种类型。

1. 不对等对照组前后对照设计（图6-5）：在实施干预措施前后对试验组和对照组进行测量，收集相关数据，评估干预措施的效果。

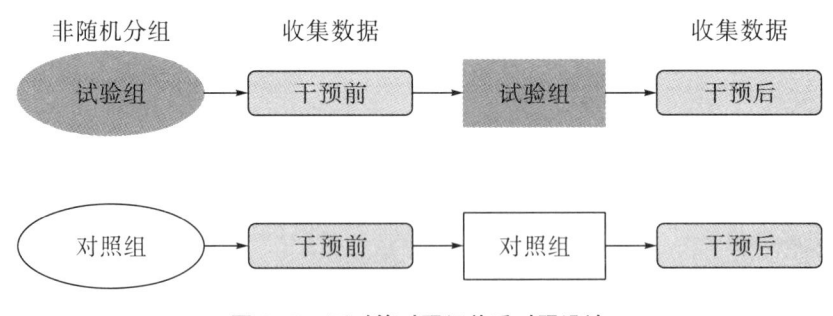

图6-5 不对等对照组前后对照设计

2. 不对等对照组仅后测对照设计（图6-6）：在实施干预措施后对试验组和对照组进行测量，在实施干预措施前不进行测量，从而评估干预措施的效果。

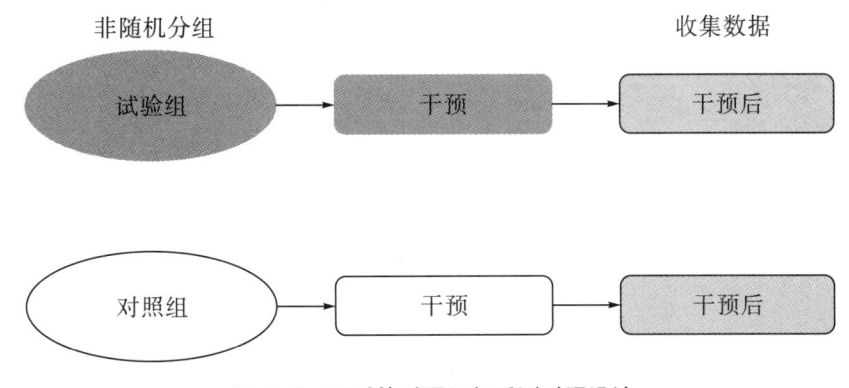

图 6-6 不对等对照组仅后测对照设计

需要注意：①不对等对照组设计可用于比较不同干预措施的效果；②采用非随机化方法分组，可比性差；③与随机对照试验相比，结论的论证强度低；④适用性强，临床研究中常使用。

四、优势及局限性

（一）优势

相比于实验性研究，类实验研究更容易在复杂的真实世界中进行。这样的研究可以更好地反映实际临床医疗工作中的复杂性和多变性，使研究结果更加具有外部有效性。

（二）局限性

在随机对照试验中，研究对象按照随机原则被分配到试验组或对照组，因此试验组和对照组在基线数据上是相似的。而在类实验研究中，研究人员用非随机化方法分组，导致试验组和对照组在基线数据上是不可比的，一些因素如年龄、性别等可能影响最后的实验结果，因此类实验研究受内部有效性的影响，结局很难完全归因于干预措施，难以证明在干预措施和结局间存在因果联系。

类实验研究缺乏随机分配，增加了内部有效性的影响，使得研究结果可能受到潜在混杂变量的影响，试验组和对照组之间预先存在的差异可能错误地归因于干预措施，其结果的可信度不如实验性研究。

五、实例

肺炎克雷伯菌是污染全球 ICU 的主要致病菌之一，严重影响危重症和免疫功能低下患者的治疗效果。碳青霉烯类是一类抗革兰阴性菌的 β-内酰胺类药物。CRKP 已经出现并在世界范围内传播。大多数 CRKP 菌株表现出泛耐药性，常规治疗无效，导致 28 天的可归因死亡率为 30%~70%。

2019 年 Li M 等发表了采取类实验研究评估感染防控措施（Infection Prevention and Control，IPC）对于减少 CRKP 感染和定植的效果。

研究对象：上海瑞金医院 2013 年 1 月 1 日至 2016 年 6 月 30 日入住 ICU 的所有患者。

研究方法：收集 2013—2016 年 4 个阶段（干预措施不同）的不同结局指标（表 6-1），多组间连续变量采用方差分析和 Student–Newman–Keuls 检验（假设正态分布和方差等）或秩和检验（假设非正态分布或方差不齐等）进行比较。分类变量比较采用 χ^2 检验或 Fisher 检验。

表 6-1　4 个阶段的干预措施情况

阶段	施加的干预措施	时间
阶段 1：基线期	没有任何干预措施和常规主动筛查工作	2013 年 1 月—2013 年 6 月
阶段 2：时期 1 IPC 干预期	1. 主动筛查 2. 降级的干预措施 2.1 一级干预 ・接触隔离 ・患者隔离：单间隔离或集中在同一病房 ・医疗护理联合 ・消毒和灭菌 2.2 二级干预 ・接触隔离 ・消毒和灭菌 2.3 三级干预 消毒和灭菌 3. 集束化干预措施 ・导管相关性感染 ・呼吸机相关性肺炎 ・导尿管相关尿路感染 ・皮肤和软组织相关感染	2013 年 7 月—2014 年 6 月
阶段 3：时期 2 改良后的 IPC 干预期	1. 主动筛查 2. 改良后的降级干预措施 ＋加强外来医务人员的教育 ＋共用接触设备清洁消毒 ＋加强终末消毒 2.1 一级干预（和时期 1 一样） 2.2 二级干预（和时期 1 一样） 2.3 三级干预（和时期 1 一样）	2014 年 7 月—2015 年 6 月

续表6-1

阶段	施加的干预措施	时间
	3. 集束化干预措施（和时期1一样）	
阶段4：时期3	和时期2一样	2015年7月—2016年6月

结果：共纳入629例患者。改良的IPC干预后，观察到CRKP的院内发生率显著降低。基线期，每周CRKP的院内发生率为10.08例/千住院日，IPC干预后显著下降至3.12例/千住院日。与基线期相比（10.08例/千住院日），改良的IPC干预后院内发生率为5.62例/千住院日（$P=0.032$）。IPC干预期和改良的IPC干预期的院内发生率无显著差异。加入分段（中断）线性回归来检验预定IPC干预措施的使用是否影响院内发生率。由于基线期较短，IPC干预期的院内发生率未见显著变化。

（罗棵濒　朱仕超）

第二节　随机对照试验在医院感染管理中的应用

一、概述

随机对照试验（Randomized Controlled Trials，RCT）是在人群中进行的、前瞻性的、用于评估医学干预措施效果的实验性对照研究。国际上公认的第一个随机对照试验范例是1948年《英国医学杂志》刊登的"链霉素治疗肺结核的随机对照试验"，自此确立了对照、随机分组、分组隐匿等随机对照试验的基本原则。随着在制药企业中的广泛应用，随机对照试验逐渐标准化和系统化。2001年，英国Cochrane中心联合循证医学和流行病学领域专家制定的循证医学临床证据的分级中，随机对照试验证据为Ⅰ级证据，被公认为评价干预措施的"金标准"。现今随机对照试验已在医疗行业中广泛应用，对于医院感染管理而言，随机对照试验同样具有广泛的应用前景。目前大部分医院感染防控措施的有效性还缺乏高等级证据的支撑。随机对照试验研究质量好、验证能力强等优点有助于更精准、有效的医院感染防控措施的制定。

随机对照试验将研究对象随机分配到不同的比较组，每组实施不同的干预措施，然后通过随访观察，比较组间临床结局发生的差别，以评估干预措施的有效性（图6-7）。相比于观察性研究，随机对照试验的随机分组和盲法能够最大限度地降低混杂因素和各种偏倚的影响。

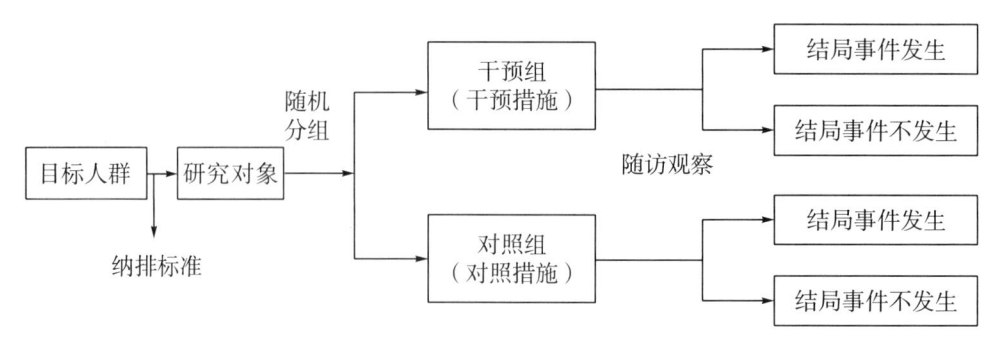

图 6-7 随机对照试验的设计框架

二、主要原则

（一）对照原则

对照指在研究过程中确立可供相互比较的组别，其目的在于控制各种混杂因素、鉴别干预措施与非干预间的差异，以消除或减少实验误差，提高研究结果的真实性和可靠性。

随机对照试验中的对照包括两层含义：一是指不同组别间的干预措施的比较，比如安慰剂治疗或无治疗；二是指为比较干预措施有效性而形成的可比的群组，即对照组。理想的对照组必须完全可比，除干预措施外，所有可能影响临床结局或疾病转归的因素在各组间没有差别，如两组人群的性别、年龄、基础疾病、病情严重程度等应尽可能一致。

（二）随机原则

随机原则指采用随机的方式，使每个研究对象具有相同的（或一定的）概率被分配到干预组或对照组，分组不受研究者和研究对象好恶的影响。随机分组的特点：①分到哪一组完全由随机数字决定；②随机分组方案必须隐匿，即分组前，研究者和研究对象对于将会分在哪一组不可预知；③随机分组无选择地平衡所有可能的混杂因子；④样本越大，组间可比性越好。

随机分组的方式包括抽签、掷硬币、扔骰子等，更科学可靠的是使用随机数字分组。尽管随机分组看上去非常简单，但经常会有误解和误用。如按照出生日期、就诊时间、住院号单双数等方式均无法使得研究对象有相同的机会进入不同处理组，这类方法不是严格意义上的随机分组，属于假随机分组或类随机分组。常用的随机分组方法包括简单随机分组（图 6-8）、分层随机分组（图 6-9）、区组随机分组（图 6-10）、分层区组随机分组及适应性随机分组等。

图 6-8 简单随机分组

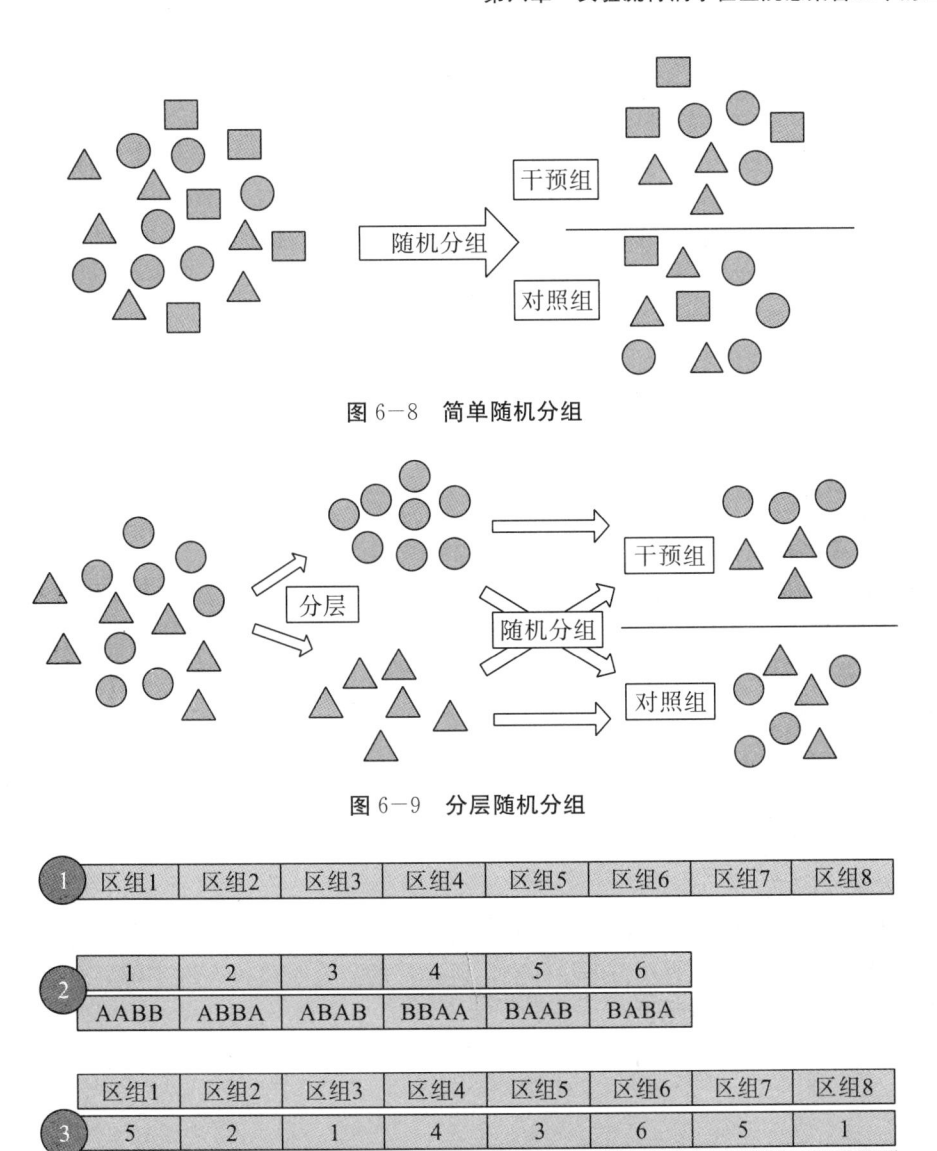

图 6-9 分层随机分组

图 6-10 区组随机分组

注：假设样本量为 32，区组长度为 4，干预组为 A，对照组为 B，按 1∶1 分配。

（三）盲法原则

盲法指在临床研究中，参加研究的研究者或研究对象都不知道研究对象分配的组别、接受的是干预措施还是对照措施，这样可以有效避免研究者或研究对象的测量性偏倚和主观偏倚。根据设盲对象，盲法大致分为单盲（研究对象）、双盲（研究对象和干预实施者）和三盲（研究对象、干预实施者和数据分析者），但并非所有的随机对照试验都能使用盲法。在医院感染的随机对照试验中，由于干预措施与对照组措施截然不同，研究者容易识别，因此较少采用盲法。

(四) 重复原则

重复是指在相同试验条件下进行多次研究，确保研究结果的重现性。对同一研究对象的重复观察是为了保证观察结果的准确度和可靠度。例如，在测量血压时，一般对同一研究对象测量 3 次，以 3 次测量结果的平均值作为最终观察值。对多个研究对象重复观察是为了避免把个别情况误认为普遍情况，把偶然或巧合的现象当作必然的规律，通过一定样本量的重复，使结果具有稳定性。

三、优势及局限性

(一) 优势

1. 随机分组，平行比较，能较好地控制偏倚和混杂因素。
2. 前瞻性研究：研究前已明确干预措施、诊断及结局变量，能观察研究全过程，因果论证强度高。
3. 可获得一种干预与多种结局的关系，如重症患者进行洗必泰擦浴与血流感染、呼吸机相关性肺炎、导尿管相关尿路感染的关系。

(二) 局限性

1. 由于伦理限制，RCT 不能用来研究疾病的危险因素，只能用来检验对人体健康有益的因素或措施。
2. RCT 需要的样本量大，且长时间随访观察，耗费人力、财力较多。
3. RCT 需要严格的纳入和排除标准，所选择的研究对象代表性不够，会不同程度地影响实验结果推论到总体。

四、实例

(一) 研究背景

恶心呕吐一直是术后常见的不良反应，在手术患者中的发生率高达 25%～30%。地塞米松是围手术期预防术后恶心呕吐的常用药物，且具有便宜、效果好、长效等优点。然而该药对患者免疫功能具有抑制作用，对于在围手术期使用地塞米松是否会增加手术部位感染（SSI）的发生存在争论。因此，该研究主要通过在非心脏手术患者中开展 RCT（非劣效性试验）来评估围手术期使用地塞米松后是否会增加 SSI 的发生。

(二) 研究设计

该研究为多中心、随机、三盲（患者、麻醉医生和评估员）、非劣效性试验。

(三) 试验人群和随机化

纳入标准：非心脏手术的择期手术、手术时间超过 2 小时、全麻、术后住院时间超过 1 晚。

排除标准：急诊手术、手术切口≤5cm、术前已存在原发性感染、术中需要使用地塞米松、糖尿病控制不佳（糖化血红蛋白＞9.0%）。

使用基于网络的随机化系统，通过分层区组随机化方法（按不同的试验中心和糖尿病诊断进行分层）进行 1∶1 分组，区组长度为 6 和 12。病例入组示意图见图 6-11。

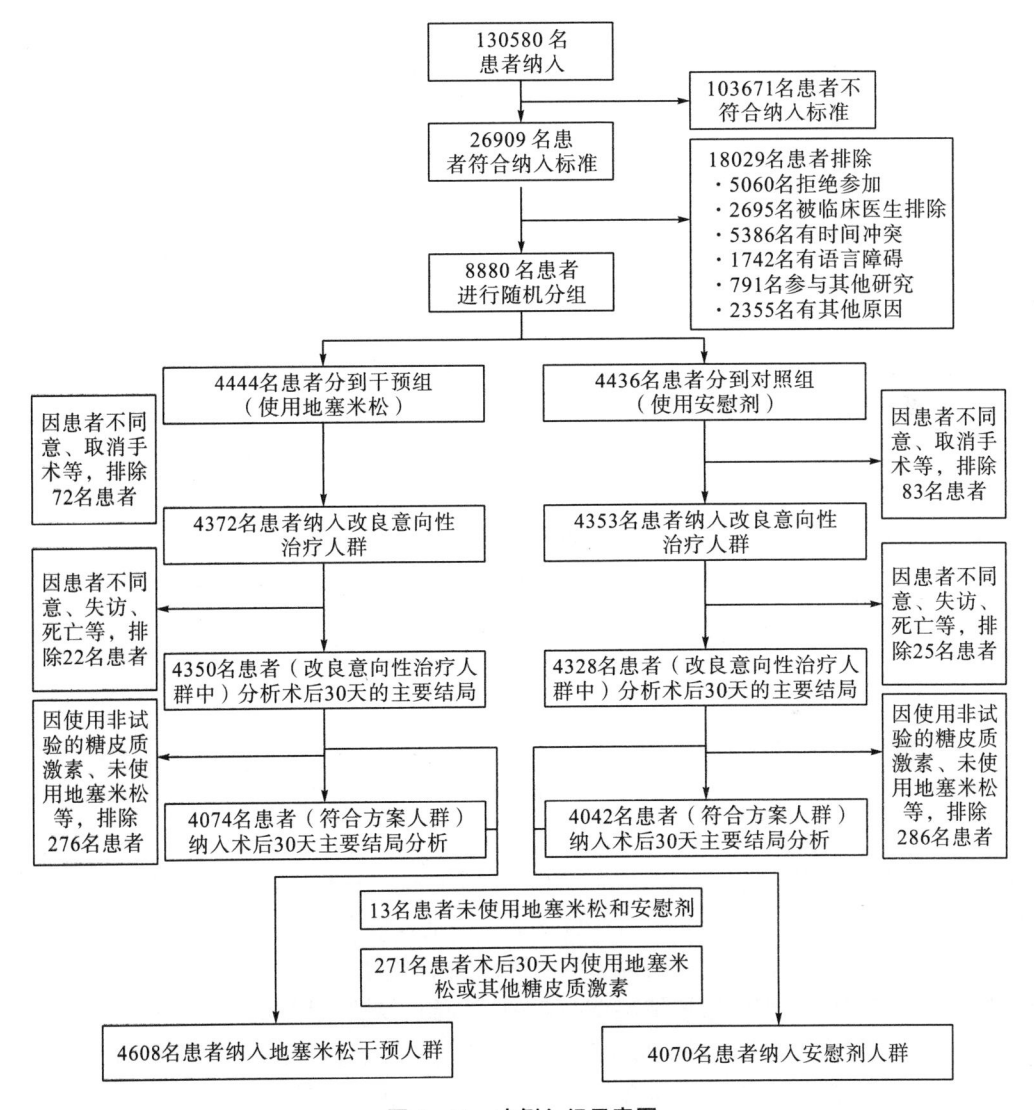

```
                    ┌─────────────┐
                    │ 130580名     │
                    │ 患者纳入     │
                    └──────┬──────┘
                           │         ┌──────────────────┐
                           ├────────▶│ 103671名患者不    │
                           │         │ 符合纳入标准      │
                           ▼         └──────────────────┘
                    ┌─────────────┐  ┌──────────────────┐
                    │ 26909名患    │  │ 18029名患者排除   │
                    │ 者符合纳入   │─▶│ ·5060名拒绝参加   │
                    │ 标准         │  │ ·2695名被临床医生 │
                    └──────┬──────┘  │  排除            │
                           │         │ ·5386名有时间冲突 │
                           ▼         │ ·1742名有语言障碍 │
                    ┌─────────────┐  │ ·791名参与其他研究│
                    │ 8880名患者   │  │ ·2355名有其他原因 │
                    │ 进行随机分组 │  └──────────────────┘
                    └──┬────────┬─┘
                       │        │
                       ▼        ▼
        ┌──────────────────┐  ┌──────────────────┐
        │ 4444名患者分到    │  │ 4436名患者分到    │
        │ 干预组（使用地    │  │ 对照组（使用安    │
        │ 塞米松）          │  │ 慰剂）            │
        └─────────┬────────┘  └─────────┬────────┘
                  │                     │
         ─72名    ▼                     ▼     ─83名
        ┌──────────────────┐  ┌──────────────────┐
        │ 4372名患者纳入    │  │ 4353名患者纳入    │
        │ 改良意向性治疗    │  │ 改良意向性治疗    │
        │ 人群              │  │ 人群              │
        └─────────┬────────┘  └─────────┬────────┘
         ─22名    │                     │     ─25名
                  ▼                     ▼
        ┌──────────────────┐  ┌──────────────────┐
        │ 4350名患者（改良  │  │ 4328名患者（改良  │
        │ 意向性治疗人群中）│  │ 意向性治疗人群中）│
        │ 分析术后30天的    │  │ 分析术后30天的    │
        │ 主要结局          │  │ 主要结局          │
        └─────────┬────────┘  └─────────┬────────┘
         ─276名   │                     │     ─286名
                  ▼                     ▼
        ┌──────────────────┐  ┌──────────────────┐
        │ 4074名患者（符合  │  │ 4042名患者（符合  │
        │ 方案人群）纳入术  │  │ 方案人群）纳入术  │
        │ 后30天主要结局分析│  │ 后30天主要结局分析│
        └──────────────────┘  └──────────────────┘

        ┌──────────────────────────────────┐
        │ 13名患者未使用地塞米松和安慰剂    │
        │ 271名患者术后30天内使用地塞米松   │
        │ 或其他糖皮质激素                  │
        └──────────────────────────────────┘

        ┌──────────────────┐  ┌──────────────────┐
        │ 4608名患者纳入    │  │ 4070名患者纳入    │
        │ 地塞米松干预人群  │  │ 安慰剂人群        │
        └──────────────────┘  └──────────────────┘
```

图 6-11 病例入组示意图

注：引自 Corcoran T B, Myles P S, Forbes A B, et al. Dexamethasone and surgical-site infection [J]. N Engl J Med, 2021, 384 (18): 1731-1741.

（四）干预

干预组患者在麻醉诱导后 5 分钟内静脉注射地塞米松，对照组注射安慰剂。其他措施如预防性抗菌药物使用、血糖控制和糖尿病患者用药等，均按照指南执行。非研究使用的糖皮质激素在术后3天内禁止使用。

主要结局分析是在改良意向性治疗分析人群、符合方案人群和接受干预人群中进行的。次要结局分析是在改良意向性治疗分析人群中进行的。

（五）结局指标

主要结局为术后30天内的手术部位感染，包括表浅切口感染、深部切口感染和器官/腔隙感染。参照美国疾病预防控制中心的诊断标准。

次要结局包括：①有植入物手术90天内的深部切口感染和器官/腔隙感染；②术后30天内其他部位感染：泌尿道感染、肺炎、导管相关感染及败血症；③术后第1天和第30天的病情康复质量评估［采用15项康复质量量表（QoR-15）评价］；④术后6个月内的慢性疼痛；⑤术后6个月内的死亡或新发残疾。

第三结局：术后24小时内和3天内的恶心呕吐、住院时间、C反应蛋白水平、血糖变化、淋巴细胞和中性粒细胞变化，以及术后30天内的非计划再次手术和入院。

不良事件：①心肌梗死、脑血管意外、深静脉血栓形成、肺栓塞；②按器官分类的严重不良事件（轻度、中度、重度）。

（六）样本估计

在每组预期手术部位感染率为9%的情况下，样本估算每组需要4303名患者才能使试验有90%的能力检测地塞米松的非劣效性。该研究的非劣效界值为2，即感染率差异的双侧95%可信区间（95%CI）的上边界<2，判定为非劣效性。

（七）研究结果

共26909名患者符合研究标准，8880名患者同意参加研究并进行随机分组。8725名患者符合改良意向性治疗分析人群纳入标准（干预组：4372名；对照组：4353名），两组患者间的基本信息（年龄、性别、BMI、麻醉风险评分、吸烟史、糖尿病情况）及手术情况（手术类型、切口分类、植入物、择期手术、手术时间、预防性抗菌药物使用）无差异。30天随访率为99.5%（8678名患者纳入最终分析）。

主要结局：干预组术后30天内的手术部位感染率为8.1%（354/4350），对照组为9.1%（394/4328），根据糖尿病情况调整后的干预组－对照组差值为－0.9（95%CI：－2.1~0.3），结果显示针对术后30天内的手术部位感染发生，使用地塞米松不劣于对照组（$RR=0.89$，$P<0.001$）。在符合方案人群（RD：－0.9；95%CI：－2.1~0.3；$P<0.001$）和接受干预人群（RD：－0.04；95%CI：－1.2~1.2；$P=0.001$）中分析，同样均符合非劣效标准。

次要结局：各项结果均显示干预组不劣效于对照组。①有植入物手术90天内的深部切口感染和器官/腔隙感染的发生率在两组中差异不大（1.9% vs 2.0%）；②30天内的其他部位感染（11.5% vs 12.5%）：尿路感染（4.4% vs 5.3%）、肺炎（2.2% vs 2.2%）、导管相关血流感染（0.5% vs 0.3%）及出院时败血症（0.9% vs 1.5%）；③术后6个月内新发的慢性疼痛（8.7% vs 7.1%）、新发残疾和死亡（8.5%

vs 8.1%)。

第三结局和不良事件：干预组术后 24 小时内恶心呕吐的发生率为 42.2%，对照组为 53.9%（RR：0.78；95%CI：0.75～0.82）。干预组无糖尿病患者高血糖发生率为 0.6%，对照组为 0.2%。术前血糖值与术后第 2 天的最高值之间的血糖水平中位数差为 3.6 mmol/L [IQR：2.5～4.9（65 mg/dL；IQR：45～88)] 和 2.4 mmol/L [IQR：1.4～3.6（43 mg/dL；IQR：25～65)]。干预组 19 例（0.5%）无糖尿病患者接受胰岛素治疗，安慰剂组 4 例（0.1%）。

（八）结论

在非急诊、非心脏手术后 30 天内，使用地塞米松后的手术部位感染率非劣效于使用安慰剂。

（林吉）

第三节　整群随机试验研究在医院感染管理中的应用

一、概述

整群随机试验是将研究对象以"群"为单位进行随机分配、干预、随访及效果比较的一种试验设计。"群"以某些具有共同特征的个体（如某个科室、某个医院的患者）或某一个体的多个部位（如多个牙、眼或器官）组成，在感染防控实践中，"群"多以前者形式存在。"群"组通过随机分配进入不同处理组。

整群随机试验是较为理想的群体干预研究设计方案，与个体随机对照试验不同的是，整群随机试验同时关注群体与个体水平的结果，两种设计方式分组差异见图 6-12 和图 6-13。这种差异决定了整群随机试验在样本量计算和数据统计分析等方面均有所不同。

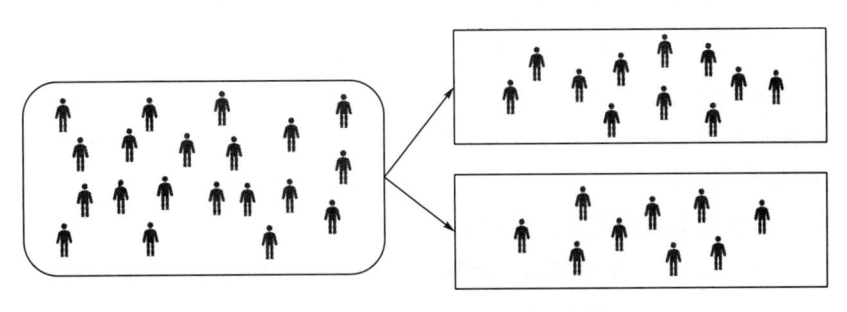

图 6-12　个体随机对照试验示意图

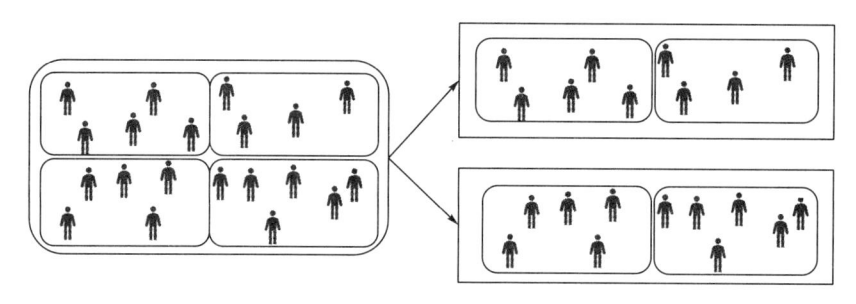

图 6-13 整群随机试验示意图

二、设计要素

（一）随机化方法

根据研究所需样本量、整群间异质性以及匹配难易程度等，整群随机试验的随机化分为完全随机化和限制性随机化，限制性随机化包含分层随机化和匹配随机化。当研究整群数量较小且群与群之间的变异度较大时，限制性随机化更为适用。

1. 完全随机化：将研究的整群按照简单随机分组的方法分配到不同处理组，适用于群数量较多、群规模相近的情况。如果群规模较小或群规模相差较大，则可能导致不同处理组基线特征不均衡，影响研究结果。例如，英国国家健康研究所为探讨在腹部手术切口闭合前常规更换无菌手套和医疗器械对手术部位感染防控的效果，在 7 个中低收入国家以医院为群组开展随机对照研究，81 家医院按照完全随机的方式分配到干预组和对照组，其中 39 家医院进入干预组，42 家医院进入对照组。

2. 限制性随机化：按照一定的基线特征（如患者基础疾病、患者年龄段、患者住院科室等）将整群进行分层或配对，并在此基础上进行随机分配，将整群分配到不同处理组。当整群数量较小或群规模相差较大时，限制性随机化更为适用。

1) 分层：一种常用的控制混杂因素的方法。在限制性随机化中，将整群按照已知的混杂因素进行分层，每一层包含 2 个以上规模大小相近、基本特征相似的整群，同时保持层与层之间各群基本特征差别较大，然后将每一层内的整群按照简单随机分组的方式随机分配到不同处理组。在实际应用中，常以整群规模大小作为分层的因素，以尽可能保证处理组间的均衡。例如，瑞士日内瓦大学医院在研究手卫生推进措施时，以病房为分配单位将研究病房按照患者住院时长划分为三个层级：①外科、产科和妇科；②内科；③老年科和康复科。在每个类别层级下，病房按照 1∶1∶1 的比例随机分配进入对照组、强化反馈组和强化反馈+患者参与组。

2) 匹配：匹配可以看作分层的变形应用，即每层只包含 2 个整群，通过简单随机分组的方式将 2 个整群分配到不同处理组。与分层不同的是，根据影响结局的重要混杂因素，在整群范围内进行匹配，以 2 个整群为一对组成"对子"，"对子"内部基本特征均衡，因此，在匹配过程中，部分整群可能因为不满足匹配条件而不被纳入选择。此外，配对群组中的任意群组在研究中途退出，将导致与其匹配群组被动退出，降低研究统计功效。匹配的条件可以是 1 个，也可以是多个，匹配条件越多，寻找可匹配整群的难度就越大，所以，对于整群数量较小的研究，使用匹配随机前应慎重考虑，避免过度使用。例如，美国研究者使用 MRSA 或 VRE 获得率作为匹配因素，以 ICU 为群组单位，将 20 个 ICU 随机分配到干预组和对照组，探讨对所有 ICU 患者执行戴手套和穿隔离衣的接触隔离措施对 MRSA、VRE 院内获得率的影响。

为减少群组水平的混杂，英国医学研究理事会（Medical Research Council，MRC）建议，每个处理组所包含的群组数不应少于 5 个。

（二）衍生设计类型

当研究资源有限、群组数量较少时，为增加统计效能，随机群组研究衍生出其他设计变体，其中应用最广泛的有交叉设计和阶梯设计。

1. 交叉设计（图 6-14）：整群随机试验的变体。在交叉设计中，所有整群均会被随机、先后分配到干预组与对照组，为消除分组顺序对研究结果产生的影响，研究组群在进入不同处理组之前，存在一个消除干预效应的洗脱期，这也能在一定程度上消除群组之间的异质性。尽管交叉设计能降低研究对群组数量的要求，但由于同一研究群组在不同时间段分别实施干预与对照措施，研究结果可能受时间效应影响。此外，某些可能对研究对象产生长期影响的干预措施（如健康教育等）无法在洗脱期彻底清除干预效应，可能对结果产生滞留效应。

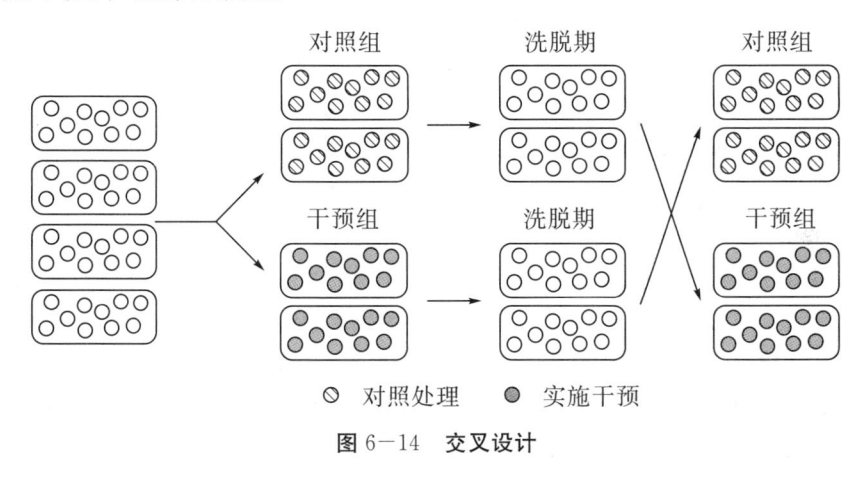

图 6-14　交叉设计

2. 阶梯设计（图 6-15）：当对多个群组同时实施干预措施的成本太高或开展难度较大，且由于干预措施有益，不对某些研究群组展开干预措施有悖伦理时，阶梯设计成为一种有效的解决方案。在阶梯设计中，每个群组按照随机的顺序相继接受干预，阶段 1 至阶段 5 为 5 个时间长度大致相等的研究阶段，4 个群组按照随机的顺序在不同研究阶段相继进入干预组，直至所有群组都从对照组转变为干预组。在阶梯设计中，所有研究对象都按照随机的顺序经历了从对照至干预的转变，因此，阶梯设计可以看作交叉设计的一种特殊形式。

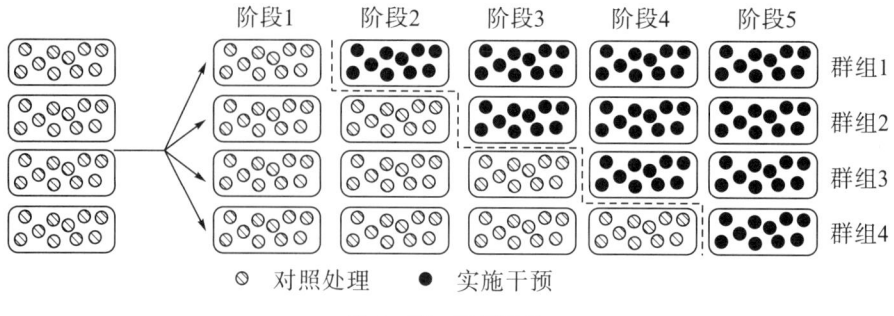

图 6-15 阶梯设计

近年来，阶梯设计被大量运用于临床研究，但其仍存在一些较为明显的缺点，例如，由于阶梯设计分阶段开展，与设置平行对照的整群随机试验相比，阶梯设计研究需要更长的研究时间、更复杂的实施方案和更多的结果测量，可能影响研究对象的依从性。此外，阶梯设计的样本量计算及结果统计中时间对结果的混杂效应还缺乏公认的解决方案。因此，要想充分利用阶梯设计进行医院感染防控措施评价，必须在研究开始前谨慎计划，并根据方案严格实施。

三、优势及局限性

整群随机试验能够评估以群体而非个体为单位实施的干预措施效果，如健康教育、公共卫生政策等。在干预措施实施过程中，整群内的研究个体受群体内其他个体的影响，拥有更高的依从性，不仅如此，基于整群开展的抽样、分组及组织协调工作都更易开展，整群随机试验相对于个体随机对照试验，受"沾染"的可能性更小，试验结果较为可信。

然而，由于整群随机试验抽样、分析均以群为单位进行，在计算样本量时，为保证整群对总体有足够的代表性，整群间与结局高度相关的基线特征差异需越大越好，同时，由于群内个体的相关性问题无法避免，导致整群随机试验对样本量的需求更大。此外，在统计分析时，除了个体变异，研究者还必须考虑整群效应，因此，研究对统计方法的要求更高。整群随机试验的干预措施相对更为复杂多变，无法保证对研究参与人员设盲，因此结果存在一定的信息偏倚。

四、实例

（一）研究背景

人体皮肤表面存在大量暂居菌。住院患者在接受侵入性操作时，皮肤屏障被破坏，当微生物污染量达到一定程度时，患者会发生感染。氯己定是一种常用的皮肤消毒剂，因其广谱抗菌、长效抑菌等特性，被大量用于临床操作。已有研究发现，每天常规使用氯己定进行沐浴对降低患者皮肤表面多重耐药菌检出率、血流感染发病率和艰难梭菌感染率有意义，因此，部分多重耐药菌防控的专家共识和指南将氯己定沐浴措施纳入推荐。然而，氯己定沐浴的真实效果及其对其他类型医院感染的防控效果还有待讨论。

Michael 等拟使用整群随机试验探讨对危重患者每天使用氯己定沐浴对降低其医院感染发生率的意义。

(二) 研究方法

研究采用整群随机交叉对照试验设计,将 2012 年 7 月至 2013 年 7 月入住某三级医疗中心 5 个成人 ICU 的患者以 ICU 为整群单位进行随机分组,分配到干预组与对照组。干预组医务人员每天用浸泡了 2% 氯己定的布巾对组内患者进行洗浴,而对照组医务人员每天对组内患者使用一次性非抗菌布进行洗浴。具体分组方法如下:每个组群随机分配到 1 或 2 的洗浴编号,其中,被分配到 1 的群组患者在研究开始时进入氯己定洗浴组,被分配到 2 的群组患者进入对照组,每个洗浴周期为 10 周,患者在接受完 10 周的沐浴后,进行 2 周的洗脱,即仅使用非抗菌布沐浴,然后,交替洗浴措施,继续进行 10 周的沐浴干预。研究过程中,每个群组在洗浴方式上更换 3 次,共经历 4 轮、共 40 周的洗浴干预+对照洗浴。研究技术路线见图 6-16。

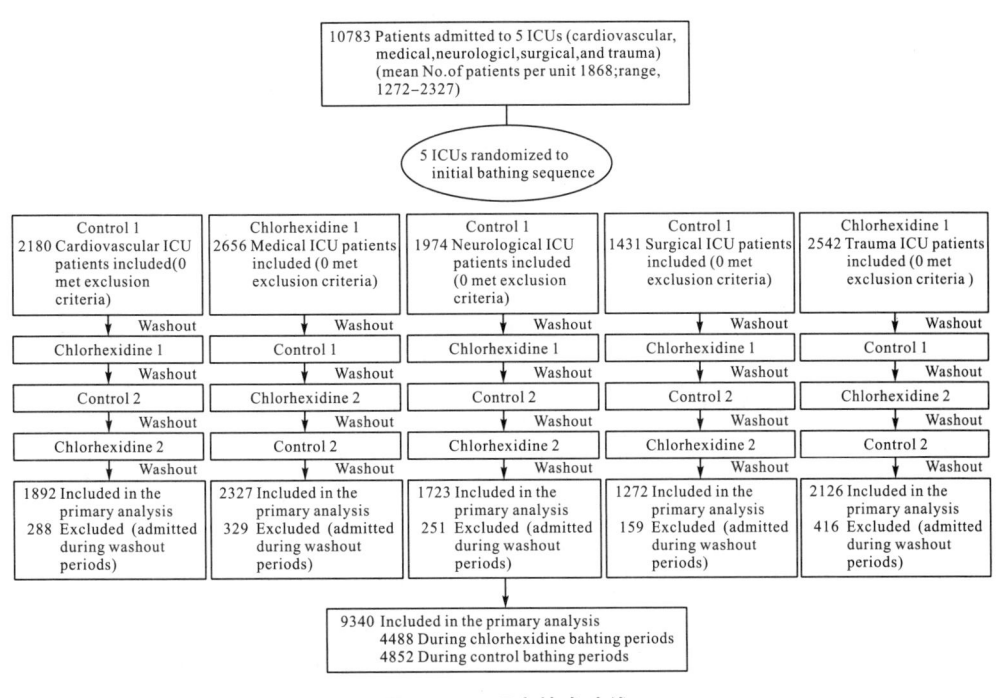

图 6-16 研究技术路线

注:引自 Noto M J, Domenico H J, Byrne D W, et al. Chlorhexidine bathing and health care-associated infections: a randomized clinical trial [J]. JAMA, 2015, 313 (4): 369-378。

(三) 数据收集

研究主要结局为医院感染的复合指标,包括中心静脉导管相关血流感染(CLABSI)发生率、导尿管相关尿路感染(CAUTI)发生率、呼吸机相关性肺炎(VAP)发生率和艰难梭菌感染发生率。研究虽难以对医务人员、患者实施盲法,但对医院感染判定人员设盲。医院感染判定人员根据美国 NHSN 医院感染判定标准进行感染判定。研究次要结局有主要结局中各个感染类型的感染率、院内死亡率、患者住院及 ICU 住院时长、多重耐药菌阳性检出率、血培养污染率、血流感染发病率和各 ICU 主要结局发生率。

（四）统计分析

研究使用泊松回归模型比较各组之间的感染率。使用 Logistic 回归模型及泊松回归模型进行氯已定作用效果评估，协变量包括年龄、性别、种族、入住 ICU 类型、参与时长、13 种并发症、入院白细胞计数结果及沐浴分组。研究还使用 Logistic 回归模型估计氯已定对住院死亡率的影响。

（五）研究结果

研究开始阶段，4488 名患者进入干预组，4852 名患者进入对照组。研究结束后，干预组共发生 55 例感染，对照组发生 60 例感染。在矫正协变量后，两组主要结局之间差异无统计学意义（$RR=0.94$，$P=0.83$），此外，两组间血流感染发病率（$P=0.53$）、血培养污染率（$P=0.40$）、多重耐药菌阳性检出率（$P=0.43$）、主要结局中各个感染类型感染率和死亡率等均无统计学差异，然而，氯已定组院内死亡率低于对照组（$P=0.07$）。在对各 ICU 的亚组分析中发现，主要结局中各感染类型的感染率在 ICU 内均无统计学差异，但心血管 ICU 干预组血培养污染率明显降低（$P=0.003$），创伤 ICU 干预组院内死亡率明显降低（$P=0.03$）。

（陶思源　宗志勇）

参考文献

[1] 李立明. 流行病学［M］. 8 版. 北京：人民卫生出版社，2017.

[2] Zuckerman I H, Lee E, Wutoh A K, et al. Application of regression－discontinuity analysis in pharmaceutical health services research［J］. Health Serv Res，2006，41（2）：550－563.

[3] Murray D M, Pennell M, Rhoda D, et al. Designing studies that would address the multilayered nature of health care［J］. J Natl Cancer Inst Monogr，2010，2010（40）：90－96.

[4] Grimshaw J, Campbell M, Eccles M, et al. Experimental and quasi－experimental designs for evaluating guideline implementation strategies［J］. Fam Pract，2000，17（Suppl 1）：S11－S16.

[5] Agyepong I A, Ansah E, Gyapong M, et al. Strategies to improve adherence to recommended chloroquine treatment regimes：a quasi－experiment in the context of integrated primary health care delivery in Ghana［J］. Soc Sci Med，2002，55（12）：2215－2226.

[6] Campbell D T, Krauss B J. Speculations on quasi－experimental design in HIV/AIDS prevention research［J］. J Meth Measur Soc Sci，2012，3（1）：52－84.

[7] Linden A, Trochim W M, Adams J L. Evaluating program effectiveness using the regression point displacement design [J]. Eval Health Prof, 2006, 29 (4): 407-423.

[8] Boumans N P, Berkhout A J M B, Vijgen S M C, et al. The effects of integrated care on quality of work in nursing homes: a quasi-experiment [J]. Int J Nurs Stud, 2008, 45 (8): 1122-1136.

[9] Cooke M, Holzhauser K, Jones M, et al. The effect of aromatherapy massage with music on the stress and anxiety levels of emergency nurses: comparison between summer and winter [J]. J Clin Nurs, 2007, 16 (9): 1695-1703.

[10] Li M, Wang X, Wang J, et al. Infection-prevention and control interventions to reduce colonisation and infection of intensive care unit-acquired carbapenem-resistant Klebsiella pneumoniae: a 4-year quasi-experimental before-and-after study [J]. Antimicrob Resist In, 2019, 8 (8): 1-10.

[11] Corcoran T B, Myles P S, Forbes A B, et al. Dexamethasone and surgical-site infection [J]. N Engl J Med, 2021, 384 (18): 1731-1741.

[12] Craig P, Dieppe P, Macintyre S, et al. Developing and evaluating complex interventions: the new Medical Research Council guidance [J]. Int J Nurs Stud, 2013, 50 (5): 587-592.

[13] Ademuyiwa A O, Adisa A O, Bhangu A, et al. Routine sterile glove and instrument change at the time of abdominal wound closure to prevent surgical site infection (ChEETAh): a pragmatic, cluster-randomised trial in seven low-income and middle-income countries [J]. The Lancet, 2022, 400 (10365): 1767-1776.

[14] Stewardson A J, Sax H, Gayet-Ageron A, et al. Enhanced performance feedback and patient participation to improve hand hygiene compliance of health-care workers in the setting of established multimodal promotion: a single-centre, cluster randomised controlled trial [J]. Lancet Infect Dis, 2016, 16 (12): 1345-1355.

[15] Harris A D, Pineles L, Belton B, et al. Universal glove and gown use and acquisition of antibiotic-resistant bacteria in the ICU: a randomized trial [J]. JAMA, 2013, 310 (15): 1571-1580.

[16] Puffer S, Torgerson D J, Watson J. Cluster randomized controlled trials [J]. J Eval Clin Pract, 2005, 11 (5): 479-483.

[17] de Kraker M E A, Abbas M, Huttner B, et al. Good epidemiological practice: a narrative review of appropriate scientific methods to evaluate the impact of antimicrobial stewardship interventions [J]. Clin Microbiol Infect, 2017, 23 (11): 819-825.

[18] Barker D, McElduff P, D'Este C, et al. Stepped wedge cluster randomised trials: a review of the statistical methodology used and available [J]. BMC Med Res Methodol, 2016, 16: 69.

[19] Noto M J, Domenico H J, Byrne D W, et al. Chlorhexidine bathing and health care-associated infections: a randomized clinical trial [J]. JAMA, 2015, 313 (4): 369-378.

第七章 理论流行病学在医院感染管理中的应用

理论流行病学作为一门应用数学语言解析疾病动态的学科，运用数学模型这一工具，描绘疾病在时间、空间、人群中的传播特征。医院感染传播机制的复杂性尤为显著。医院感染传播机制受到多重因素的交织影响：病原微生物的生物学特性、医院内的环境条件、感染防控策略的有效性，以及患者的免疫状态等。经过长期的研究，人们已掌握其传播的一定规律。理论流行病学在感染防控实践中发挥重要作用，它通过将感染过程运用数学表达式刻画，构建起能够模拟医院感染发生发展及传播动态的数学模型。理论流行病学的引入，使得我们能够科学精准地识别出感染的高危人群，预测感染趋势的演变方向，以及评估不同防控措施的实施效果。医院感染研究的持续深入与成果的不断涌现，也为理论流行病学的完善与发展提供了源源不断的动力与丰富的素材。两者相辅相成，共同推动着人们更加全面、深入地认识医院感染及其防控机制。

第一节 仓室模型在医院感染管理中的应用

一、仓室模型的概念

仓室模型是基于传播动力学，描述传染病传播过程的数学模型。仓室模型假设患者间患病不独立，每个患者都可能与其他患者存在某种联系。这种假设适用于可以借助外力实现传播的疾病，如传染病。仓室模型将人群分为不同类别，将患者间的接触和传播抽象成不同人群间状态的转移，建立不同类别间转移的数学方程，拟合人群间的传播链条。

二、仓室模型的应用场景

假设在一座城市中出现了一名传染病感染者，我们将之标记为"I"。这个城市中的其他居民都没有感染这种传染病，同时对这种传染病普遍易感，我们将之标记为"S"。跟I有过接触的S可能被感染，成为新的I。而感染传染病的I经过治疗后，会恢复健康，重新变回S。S和I的人群转移关系见图7-1。

```
┌─────────┐         ┌─────────┐
│    S    │ ←─────→ │    I    │
│ (易感者) │         │ (感染者) │
└─────────┘         └─────────┘
```

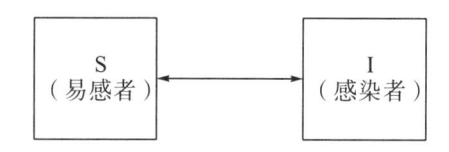

图 7-1　S 和 I 的人群转移关系

因此，只要通过调查了解到 I 平均每天接触多少个 S、与 I 接触的 S 有多大概率成为新的 I、成为 I 之后几天重新变回 S 等参数，就可以推算出这座城市每天大约将出现多少个 I、在什么时候 I 的人数达到最高点等，这对于公共卫生政策制定非常重要。以上列举了一种最简单的仓室模型，预测疾病的传播趋势是仓室模型最基本的应用场景。提前预知传染病的发展趋势和高峰期，对于调配医疗资源、调整防控措施等管理决策，有着重要的支撑作用。

除了预测疾病趋势，仓室模型可以用于评估疾病预防、治疗、控制等策略的效果。通过模拟和调整不同干预措施（如疫苗接种、隔离等）对于疾病传播的相关参数的影响，预测出实施该措施对于控制传染病的效果。这种预测能力使得公共卫生决策者可以直观量化干预措施的效果。对于一些影响重大的干预措施，或不便于采取模拟实验的干预措施，决策者可以通过数学模型模拟其干预效果，决定是否要实施该种干预措施。

值得注意的是，并不是任何情况下的传染病传播预测都可以使用仓室模型。仓室模型把疾病的传播简化成不同人群间状态的转移。这意味着在模型中人口只能在不同的疾病状态间转移，而在现实情况中，个体可能因为迁出、自然灾害等离开群体。如果一座城市的总体人口数基本稳定，极少数人口的迁入迁出对人口总量的影响几乎可以忽略不计，可以使用仓室模型进行拟合。而小规模群体，比如病房、病区内每天患者的迁入迁出波动量大，则不适用仓室模型。在仓室模型中，使用参数模拟疾病间的传播效率，即默认每名感染者的传染力是相同的，每名易感者被感染的概率也是相同的。这也是仓室模型建立的基本假设。如果拟合的传染病的传播力在不同患者间存在较大的波动，这种情况也不适用仓室模型。

三、仓室模型的理论框架

仓室模型的理论框架是建立在将传染病的流行过程抽象成疾病在不同人群间的转移之上的。虽然不同的传染病传播特性千差万别，但在仓室模型中都可以通过三要素，即群体、传播路径、传播速度，来加以描述和区分。

1. 群体：处于传染病传播过程中不同阶段的个体。根据传播路径、传播速度的特性将不同的人群归类，如易感者、感染者、康复者等。也可根据疾病传播的复杂程度，增加不易感者、潜伏期患者、死亡者等群体。一般来说，若因为疾病的特性或人为干预出现传播路径、传播速度与已建模的群体均不同的一类人群，就需要在模型中增设新的群体。

2. 传播路径：传播路径描述的是疾病如何在不同群体之间传播，构建不同群体间的转移关系，在仓室模型的图示中表现为群体之间的箭头关系。

3. 传播速度：传播速度描述的是疾病传播的快慢，即不同群体通过传播路径转移的快慢。比如，易感者接触感染者后，有多大概率变成感染者。传播速度需要根据现实世界中已有的数据估算。数据估算越准确，模型的准确度就越高。

通过传染病的特性设置群体、调整群体间的传播路径、修正群体间的传播速度，就可以表述不同的传染病。

四、仓室模型的构建

构建仓室模型，即综合考虑传染病的特性、传播的实际过程，建立"群体、传播路径、传播速度"三要素。

如何区分流感和麻疹在人群间的传播过程？可以通过"群体、传播路径、传播速度"这三个要素去区分。麻疹患者感染后，通常不会再患病，因此麻疹的"感染者"在感染结束后会进入"康复者"群体，即不再易感的人群（图7-2）。而流感患者感染后，不会具备长期的免疫力，因此流感"感染者"在感染期结束后会回到"易感者"群体，在流感传播的仓室模型中没有"康复者"这一群体（图7-3）。

图 7-2 麻疹传播的仓室模型

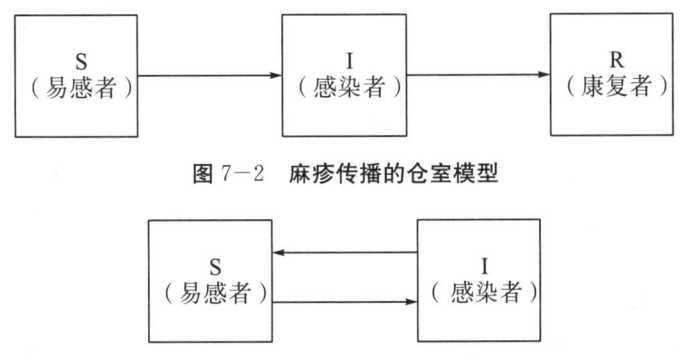

图 7-3 流感传播的仓室模型

即使传染病的传播过程更加复杂，采取的公共卫生措施对于传播路径的影响更为繁多，人们也仍然可以通过增加不同的群体、规划不同的传播路径，同时调整传播速度来表达。以新型冠状病毒传播的仓室模型为例。从群体上讲，除了"易感者""感染者"这两类基础人群，由于新型冠状病毒传播具有潜伏期，"潜伏期患者"的传播效力和感染者是不同的，因此需要单独划分"潜伏期患者"这一人群。同时，新型冠状病毒感染患者康复后，具有一定程度的免疫力，康复患者被感染的概率与从未感染过的"易感者"不同，因此需要划分"康复者"这一群体。同时，政府采取的一系列公共卫生措施会影响新型冠状病毒的传播路径和速度，产生一些经过人为干预的特殊群体。在易感者被感染后，确诊人群会被集中隔离，相比于其他的"感染者"，他们不再有机会接触和感染"易感者"，属于一类和普通"感染者"传播路径、传播速率均不相同的特殊"感染者"，在建立模型时，一般单独将其作为"已被隔离的确诊者"一类。政府还采取了提供新型冠状病毒疫苗接种服务的方式，降低"易感者"的感染概率，这部分接种过新型冠状病毒疫苗的人群，被感染的概率和普通"易感者"又不相同，因此，我们一般将其重新划分为一类"不易感者"群体。根据这些群体之间的联系，可以构建出其传播路径，再根据已有数据测算出其传播速度，这样就完成了新型冠状病毒传播仓室模型的构建（图 7-4）。

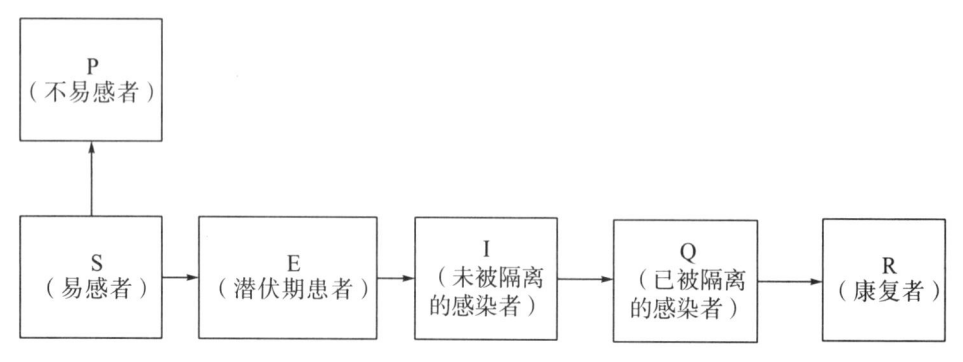

```
                    ┌─────────┐
                    │    P    │
                    │(不易感者)│
                    └─────────┘
                         ↑
┌─────────┐    ┌──────────┐    ┌──────────┐    ┌──────────┐    ┌─────────┐
│    S    │ →  │    E     │ →  │    I     │ →  │    Q     │ →  │    R    │
│(易感者) │    │(潜伏期患者)│    │(未被隔离 │    │(已被隔离 │    │(康复者) │
│         │    │          │    │的感染者) │    │的感染者) │    │         │
└─────────┘    └──────────┘    └──────────┘    └──────────┘    └─────────┘
```

图 7-4 新型冠状病毒传播仓室模型

通过以上的例子我们可以得知，只要根据传染病的传播特征，建立贴合其实际情况的"群体、传播路径、传播速度"三要素，即可构建出各类传染病的仓室模型。这里需要再次强调的是，仓室模型是对现实世界的模拟和简化，因此，对于同一种传染病，不同的建模者可能会根据情况构建不同的模型。比如，在建立新型冠状病毒传播仓室模型的过程中，有的建模者会根据"不易感者"接种疫苗的剂次，将其分为不同的群体。模型描述得越精细，需要用于估算参数而掌握的现实世界的数据也就越多，预测的效果也更为准确。同时，构建更为精细的模型增加了模型的灵敏度，现实世界出现的微小影响可能会导致这类模型的过度反应，以至于模型不能应对不同的情况和场景。因此，在构建仓室模型时，需要根据实际需求去平衡其精确度和灵敏度。

在设置好"群体、传播路径"两大要素后，还需要确定"传播速度"，以将静态的模型图示转化为动态的模拟传播过程。以最基础的"流感传播仓室模型"为例。

案例1：假设A城暴发了流感疫情，作为一名公卫专业人员，需要掌握哪些数据，才能够预测出A城每天感染流感病毒的人数？

首先，需要掌握群体参数：A城的总人数、初始状态时感染者的总人数。假设分别为300万人、3000人。其次，需要掌握传播路径参数：每名感染者每天平均可以接触多少名易感者，接触了感染者的易感者有多大概率会被感染？假设分别为3人、1/9。最后，还需要掌握传播速度参数：感染者平均康复天数是几天？假设为3天。掌握了以上基本信息后，就可以实现A城流感人数的预测。

从初始状态开始推算：

①在第1天接触到感染者的易感者数=3000（A城初始状态的感染者数）×3（每名感染者每天平均接触的易感者数）=9000人。

②在第1天被感染的易感者数=9000（在第1天接触到感染者的易感者数）×1/9（接触了感染者的易感者有多大概率被感染）=1000人。

③在第1天感染者康复重新成为易感者的人数=3000（A城初始状态的感染者数）×1/3（感染者康复天数的倒数，即感染者每天康复的概率）=1000人。

通过算式①、②、③我们可以推算，在第1天，3000名感染者中有1000人重新康复成为易感者，而在易感者中，有1000人成为新的感染者。我们可以以此类推第2天、第 3 天及以后多天的情况，以此来实现对每天流感人数的预测。

此外，从案例 1 可以推算得知，感染者和易感者始终处于一个动态平衡的过程，无法从根源消除流感疫情。这一结果提示我们需要采取一些防控措施来控制 A 城的流感疫情。此时仓室模型需要根据新的防控措施来调整，如案例 2。

案例 2：A 城政府汲取教训，为了防止流感疫情的暴发，新的一年 A 城政府在流感季来临之前提前为市民提供了流感疫苗接种服务。我们需要掌握哪些新的数据以预测新的一年流感疫情的发展趋势？

A 城政府组织市民接种了流感疫苗，这是导致 A 城流感疫情与去年不同的主要因素。这部分接种了流感疫苗的市民的被传播速度和易感者是不同的，因此需要重新构建组织流感疫苗接种后新的仓室模型（图 7-5）。

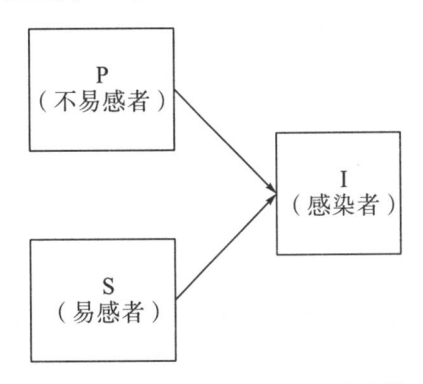

图 7-5　组织流感疫苗接种后的仓室模型

在新的仓室模型的基础上，我们再来预测。首先，需要掌握群体参数：A 城的总人数、初始状态时感染者的总人数、接种疫苗成为不易感者的人数。假设分别为 300 万人、3000 人、100 万人。其次，需要掌握传播路径参数：每名感染者每天平均可以接触多少人，接触了感染者的易感者有多大概率会被感染，接触了感染者的不易感者有多大的概率会被感染？假设分别为 3 人、1/9、1/1000。最后，还需要掌握传播速度参数：感染者平均康复天数是几天？假设为 3 天。

从初始状态开始推算：

①在第 1 天接触到感染者的易感者数=3000（A 城初始状态的感染者数）×3（每名感染者每天平均接触的人数）×2/3（接触的人为易感者的概率）=6000 人。

②在第 1 天接触到感染者的不易感者数=3000（A 城初始状态的感染者数）×3（每名感染者每天平均接触的人数）×1/3（接触的人为不易感者的概率）=3000 人。

③在第 1 天被感染的易感者数=6000（在第 1 天接触到感染者的易感者数）×1/9（接触了感染者的易感者有多大概率被感染）=667 人。

④在第 1 天被感染的不易感者数=3000（在第 1 天接触到感染者的不易感者数）×1/1000（接触了感染者的不易感者有多大概率被感染）=3 人。

⑤在第 1 天感染者康复重新成为易感者的人数=3000（A 城初始状态的感染者数）×1/3（感染者康复天数的倒数，即感染者每天康复的概率）=1000 人。

通过算式①、②、③我们可以推算，在第 1 天，3000 名感染者中有 1000 人重新康复成为易感者，而在非感染者中，有670人成为新的感染者。以此类推，可以实现对未来流感感染人数的预测，同时可以量化评估流感疫苗接种策略对流感疫情防控的效果。

通过案例1，我们可以了解运用仓室模型进行预测需要掌握的几类基本参数，如群体参数、传播路径参数、传播速度参数。

除了上述基本参数外，一些人为措施因素（如疫苗接种、佩戴个人防护用品）和非人为措施（如温度、湿度）也会对疾病的传播产生重要影响。这些措施对仓室模型产生的影响如案例2所示，也可以量化估算，以提高模型的精确度。

五、仓室模型的效果评价

仓室模型属于白箱模型，建模者根据认知水平对研究对象的内部机制建立数学模型，模型内部的工作机制透明，可以解释其预测结果的合理性。对于仓室模型，可以从过程维度和结果维度进行评价。

过程维度的评价使得建模者可以在建模的过程中对模型进行初步的评价，进而及时改进模型。仓室模型过程维度的评价指标为可解释性、参数估算的准确性。

（一）可解释性

模型结构清晰、结构简洁，各部分之间关系明确，准确地反映传染病的真实特征。

（二）参数估算的准确性

用于反映参数的数据对于参数有明确的指代关系。参数估算的准确性又可以从代表性、操作性、动态性三个维度进行评价。代表性：数据能够反映和代表目标群体的总体特征和状况。需要从目标群体的多个层级收集数据，并考虑到其他可能的影响因素。通过调整数据的覆盖面和抽样方法，确保数据准确地反映目标群体的实际情况。操作性：数据的可处理性。收集的原始数据需要经过清洗、处理和分析等步骤以提取有用的信息。操作性好的数据应具有明确的定义和格式，便于建模者获取和处理。动态性：数据的发展趋势和未来走向。数据要适应未来环境的动态变化，可以用于预测未来的趋势和变化，有助于人们做出相应的决策和采取行动。

结果维度的预测指标为预测精度、鲁棒性、稳定性、泛化能力、比较分析。

1. 预测精度：衡量仓室模型预测结果的准确性。通常采用历史数据对模型进行预测，将预测结果与真实结果相比，以验证模型的预测精度。

2. 鲁棒性：评估仓室模型对参数变化的敏感程度。一个好的模型应当具备一定的鲁棒性，对于参数的小幅度变化，模型的预测结果应保持相对稳定。

3. 稳定性：衡量仓室模型在不同场景下的预测效果。在不同的场景下，模型应不受异常值等因素的干扰，具有稳定的预测效果。

4. 泛化能力：评估仓室模型对未来数据的预测效果。采用非训练数据对模型进行预测，验证其预测效果。

5. 比较分析：将仓室模型的效果与其他预测模型进行比较，验证其性能是否优秀。

六、实例

有研究者运用仓室模型构建了CRKP在医院的传播动力学模型,据此制定了控制策略。首先根据CRKP的感染状态,将患者分为4类群体:未定植患者(S)、定植患者(C)、感染患者(I)、康复患者(R);将医务人员分为2类群体:未感染(S_s)和已感染(C_s)。下标数字表示患者经历某类状态的次数,如I_2表示二次感染的患者。根据CRKP在院内传播的实际情况,构建不同类别患者间的转移关系,见图7-6。

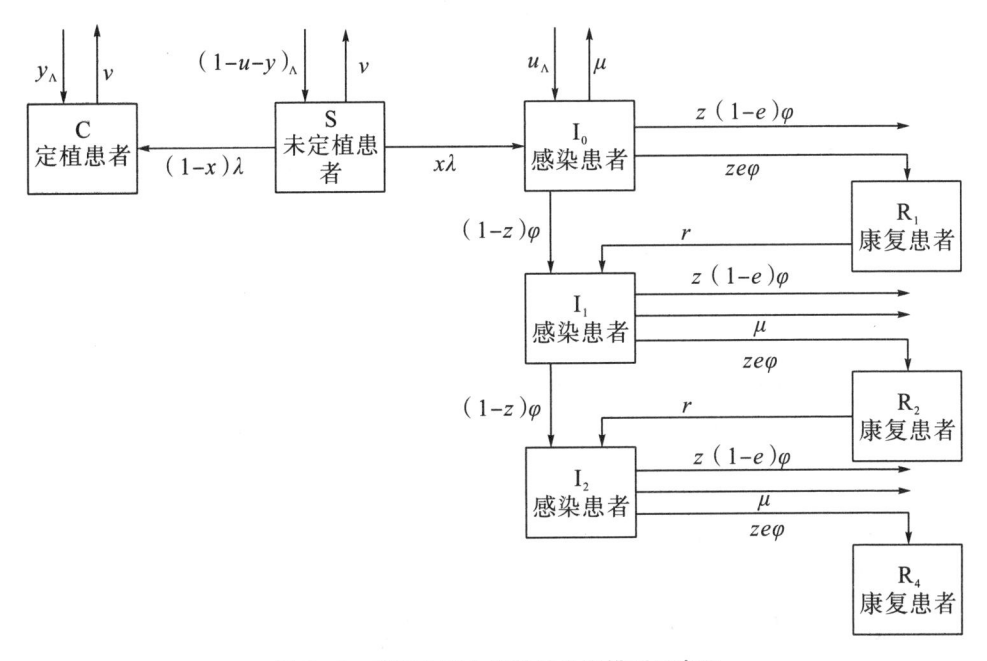

图7-6 CRKP院内传播的仓室模型示意图

注:引自 Changruenngam S, Modchang C, Bicout D J. Modelling of the transmission dynamics of carbapenem-resistant Klebsiella pneumoniae in hospitals and design of control strategies [J]. Sci Rep, 2022, 12 (1): 3805。

设定必要的参数,用数学方程描绘群体间的转移速率。首先设定已知参数如下:C,定植患者数;I,感染患者数;R,复发患者数;a,患者每天接触医务人员数;b,接触已感染医务人员后被感染的概率;x,未感染的患者接触感染者后成为感染者的比例;1-x,未感染的患者接触感染者后成为定植者的比例;δ,医务人员对多重耐药菌防护措施的依从率;φ,使用抗菌药物治疗感染的患者率;z,使用抗菌药物治疗成功率;e,治疗后复发率;r,复发后重入院率;γ,定植患者、未定植患者出院率;μ,因感染死亡率;Λ,总入院率;u,入院患者感染率;y,入院患者定植率;N,患者总数;m,患者人数和医务人员密度之比;b_s,医务人员接触感染/定植患者后的感染率;p,采取防护措施后的有效率;$α_{min}$,工作人员去除定植/感染的最小概率;$α_{max}$,工作人员去除定植/感染的最大概率。

在设定好参数后,就可以根据群体间的关系写出转移的数学表达式。

每天被医务人员感染的患者数：

$$\lambda = ab\,(1-\delta)\,\frac{C_s}{N_s}$$

每天被患者感染的医务人员数：

$$\lambda_s = am\,b_s\,(1-\delta)\,\frac{(C+pI)}{N}$$

对于患者不同状态间的转移：

$$\frac{dS}{dt} = (1-u-y)\Lambda - \lambda S - \gamma S$$

$$\frac{dC}{dt} = y\Lambda + (1-x)\lambda S - \gamma C$$

$$\frac{dI_0}{dt} = u\Lambda + x\lambda S - (\varphi+\mu)I_0$$

$$\frac{dI_k}{dt} = (1-z)\varphi I_{k-1} + rR_k - (\varphi+\mu)I_k$$

$$\frac{dR_k}{dt} = ze\varphi I_{k-1} - rR_k$$

对于工作人员不同状态间的转移：

$$\frac{dS_s}{dt} = -\lambda_s S_s + [(1-\delta)a_{\min} + \delta a_{\max}]C_s$$

$$\frac{dC_s}{dt} = \lambda_s S_s - [(1-\delta)a_{\min} + \delta a_{\max}]C_s$$

以上计算证明了定植患者入院将导致院内传播持续存在，无论采取何种措施都无法彻底清除医院感染，支持了来院患者主动筛查的必要性。同时，模型验证了缩短治疗时间、使用有效降低患者复发率的抗菌药物对于 CRKP 防控的重要意义。这一案例体现了仓室模型对于医院感染防控的意义，其不仅能够预测医院感染未来发生的情况，还能检验不同防控措施的有效性。

（彭雅兰）

第二节　基于个体的模型在医院感染管理中的应用

一、基于个体的模型的概念

易感者是否感染某种传染病，受到个体活动活跃度、年龄、基础疾病等多种因素的影响。基于个体的模型就是这样一种以微观的个体为单位的数学建模方法，以概率的形式表达不同个体感染疾病的异质性，通过个体之间的相互作用，将独立的个体串联起来形成网络，在此基础上模拟疾病的传播过程。基于个体的模型被称为"自下而上"的方法，汇总微观层面的行为以预测宏观层面的动态。

二、基于个体的模型的应用场景

基于个体的模型适用于群体内不同个体间在传染病传播过程中的易感性或病程等存在较大异质性的情形。以仓室模型为代表的传播动力学模型，在建模时以群体为单位，考虑群体间的迁入迁出行为，对总体进行预测。在此类模型中，个体的微观行为被模糊化处理，未被纳入建模过程。举个例子，在建立预测流感传播的仓室模型时，婴幼儿、健康成年人、有呼吸道基础疾病的患者、老年人被集合成一个易感者群体纳入模型，被赋予同样的感染概率。但实际上，以上几类人群感染流感的概率是不同的，甚至具有较大的差距。如果在模型中模糊掉此类差距，则会造成估算的不准确。采用基于个体的模型，从更微观的角度在模型中拟合个体间的动态交互对疾病传播造成的影响，有助于个人层面的特征对健康行为、健康结果具有更显著影响的疾病传播建模。

三、基于个体的模型的理论框架

基于个体的模型运用参数和概率表达个体的社会属性和关联属性，建立虚拟个体及其所处的虚拟社会网络，在虚拟社会网络中模拟疾病传播的过程。个体是基于个体的模型的基本单位。模型中的个体由一系列设定好的基本参数，如年龄、性别等所描绘。设定的基本参数越详细，对个体的描绘就越细致。比如，设定个体在空间中的坐标位置，就可以在模型中描绘个体间的空间关系。个体作为模型的基本单位被设定好后，研究者就可以从个体的特征出发，基于社会调查获取的真实世界统计数据，将每个虚拟个体划分到对应的虚拟社会群体中，如虚拟家庭、虚拟学校等，以尽可能地模拟真实世界个体的社会关系，构建虚拟社会关系网络。在虚拟社会关系网络中，设定个体间接触的概率，这就构成了虚拟社会接触网络。

要模拟疾病在社会中的传播，不仅需要建立虚拟社会接触网络，还需要对实际发生的疾病传播过程进行拟合。这就需要进一步掌握疾病发生的特征参数。从描述疾病传播情况的角度，研究者应掌握疾病的传播途径和自然史，这些特征决定了模型的演化过程。在虚拟社会接触网络的基础上，引入传播动力学模型，以描述不同的疾病在个体间的传播过程。

四、基于个体的模型的构建过程

基于个体的模型旨在通过数学语言精准描绘现实世界中个体及其相互接触的复杂图景，进而模拟不同个体组合与接触模式对疾病传播动态的深远影响。模型的构建分为两个阶段。

第一阶段，构建虚拟社会接触网络。鉴于真实世界中个体及其相互行为的复杂性与浩瀚的信息量，对模型进行必要的简化成为构建过程中的关键步骤。这一简化并非随意削减，而是聚焦于保留与疾病传播紧密相关的核心要素——个体的关键特征与它们之间的互动模式。通过这种策略性的简化，我们得以用数学语言这一精密工具捕捉并模拟现实世界中的疾病传播动态。在构建此虚拟社会接触网络时，每个个体被抽象为一组变量集合，这些变量直接关联影响疾病传播的核心个体特征，如年龄、健康状况等。对于个体间的接触行为，采用接触概率这一量化指标来模拟。这一指标不仅考虑了物理空间中的接近程度，还融入了社交习惯、活动模式等多维因素，从而更全面地刻画了个体间潜在的疾病传播路径。

构建虚拟社会接触网络的过程嵌套了三个紧密相连的步骤：首先，构建虚拟个体，每个个体都有特定的属性与特征，模拟现实世界中人的多样性。其次，依据社会结构，将这些个体归类至不同的群体，以反映人们在现实生活中的群体特征。最后，基于群体间的相互关联与影响，构建个体与个体之间的虚拟社会接触网络。

构建虚拟个体：首要步骤是挑选能够精准刻画个体特征的变量。需权衡两方面因素：一是变量对疾病传播动态影响的显著性，二是这些变量在实际中的可获取性与分布的可靠性。诚然，变量的多样性能够丰富对个体的描述层次，但并非越多越好。过度的细节化可能引发"过拟合"问题，即模型因复杂性过高而过分捕捉数据中的噪声与微小波动，导致对现实世界细微变化的过度反应，进而产生显著预测偏差。变量的选取应基于疾病的特征或现有文献，确保所选变量既具有代表性又具备实际应用价值。随后，需收集这些变量在真实世界中的具体数值与分布信息，这些数据通常来源于广泛的人口统计、社会调查或预实验数据。接下来，利用这些真实世界的变量数据，为模型中的每一个数据点分配相应的性能参数，使之具备人口统计学意义，这一过程为虚拟个体的构建基础。例如，若选择性别作为关键变量之一，则需首先获取并参考现实世界中男女性别的确切比例，随后通过计算机算法，严格按照这一比例随机为模型中的每个数据点分配性别特征，从而确保虚拟个体能够真实反映社会人口的性别构成。

构建虚拟社会关系：在现实社会架构中，社会关系构成了个体与社会紧密相连的复杂网络，它涵盖了家庭纽带、教育环境及社区联系等多个维度。个体的活动空间深受其所属群体的影响。因此，为了描述现实社会中个体的社会关系，在建模过程中，我们也将模拟这一现实情况，将虚拟个体进行归类。虚拟个体的归类基于真实世界的调查数据，研究者以真实世界中各类群体中个体的占比来对虚拟个体进行分配和组合。以构建虚拟家庭为例，首先，依据社会统计资料中家庭户数的实际分布情况，确定虚拟世界中应生成的家庭数量，以确保虚拟社会的人口结构与现实相符。其次，深入分析家庭人口规模的统计数据，计算出不同规模家庭的出现概率，并据此设定虚拟家庭中各类家庭户型的比例。最后，运用算法技术，根据社会调查中家庭成员年龄结构与性别比例的分布规律，对虚拟个体的年龄、性别属性进行智能分配，组合成符合真实世界规律的虚拟家庭。

构建虚拟社会接触网络：个体与社会中其他成员的联系紧密程度，很大程度与个体所在的群体紧密相关。处于同一个群体的个体的接触频率应远高于处于不同群体的个体。更进一步，可以根据共同所处的群体类别来划分接触的频繁程度，处于同一个家庭的成员，相比处于同一个学校或单位的成员接触更频繁。因此，可以通过设定群体间的接触频繁程度来说明群体中的每一个体与其他个体之间接触的频繁程度。在数学式中，接触的频繁程度可以以概率的形式表达，即特定虚拟个体 a 发生 1 次接触，则个体 b 的接触概率为 x。

虚拟社会接触网络构建流程见图7-7。

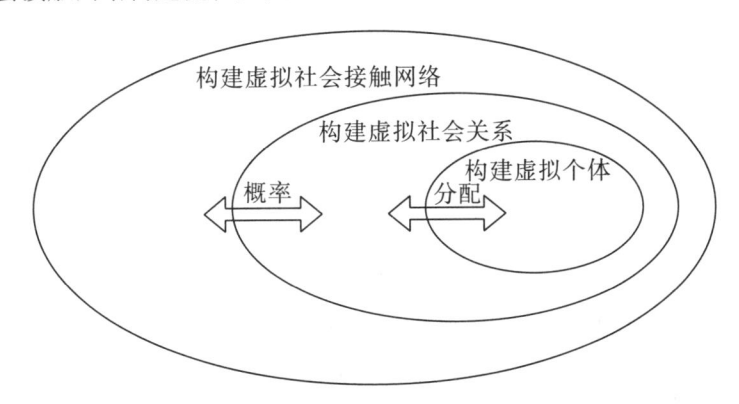

图 7-7　虚拟社会接触网络构建流程

第二阶段，构建虚拟社会接触网络上的传播动力学模型。首先，需要构建一个传统的传播动力学模型。构建的步骤如第七章第一节所述，设定的参数同样包括群体参数、传播路径参数、传播速度参数。在虚拟社会接触网络上运行传播动力学模型。如图7-8所示，图中节点 i 代表个体，个体间连线代表接触关系。当传染病发生时，假设在 $t=0$ 时刻 i（1）感染传染病，那么在 $t=1$ 时刻，传染病会沿着 i（1）的接触关系，依次传播。

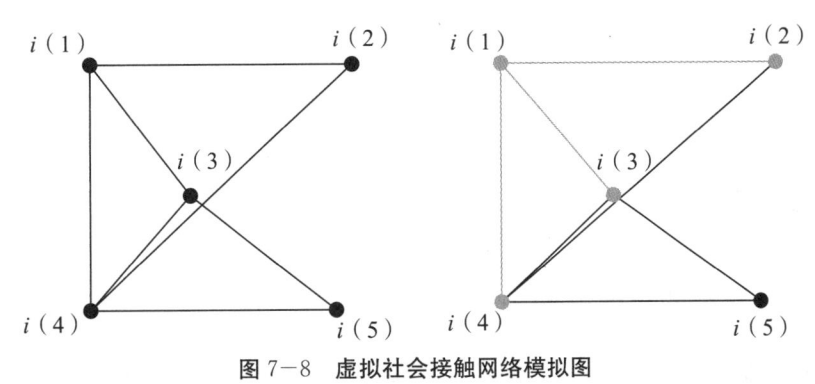

图 7-8　虚拟社会接触网络模拟图

五、基于个体的模型的效果评价

基于个体的模型的效果受到三个因素的影响：所使用的社会调查数据、模拟的群体结构、传播动力学模型的准确度。因此过程维度评价基于个体的模型应包含评估社会调查数据的信息来源、样本选择和搜集过程，模拟的社会群体结果是否符合真实世界的运行逻辑，传播动力学模型是否符合疾病自然史的发展过程。

结果维度评价则与其他的数学模型评价体系类似，包括模型预测的准确度、可视化展示的可解释性和面对现实场景正常波动时预测效果的稳定性。

六、实例

有研究者（《疾病监测》，2022年）在传统的仓室模型的基础上，引入了微观层面的个体在社会中的自然流动，表达了个体的异质性对疾病传播的影响。

该模型没有使用基于个体的模型中常用的构建社会接触网络的建模方法，而是采用了基于个体的模型将个体和空间分别抽象为点和平面的思路，通过坐标表达个体在社会中的移动。

该模型将研究的空间抽象为一个规则的矩形，个体在空间中的移动可以以坐标轴的变化表示。记个体 i 在第 t 天的位置为 (x_{it}, y_{it})，则个体在 $t+1$ 天的位置 (x_{it+1}, y_{it+1}) 可用 $(x_{it}+\Delta x, y_{it}+\Delta y)$ 表示，其中 Δx 和 Δy 为个体 i 在横坐标和纵坐标上的增量，服从均值为 0、方差为 k^2 的正态分布。k 表示个体的社交活跃度，社交活跃度越高，k 值越大，个体的位置移动范围越广。该模型以个体间的位置关系定义密切接触者，将距离个体半径 $\leq r$ 者作为密切接触者。研究者在此活动空间中运行仓室模型，对个体活动情况下的疾病传播进行预测。

（彭雅兰）

第三节　灰色模型在医院感染管理中的应用

一、灰色模型的概念

灰色模型（Grey Models，GM）是一种基于时间序列数据的预测模型，与之前章节中介绍的多元线性回归和 Logistic 回归模型相比，它通常用于预测非线性、小样本、不确定、不稳定和模糊的系统。

常用的灰色模型包括 GM（1，1）模型和 GM（2，1）模型等，括号里的数字表示模型的阶数。

二、灰色模型的应用场景

相比于其他预测模型，灰色模型具有较高的预测精度和较少的数据需求。

一阶灰色模型 GM（1，1）是基于一次微分方程的模型，通常用于对具有线性或近似线性趋势的时间序列进行预测。该模型假设原始序列可以被分解成一个级比序列和一个白噪声序列，通过对级比序列进行一次微分得到一个满足线性规律的序列，然后建立灰色微分方程，利用小数据样本进行预测。

二阶灰色模型 GM（2，1）是在一阶灰色模型的基础上进一步发展的模型，适用于对非线性时间序列进行预测。该模型在一阶模型的基础上增加了一个灰色微分项，用于更好地拟合非线性数据，提高预测精度。GM（2，1）模型相对于 GM（1，1）模型更加灵活，可以更好地适应不同的数据特征。但 GM（2，1）模型的参数更多，计算复杂度也更高。

三、灰色模型的理论框架

（一）累加生成

灰色模型中的数据处理一般采用累加生成操作。该操作通过对原始数据进行累加、求累加量、平均数等，减少数据的随机波动性和提高数据的可靠性。

（二）灰色关联分析

在建模之前，通常需要对灰色模型进行灰色关联分析来确定原始数据中的规律性和随机性。灰色关联分析可以帮助我们准确地描述数据的演化规律，提高预测的准确性。

四、灰色模型的构建过程

假设原始数列表示为：

$$x^{(0)} = (x^{(0)}(1), x^{(0)}(2), L, x^{(0)}(n))$$

数列级比表示为：

$$\lambda(k) = \frac{x^{(0)}(K-1)}{x^{(0)}(k)}$$

若所有 λ 均落在 $(e^{\frac{-2}{n+1}}, e^{\frac{2}{n+1}})$ 之内，则 $x^{(0)} = (x^{(0)}(1), x^{(0)}(2), L, x^{(0)}(n))$ 可建立 GM（1，1）模型，且可进行灰色预测。

原始数列累加生成数列：

$$x^{(1)} = (x^{(1)}(1), x^{(1)}(2), L, x^{(1)}(n))$$

其中，$x^{(1)}(k) = \sum_{i=1}^{k} x^{(0)}(i)$。

该数列近似符合一阶线性微分方程：

$$\frac{dx^{(1)}}{dt} + a x^{(1)} = \mu$$

该方程求解：

$$x^{(1)}(t) = \left(x^{(0)}(1) - \frac{\mu}{a}\right)e^{-a(t-1)} + \frac{\mu}{a}$$

式中 a 为发展系数，μ 为灰色作用量，$\widehat{x^{(1)}}(t)$ 为累加预测值。

将累加得到的 $\widehat{x^{(1)}}(t)$ 值还原，即可得到预测值：

$$\widehat{x^{(0)}}(t) = \widehat{x^{(1)}}(t) - \widehat{x^{(1)}}(t-1)$$

五、灰色模型的效果评价

根据后验差比值 C 和小误差概率 P，对灰色模型的拟合等级进行评价，其中 $C = \frac{S_e}{S_\lambda}$，$S_e$ 为残差的方差，S_λ 为 $x(0)$ 的方差。

较小的 C 表示模型预测值与实际值之间的差异较小，即模型的拟合效果较好。当 $C \leqslant 0.35$ 时，通常认为模型具有较高的拟合精度，能够有效地捕捉数据中的变化趋势。

小误差概率 P 计算的是残差绝对值小于某一给定阈值（通常为 S_λ 的 0.6745 倍，对应于正态分布下 95%CI 的半宽度）的数据点所占的比例。当 $P \geqslant 0.95$ 时，意味着超过 95% 的预测误差都很小，表明模型具有很高的预测准确性。

若两者同时满足 $C \leqslant 0.35$ 和 $P \geqslant 0.95$ 的条件，则可以认为该模型不仅具有较高的拟合精度，而且其预测结果也极为可靠，适用于实际临床问题的分析和决策支持。

六、实例

医院某重点科室近年来面临着较高的呼吸道医院感染风险。为了有效控制感染，医院采用灰色模型对未来一段时间内的感染人数进行预测，以便提前制定有针对性的防控措施。

1. 收集该科室既往每月呼吸道医院感染病例数作为原始数据序列 $x(0)$。
2. 对数据进行清洗，去除异常值和缺失值。对数据进行累加生成，得到新的数据序列 $x(1)$，以减少数据的随机性和波动性。
3. 基于累加生成后的数据序列 $x(1)$，建立 GM（1，1）模型。通过最小二乘法求解模型参数，包括发展系数 a、灰色作用量 μ。
4. 计算残差的方差 S_e 和原始数据序列 $x(0)$ 的方差 S_λ。计算后验差比值 C 和小误差概率 P，以评估模型的预测精度。
5. 使用通过检验的 GM（1，1）模型进行未来一段时间（如未来几个月）内该科室呼吸道感染人数的预测，预测结果将给出未来一段时间的预计感染人数及其变化趋势。
6. 根据预测结果，医院可以识别出感染风险较高的时间段，并提前制定有针对性的防控措施。例如，在预测到感染人数将上升的时间段内，加强病房的清洁消毒、提高医务人员的感染防控意识、加强患者及家属的健康教育等，以降低医院感染发生率，保障患者的安全。

（刘磊）

第四节　神经网络模型在医院感染管理中的应用

一、神经网络模型的概念

神经网络模型属于机器学习算法中的一类，模仿人脑的神经系统结构和工作原理而设计。它由多个连接的处理单元或节点（神经元）组成，这些节点通过连接（权重）相互传递信息，并在输入数据上执行复杂的非线性计算。

二、神经网络模型的应用场景

神经网络模型被广泛应用于数理科学、认知科学、计算机科学、人工智能、信息科学等领域。在医学中，根据不同的分类标准，神经网络模型可以分为多种类型，每种类型都有其特定的应用场景。

（一）按连接方式分类

1. 前馈神经网络（Feedforward Neural Network，FNN）：最简单的神经网络结构，信息从输入层向输出层单向传递，中间无反馈。常用的前馈神经网络包括感知机、BP神经网络、全连接神经网络和卷积神经网络（Convolutional Neural Network，CNN）等。

2. 反馈神经网络：允许信息在网络内部循环传递，形成有向循环图或无向图。常见的反馈神经网络包括循环神经网络（Recurrent Neural Network，RNN）、长短期记忆网络和Hopfield网络等。

3. 图神经网络（Graph Neural Network，GNN）：专门用于处理图结构数据，如图卷积网络、图自编码器、图生成网络等。

（二）按网络结构分类

1. 卷积神经网络：主要用于图像处理和视频分析，通过卷积和池化等操作提取图像的局部特征。

2. 循环神经网络：用于处理序列数据，如时间序列、文本等，能够捕捉序列中的长期依赖关系。

3. 长短期记忆网络：循环神经网络的一种变体，通过引入记忆单元解决传统循环神经网络存在的梯度消失问题，适用于处理长时间序列数据。

4. 生成对抗网络：由生成器网络和判别器网络组成，通过博弈优化生成逼真的伪造样本，在图像生成、图像修复和风格迁移等领域有广泛应用。

三、神经网络模型的理论框架

（一）神经元

网络中每个神经元接收输入信号，并根据权重对这些输入信号进行加权求和，然后通过激活函数将结果转换为输出信号。

（二）权重

每个输入信号都与对应的权重相乘，权重决定了神经元输入对神经元输出的影响程度。

（三）激活函数

激活函数对加权总和进行非线性变换，使神经网络能够更好地拟合复杂的数据模式。

四、神经网络模型的构建

（一）构建过程包含五个环节

1. 输入层：接收外部输入数据，并将其传递给下一层。
2. 隐藏层：位于输入层和输出层之间的一系列层，负责处理和转换输入数据。
3. 输出层：产生最终的结果或预测。
4. 每个连接都有一个相关的权重，用于调整输入值的重要性。
5. 神经元应用激活函数来处理加权总和，并产生输出。

（二）输入层到隐藏层的计算

$$h_i = \sigma(\sum_{j=1}^{n} w_{ij} x_j + b_i)$$

式中，h_i 表示隐藏层中第 i 个神经元的输出；σ 是激活函数；w_{ij} 是连接输入层第 j 个神经元与隐藏层第 i 个神经元的权重；x_j 表示输入层中第 j 个神经元的输出；$\sum_{j=1}^{n} w_{ij} x_j$ 表示输入层到隐藏层的加权总和；b_i 是偏倚，用于调整加权总和的阈值。

（三）隐藏层到输出层的计算

$$o_k = \sigma(\sum_{i=1}^{m} w_{ki} h_i + b_k)$$

式中，o_k 表示输出层中第 k 个神经元的输出，w_{ki} 是连接隐藏层第 i 个神经元与输出层第 k 个神经元的权重；$\sum_{i=1}^{m} w_{ki} h_i$ 表示隐藏层到输出层的加权总和，b_k 是输出层的偏倚。

（四）激活函数

激活函数在神经网络模型中起到非线性变换的作用。它对神经元的加权和非线性映射，使神经网络能够更好地拟合非线性数据和复杂模式。常见的激活函数如下。

1. Sigmoid 函数：将输入映射到 0 到 1 之间，具有平滑的 S 形曲线。它可以将任意实数映射到一个概率值，适用于二分类问题和输出层的概率估计。

$$f(x) = \frac{1}{1 + e^{-x}}$$

2. ReLU 函数（Rectified Linear Unit）：在 $x > 0$ 时返回 x，在 $x \leqslant 0$ 时返回 0。

ReLU 函数简单、易于计算，并且在处理大规模神经网络模型时效果良好，它可以缓解梯度消失问题，但可能会导致一些神经元"死亡"（输出始终为 0）问题。

$$f(x) = \max(0, x)$$

3. LeakyReLU 函数：ReLU 函数的改进版本。当 $x \leqslant 0$ 时引入一个小的斜率 α，以解决 ReLU 函数中神经元"死亡"问题。

$$f(x) = \begin{cases} x, if x < 0 \\ \alpha x, if x \geqslant 0 \end{cases}$$

4. Tanh 函数（双曲正切函数）：将输入映射到 -1 到 1 之间，并具有 S 形曲线。它在处理具有负值的数据时比 Sigmoid 函数更适用，但与 Sigmoid 函数一样容易出现梯度消失问题。

$$f(x) = \frac{e^x - e^{-x}}{e^x + e^{-x}}$$

五、神经网络模型的效果评价

与其他预测类的数学模型相似，在进行神经网络训练之前，通常将数据集分为三个部分：训练集、测试集以及验证集。训练集是指用于模型拟合的数据样本。测试集用来评估最终模型的泛化能力。验证集是模型训练过程中单独留出的样本集，它可以用于调整模型的超参数和用于对模型的能力进行初步评估。超参数就是不会随训练过程改变的参数，如学习率、迭代次数以及层教等。

神经网络模型的效果评价也可借鉴回归方程模型的评价体系，通过准确性、真实性、一致性等指标，以及受试者工作特征曲线（ROC 曲线）进行评价。

对于二分类资料，可计算真阳性率（灵敏度）、真阴性率（特异度）、约登指数来评价模型的准确性，计算阳性预测值、阴性预测值评价模型的真实性，计算一致率、Kappa 指数评价模型的一致性。

对于定量资料，可选择不同的阈值，绘制 ROC 曲线，直观地反映各个阈值对结局指标的预测能力。ROC 曲线以灵敏度为纵轴，（1－特异度）为横轴绘制而成。一般使用曲线下面积（Area Under the Curve, AUC）对模型预测效果进行评价。AUC 的取值范围为 0.5～1.0，AUC 越接近于 1，模型的诊断或预测效果越好；AUC 在 0.5～0.7 时，准确性较低；AUC 在 0.7～0.9 时，有一定准确性；AUC 在 0.9 以上时，准确性较高；AUC=0.5 时，说明诊断方法完全不起作用，无诊断价值；AUC<0.5 不符合真实情况，在实际中极少出现。

ROC 曲线见图 7-9。

图 7-9 ROC 曲线

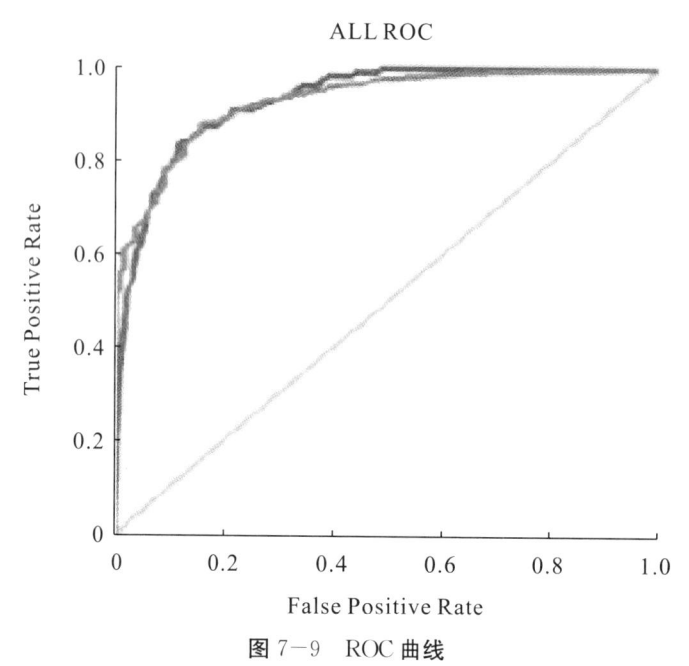

注：引自 Tracy M, Cerdá M, Keyes K M. Agent-based modeling in public health: current applications and future directions [J]. Annu Rev Public Health, 2018, 39: 77-94。

六、实例

文献报道使用 BP 神经网络模型预测某一类医院感染事件的发生情况，该网络通过误差逆向传播算法进行训练，是应用最广泛的神经网络模型之一。如使用 BP 神经网络模型预测手术患者手术部位感染率，可采用以下步骤：

1. 从医院信息系统、电子病历系统等数据源中收集与手术部位感染相关的数据，包括但不限于患者基本信息（如年龄、性别、基础疾病等）、手术信息、用药记录、实验室检查结果、护理记录等。

2. 对收集到的数据进行清洗，去除重复记录、异常值和无效数据。根据神经网络对输入层和输出层的要求，对数据进行标准化或归一化处理，确保不同量纲的数据能够在同一尺度上进行比较和分析。

3. 模型的构建过程可使用 Python 语言的 Tensor Flow 模块。先定义部分参数，如储存路径、神经元个数和学习率等；定义 BP 神经网络结构，确定损失函数为交叉熵，确定输出参数等；数据初始化，并设定迭代次数、输出等。

探索完 BP 神经网络的训练条件之后，设定好超参数，使用训练集数据对网络进行训练。在训练过程中，通过反向传播算法调整模型的权重和偏置，以最小化预测误差。

用训练好的网络模型对验证组病例进行术后是否发生手术部位感染的预测，并根据验证结果对模型进行调优，包括调整模型参数、增加或减少网络层数、改变激活函数等。

使用测试集对最终模型进行评估。模型预测每个样本的患病概率,范围在 0~1,通过绘制 ROC 曲线,计算 AUC,评价模型预测手术部位感染的准确度。将训练好的神经网络模型部署到医院信息系统中,实时接收新的患者数据并进行预测。根据预测结果,可以采取相应的干预措施,以降低手术部位感染率。

(刘磊)

第五节　人工智能在医院感染管理中的应用

一、人工智能的概念

人工智能(Artificial Intelligence,AI)是结合计算机科学、数学和统计学的新兴学科,是利用计算机,通过算法从数据中学习规律并形成模型,对模型进行改进和验证的技术。在医疗领域信息化发展的浪潮下,诊疗数据呈现出前所未有的高维度、交互式的特点。相比传统统计学模型,人工智能可凭借其卓越的数据处理能力,精准捕捉数据中的微妙关联,为医院感染的精准防控和早期诊断提供新的技术支撑。近年来,已有众多学者将人工智能应用到手术部位感染、多重耐药菌感染和血流感染等医院感染的防控实践中。

二、人工智能的应用场景

预测模型可通过分析患者的检查资料,将复杂的临床指征转化为数据模型,从而辅助医务人员有效识别和筛查可能发生医院感染的高危人群,有利于早期实施有针对性的干预措施。目前已有多位国内外学者基于人工智能算法构建了医院感染的预测模型,如 Beeler 等,通过获取 70218 名患者的免疫情况、病程、患者清洁消毒依从性、置管记录,基于随机森林(Random Forests,RF),构建风险预测模型,其 AUC 为 0.82,具有良好的预测能力。有学者通过获取 1005 名胃肠外科术后患者的血常规和生化检验数据,预测患者手术部位感染的发生时间,并比较预测模型的性能,结果显示基于支持向量机(Support Vector Machine,SVM)的预测模型的准确率可达 0.91。有研究通过患者的手术记录、置管情况、既往病史,基于人工神经网络(Artificial Neural Network,ANN)建立脑卒中手术患者医院感染的风险预测模型,其 AUC 可达 0.87。

三、预测模型的构建过程

(一)数据预处理

近年来,医疗领域的信息化建设取得了重要进展,但诊疗资料可能存在录入形式不规范、资料不全、质量不一等问题,影响预测模型的构建。因此,获取原始数据后通常需对其进行预处理,将数据整理为规范化的形式,以确保建模正常进行。常用的数据预处理方法包括改变数据的组织形式、样本均衡和直接剔除数据等。

（二）数据的特征提取

患者的诊疗数据包括个人信息、既往病史、病程资料、用药历史、检查报告等结构化和非结构化数据资料，而这些数据资料常不能直接用于模型的构建。因此，选择合适的特征提取方法，从各类诊疗数据中筛选出影响某疾病的关键因素，对模型的构建和性能提升具有重要意义。常用的特征提取方法可分为以下两种：

1. 按照研究目的，根据数据不同的临床意义提取相应的特征，以这些特征作为模型的训练数据，比如将连续变量的中性粒细胞计数更改为二分类变量，即中性粒细胞计数升高是/否。

2. 通过算法对数据进行处理，将结果作为模型训练的特征，比如将细菌的脉冲场凝胶电泳分型结果直接作为特征。

（三）算法的选择

在构建疾病风险预测模型时，需根据数据特点和模型性能需求选择合适的算法。通常，需通过实验比对不同的算法，以选择针对某结局的最佳预测模型。数据特点包括数据组织形式、缺失情况、均衡性和数据量等。当数据存在缺失值时，应选择对缺失值不敏感的算法构建模型，如 ANN 和 K-近邻算法；当数据不均衡时，应选择对样本均衡性不敏感的算法，如随机森林。模型的性能需求包括模型的可解释性、模型的训练速度以及模型拟解决问题的种类（二分类还是多分类）等。比如，在解决二分类小样本问题时，优先选择 SVM，在解决多分类问题时可选择 ANN、RF 等。

（四）模型的构建

在对数据进行预处理和特征提取后，通常将输入的数据划分为训练集、验证集和测试集。训练集包括大部分研究对象，用于模型构建；验证集用于模型调整；测试集用于模型的性能评估。

四、人工智能的性能评估

绘制 ROC 曲线并计算 AUC；构建混淆矩阵（Confusion Matrix，CM），计算模型的准确度、特异度、灵敏度、正命中率、负命中率等指标。

五、实例

（一）医院感染流行病学

随着医院信息系统的逐步完善，人工智能开始被应用到医院感染监测中。利用医院感染实时监测系统智能判断医院感染病例成为提高医院感染监测效率、减少医院感染漏报的重要手段。

某医院的医院感染实时监测系统通过综合医院信息管理系统、实验室信息管理系统、手术麻醉信息管理系统、电子病历管理系统、移动护理信息系统、重症监测系统等系统的信息，收集患者的年龄、既往病史、住院时间、抗菌药物使用等信息后构建模型。首先建立每层分为输入层、隐含层和输出层的双层感知器神经网络结构，将以上信息细化并整合为多个模态，每个模态下涵盖多个数据项目。第一层网络结构输入层的输入变量为8个模态的数据信息，经隐含层学习各模态下输入变量的交互关系，融合得到输出层下各模态的特征性表达。双层感知器神经网络结构的第二层结构与第一层基本相同，将第一层的特征性表达深度融合，得到跨模态特征性表达，最后传入非线性分类器，得到模型。

模型构建好后，医院绘制ROC曲线并计算AUC，评价准确度。该模型的准确度、灵敏度和特异度均优于之前使用的Logistic回归模型。该医院使用训练好的医院感染风险预测模型预警疑似医院感染病例。最后由临床医生与医院感染防控专职人员进行双处理，确认医院感染和社区感染。

相关研究结果显示，借助该系统可以有效减少医院感染的漏报，提高医院感染监测质量与效率。

（二）手卫生监测

基于人工智能图像处理的多人洗手流程自动监管系统已经在多家医院实际应用。该系统利用深度神经网络对洗手图像进行处理，从而提取出洗手动作数据，结合人体信息实现对多人实时洗手流程的管理。

系统一般由3个模块构成，分别为目标信息提取模块、信息对比匹配模块以及管理模块。目标信息提取模块提取图像数据中的洗手动作、头面部信息、洗手时间等洗手相关的基础信息；信息对比匹配模块通过头部数据进行人员追踪，并根据相应算法规则将洗手信息与人员信息进行匹配；管理模块作为业务模块对被监测人员的洗手状态进行统计分析。

训练数据通过医院拍摄到的洗手视频采集。获取数据集后通过深度学习网络训练模型。

国内某医院感染防控团队开发手卫生行为监测系统后，通过实时图像采集，实现对手卫生各步骤的识别，并使用人工智能判断每步中手卫生方式和时间是否规范。初步应用研究显示，通过该方式可以有效降低感染防控人员的人工观察成本，对提高各科室手卫生这一基础感染防控措施的依从性和正确率有显著帮助。

（三）流行病疫情风险治理

以新型冠状病毒感染防治为例。

首先，人工智能广泛应用于CT图像、X射线图像等肺部辅助检测图像诊断。多个不同机构的研究者使用深度神经网络的方法分析CT图像以寻找病变，结果显示该方法有极高的灵敏度与特异度。基于肺部辅助检测图像的人工智能诊断算法具有效率高、可重复性高、易于大规模部署等优点，适用于疫情暴发时辅助临床医生进行诊断。

人工智能在新型冠状病毒疫苗开发及接种方面也有应用，如基于 ANN 的病毒蛋白抗原呈递和抗体结合特性鉴定、基于 XGBoost 的从非结构蛋白预测候选疫苗、基于前馈神经网络的预测病毒的 HLA 结合肽及通过深度神经网络对病毒变异的多表位疫苗的预测与设计。人工智能和系统生物学在疫苗设计和开发中的结合将加速临床试验进程并减少药物研发的成本和时间。

人工智能也可用于评估新型冠状病毒感染患者的严重程度。在新型冠状病毒感染患者中，大部分的患者病情较轻，然而，约 20% 的患者可能会继续治疗并需要住院治疗甚至需要呼吸支持。因此，定量、非主观的风险评估方式对于患者管理和医疗资源分配极为重要。通过预测对重症监护的需求和对机械通气的需求，人工智能已成功应用于确定新型冠状病毒感染的严重程度。也有研究使用人工智能对新型冠状病毒感染患者肺部感染的区域进行分割和量化，评估疾病的严重程度。这种在入院时对患者进行严重程度预测和分流的临床决策支持系统可明显缓解医疗机构压力，减少医疗资源挤兑。轻症患者可通过互联网医疗、药店或网上购药等方式居家隔离治疗。

（罗若城　邓宇骅）

参考文献

[1] Barnes S L, Kasaie P, Anderson D J, et al. Research methods in healthcare epidemiology and antimicrobial stewardship－mathematical modeling [J]. Infect Control Hosp Epidemiol, 2016, 37 (11): 1265-1271.

[2] Changruenngam S, Modchang C, Bicout D J. Modelling of the transmission dynamics of carbapenem-resistant Klebsiella pneumoniae in hospitals and design of control strategies [J]. Sci Rep, 2022, 12 (1): 3805.

[3] Tracy M, Cerdá M, Keyes K M. Agent－based modeling in public health: current applications and future directions [J]. Annu Rev Public Health, 2018, 39: 77-94.

[4] 陈腾飞，龙华，邵玉斌，等. 基于个体行为的传染病模型研究与分析 [J]. 疾病监测，2022, 37 (6): 813-820.

[5] 彭振仁，韦洁，黄秀宁，等. 灰色模型 GM (1, 1) 在广西出生缺陷预测中的应用 [J]. 实用医学杂志，2022, 38 (11): 1378-1384.

[6] 崔朋伟，杭惠，沈严章，等. 灰色模型 GM (1, 1) 在苏州市伤寒副伤寒发病率预测中的应用 [J]. 江苏预防医学，2024, 35 (1): 119-120.

[7] 李锐，李晓卉，李小钰，等. 基于优化的非等间距灰色模型对健康的预测 [J]. 计算机与现代化，2020 (6): 101-106.

[8] 张西花. 基于小波变换的灰色组合模型对传染病的区间预测研究 [D]. 桂林：桂林电子科技大学，2021.

[9] 张素萍，王建斌，吴俊霞，等. 医院感染灰色模型监控效果的探讨 [J]. 中华医院感染学杂志，2000 (5): 63-64.

[10] 梁沛枫. 统计预测模型在医院感染危险度评估中的应用 [D]. 银川：宁夏医科大

学，2012.

[11] 侯晓澈. 利用灰色GM（1，1）模型预测某三甲医院消化内科住院患者医院感染发生率［J］. 中国消毒学杂志，2020，37（3）：207-209.

[12] 张园. 基于卷积神经网络的人类疾病相关问题预测研究［D］. 湘潭：湘潭大学，2021.

[13] 刘怡文，杨洪，张灏，等. 基于BP神经网络的食管鳞癌预后预测模型［J］. 食管疾病，2021，3（1）：11-15，21.

[14] 周欣彤，于晓松. 神经网络模型建立及在医院感染病例预警中应用［J］. 中国公共卫生，2019，35（4）：445-450.

[15] 阳甫军. 基于深度神经网络的术后感染智能诊断［D］. 成都：四川大学，2023.

[16] 刘小娟，焦丽艳，史晓雪，等. 神经网络模型联合决策树模型预警医院感染的管理效力［J］. 公共卫生与预防医学，2023，34（5）：87-90.

[17] 曹新志，沈君姝. 基于深度神经网络的院内感染风险预测探讨［J］. 中国卫生信息管理杂志，2024，21（1）：155-161.

[18] 宋明，刘芸宏，吴晓慧，等. 基于决策树和神经网络预测脑卒中手术患者医院感染危险因素［J］. 中国卫生统计，2022，39（2）：253-256.

[19] 潘思旭，廖吕钊，徐那菲，等. 应用人工神经网络预测ICU患者院内感染［J］. 全科医学临床与教育，2020，18（6）：481-483.

[20] Roimi M, Neuberger A, Shrot A, et al. Early diagnosis of bloodstream infections in the intensive care unit using machine-learning algorithms［J］. Intensive Care Med，2020，46（3）：454-462.

[21] 郭志懋，周傲英. 数据质量和数据清洗研究综述［J］. 软件学报，2002（11）：2076-2082.

[22] 廖华龙，曾小茜，李华凤，等. 机器学习在疾病预测中的应用［J］. 生物医学工程研究，2021，40（2）：203-209.

[23] Chen P C, Liu Y, Peng L. How to develop machine learning models for healthcare［J］. Nat Mater，2019，18（5）：410-414.

[24] 徐璐，周兴蓓，吴静，等. 基于多模态神经网络的新型冠状病毒感染患者继发医院感染的预测模型分析［J］. 抗感染药学，2024，21（5）：474-478.

[25] 屈世豪. 基于人工智能图像处理的多人洗手流程自动监管系统［J］. 智能物联技术，2022，5（4）：36-42.

[26] 陈冲，王大为，于朋鑫，等. 后疫情时代人工智能肺炎辅助诊断系统的临床应用场景探索［J］. 放射学实践，2024，39（7）：888-894.

第八章 分子流行病学在医院感染管理中的应用

分子流行病学（Molecular Epidemiology）是流行病学的一个新分支，是一门以流行病学现场研究为基础，结合相关的生物标志物检测，从宏观与微观水平综合研究疾病及其相关事件的病因、分布和流行规律，以制定和评价预防措施，促进健康的科学。在分子流行病学研究中，宏观的群体现场研究是基础，微观的个体分子生物标志物研究是核心，其强调基于蛋白质分子水平和基因分子水平表达、变异的研究。相较于传统流行病学，分子流行病学能为医院感染发生、传播、暴发、流行及防控等环节提供分子水平的有力证据。

第一节 脉冲场凝胶电泳在医院感染管理中的应用

一、概述

（一）定义及原理

相对于仅能分离小于20kb的DNA分子的标准凝胶电泳，脉冲场凝胶电泳（Pulse Field Gel Electrophoresis，PFGE）可以分离200～3000kb的大DNA分子。由于细菌基因组的大小为2000～4000kb，PFGE可以更好地对细菌进行分型和克隆相关性分析。由于极高的分型鉴定能力，PFGE被称为细菌分子分型的"金标准"。

（二）使用PFGE进行克隆相关性分析的步骤

1. 限制性内切酶消化：PFGE的第一步是用限制性内切酶消化细菌基因组DNA。常用的酶主要有Xba Ⅰ、Bln Ⅰ、Spe Ⅰ等。选定的酶切位点数目决定了产生的DNA片段数量，进而影响PFGE的分型鉴别力。

2. PFGE：不同于电场方向始终不变的标准凝胶电泳，PFGE会对电泳池施加周期性改变方向的电场，使DNA片段在凝胶上呈"之"字形（或蛇形）向前移动。片段大小不同，其迁移速度和路径变化也不同，使得大片段DNA能够分离（图8-1）。

等高钳位均匀电场电泳（Contour - clamped Homogeneous Electric Field electrophoresis，CHEF）是PFGE平台中最具鉴别力的DNA分离技术，被世界上许多实验室普遍采用。研究者形成了针对常见细菌的国际共享CHEF方案（Chu等，1986年）。

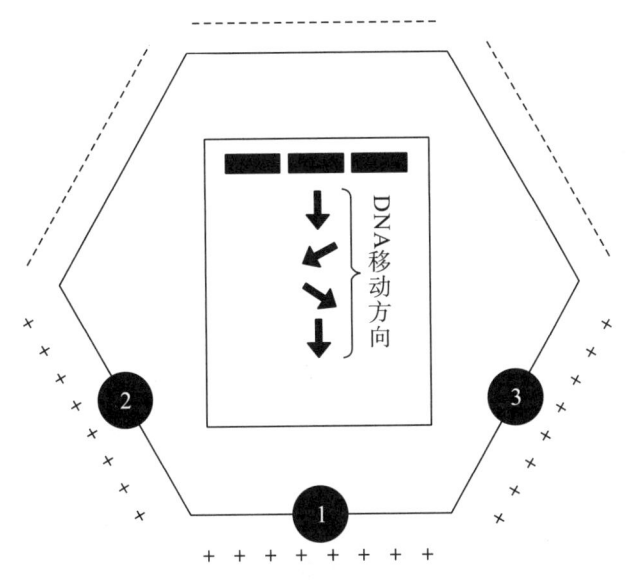

图 8-1 脉冲场凝胶电泳原理图

3. 凝胶图像分析：PFGE 的输出数据是电泳条带模式图。根据 Tenover 等提出的广泛用于解释 PFGE 条带模式的标准，"密切相关"的细菌菌株的 PFGE 带状模式会有 2~3 条差异，有 4~6 条差异的菌株为"可能相关"，有 7 条或更多差异的菌株为非相关菌株。也可使用凝胶分析软件（如 GelCompar、Molecular Analyst Fingerprinting、BioImage、Phoretix 和 BioNumerics）来分析菌株的克隆相关性，这些软件可以基于条带计算相似性系数（Dice、Jaccard 或 Pearson），通过算术平均的非加权配对组法（UPGMA）或邻接法（NJ）等构建系统发生树。

（三）PFGE 国际标准方案

PFGE 实验具有许多可调整参数，如细菌细胞裂解方法、限制性内切酶的选择、电泳开关参数、电泳时间等。如果不同实验室的结果需要进行比较，则需要统一这些参数。其中，限制性内切酶对被测细菌的 PFGE 带型（脉冲型）影响较大。PulseNet International 和美国疾病预防控制中心网站公布了既定方案，使用指定的限制性内切酶来检测特定细菌，以在不同实验室间进行脉冲型比较，鉴定与食源性疾病相关的细菌菌株。

美国疾病预防控制中心发布了统一的 PFGE 方案，用于对葡萄球菌、肠球菌和梭状芽孢杆菌等革兰阳性菌进行分型（https://www.cdc.gov/hai/pdfs/labsettings/unified_pfge_protocol.pdf）。国际食源性疾病监测分子亚型网络（PulseNet International）在其网站（http://www.pulsenetinternational.org/protocols/）上发布了重要食源性病原体的 PFGE 方案，其更新版本（2017 年）已在 PulseNet 网站（https://www.cdc.gov/pulsenet/pathogens/pfge.html）上发布。

二、应用场景

与其他众多分型和克隆相关性分析技术相同，PFGE 的主要功能是通过克隆相关性分析，追踪病原体的传播情况。但 PFGE 的鉴别力相对其他分型技术更强，可以将病原体分为更多的细分型别。当待分型的菌株基因组变异较小时，PFGE 有助于更精确地区分菌株，得到明确的病原体传播情况。但是，若待分型菌株基因组变异较大，如研究多中心长时间范围的菌株传播情况，则可能存在过度分型的情况，既往研究表明，部分被 PFGE 归类为不同克隆的分离株，最终通过其他方法证明在基因上高度相关。

因此，PFGE 更多用于小范围的短期流行病学调查，如一家医院暴发的单个菌种感染，在这种情况下，PFGE 作为一种高分辨力的分型方法，能够区分与目标病例相关的分离物和与目标病例无关的分离物。

综上，PFGE 在医院感染管理中的主要应用场景：通过分子分型确定感染源和传播途径，为根除感染源、阻止传播提供方向和依据。此外，从医务人员和病房环境采集常规拭子进行分型，可以监测医院环境中的优势克隆。

三、实例

（一）背景

2017 年 1 月至 10 月，墨西哥一家儿科教学医院的 10 名患者感染了 MRSA，感染率为 0.15/100 例出院患者，而 2016 年的感染率仅为 0.02/100 例。10 例患者分别为：1 例纵隔炎继发血流感染，1 例手术部位感染继发血流感染，1 例肺炎，1 例肺炎继发血流感染，1 例脑室炎，1 例脑室炎继发血流感染，4 例中心静脉导管相关血流感染。这些患者的唯一共同特征是在 5 号或 6 号手术室接受手术或放置导管。

（二）样本与方法

研究者共收集 25 株菌株：从 10 名儿科患者血液中获得 10 株 MRSA 临床菌株，从 5 号手术室和 6 号手术室的麻醉设备表面采样获得了 5 株 MRSA 环境菌株，从外聘麻醉技师的鼻咽腔中分离出 4 株 MRSA 临床菌株。从外聘麻醉技师和两名负责 5 号手术室和 6 号手术室麻醉小组的医生的鼻咽腔中分离出 6 株甲氧西林敏感金黄色葡萄球菌（MSSA）。

使用 PFGE 对 25 株菌株的多样性进行了分析，用 20U 的 Sma I 酶消化含有染色体 DNA 的琼脂糖块，然后进行 1% 琼脂糖凝胶电泳，电泳移位使用 CHEF－MAPPER（Bio－Rad，1000 Alfred Nobel Drive，Hercules，CA，United States），200V（6V/cm），22 小时，14℃，初始脉冲 5 秒，结束脉冲 35 秒。含有 DNA 片段的凝胶用 1.0mg/mL 溴化乙啶溶液染色，并用凝胶成像系统（ChemiDoc MP 系统，Bio－Rad©）观察。使用 NTSYS 程序 2.0 版（Applied Biostatistics，Setauket，New York，NY，United States）分析 PFGE 产生的 DNA 片段模式，采用索伦森－戴斯相似系数和算术平均非加权成对分组

法（UPGMA）聚类系统。

（三）结果

25 株菌株被分为 16 个脉冲型，其中 P1 脉冲型包括 10 株 MRSA，它们分别来自 2 例血流感染患者、5 个手术室中的设备（5 号麻醉台、5 号麻醉监测仪、5 号腹腔镜塔、6 号体外循环泵、6 号麻醉监测仪）以及 3 名外聘麻醉技师。根据这一发现，外聘麻醉技师是 MRSA 的携带者，传播途径是麻醉技师间接污染了麻醉设备，患者随后感染了病菌。最后，通过治疗 MRSA 和 MSSA 的携带者，用紫外线－C 光对手术室中受影响的区域和设备消毒，疫情得到了控制。

（石武）

第二节　聚合酶链式反应在医院感染管理中的应用

一、概述

聚合酶链式反应（Polymerase Chain Reaction，PCR）是指在 DNA 聚合酶催化下，以母链 DNA 为模板，以特定引物为延伸起点，通过变性、退火、延伸等步骤，体外复制出与母链模板 DNA 互补的子链 DNA 的过程。PCR 的最大特点是能够将微量的核酸样本迅速拷贝至几百万倍。因此，无论是化石中的古生物，还是几十年前所遗留的毛发、皮肤，只要能分离出一丁点的 DNA，就能用 PCR 加以放大，进行比对。PCR 已经成为一种成熟的分子生物学手段。它从一种定性的分析方法发展到定量检测，目前已经发展到数字 PCR。PCR 具有灵敏度高，特异度高，操作简便、快捷，纯度要求低的特点，因此，被广泛应用于遗传病的产前诊断、致病病原体的检测、癌基因的检测和诊断、DNA 指纹个体识别、亲子关系鉴定等领域。

二、应用场景

随着科学技术的发展，PCR 也在不断改进与创新，目前已经有 30 余种 PCR，其中很多种 PCR 在临床感染性疾病诊断中得到了广泛的应用。

（一）实时荧光定量 PCR 在医院感染管理中的应用

实时荧光定量 PCR（Real-time Quantitative PCR，RT-qPCR）是在 PCR 反应体系中加入荧光基团，利用积累荧光信号实时监测整个 PCR 进程，最后形成标准曲线并进行定量分析。常用的荧光定量 PCR 方法有荧光染料法（SYBR Green Ⅰ）和探针法（TaqMan）。荧光染料法是在 PCR 反应体系中加入过量 SYBR 荧光染料，SYBR 荧光染料特异性地掺入 DNA 双链后发射荧光信号，没有掺入 DNA 双链中的 SYBR 荧光染料不会发射荧光信号，从而保证荧光信号的增加与 PCR 产物的增加成正比。探针法指

PCR扩增时加入一个特异性的荧光探针,该探针两端分别标记一个报告荧光基团和一个淬灭荧光基团。开始时,报告基团发射的荧光信号被淬灭荧光基团吸收,检测不到荧光信号;PCR扩增时,Taq酶的$5'-3'$核酸外切酶活性将探针酶切降解,使报告荧光基团和淬灭荧光基团分离,从而发出荧光,切割的荧光分子数与PCR产物的数量成正比。因此,通过检测PCR反应体系中的荧光强度可以达到检测PCR产物扩增量的目的。

PCR检测核酸在呼吸道病原体检测方面具有明显的优势,它可以直接检测病原体,早期、快速、特异诊断,早日确认,以指导临床治疗。

PCR可以扩增特定基因序列,并通过比较这些序列的相似性来分析生物样本之间的同源性。在同源性分析中,PCR常用于扩增特定的基因序列,如16S rDNA。通过PCR扩增得到的基因片段可以用限制性内切酶进行消化,产生特定的片段长度多态性(RFLP),用于分析不同样本之间的同源性。这种方法在医学、生物学以及法医学等领域有着广泛的应用。

PCR也被广泛用于大规模人群筛查。大规模人群筛查通常采用实时荧光定量PCR,这种方法不仅提高了检测的灵敏度和特异度,还能在短时间内处理大量样本。例如,一个实验室拥有96孔核酸提取仪器和96孔PCR扩增仪器,每天最大检测量为800管,通过全员核酸检测可以达到每天检测1600～2000管,即每天可检测1.6万～2.0万人次。PCR可以有效地寻找新型冠状病毒感染人群,是实现早发现、早诊断、早隔离、早治疗的重要工具。

(二) 多重PCR在医院感染管理中的应用

多重PCR(Multiplex Polymerase Chain Reaction,MPCR)也称复合PCR,是在PCR基础上发展起来的一种高通量PCR,由Chambehian于1988年首次提出。与传统PCR不同的是,多重PCR可以同时扩增多个靶序列,从而实现多重检测的目的。其基本原理是在PCR反应体系中添加两对以上的引物,如果存在与各对引物互补的模板,则它们分别结合在模板相对应的部位,同时在同一反应体系中扩增出多个目的DNA片段。在PCR反应中,引物与DNA模板特异性结合,使反应体系中的目标序列被放大。通过电泳、荧光探针、比色试剂等方法检测PCR产物可以确定目标基因存在与否,从而实现多重检测的目的。多重PCR具有高灵敏度、高特异度、高效率的特点,较之单个PCR更有经济上的优势。

多重PCR目前主要用于呼吸道病毒和非典型病原体的检测和鉴定。呼吸道是一个开放的系统,且本身存在一些定植细菌,呼吸道上皮细胞和淋巴细胞中可能存在潜伏感染的病毒,这些病原微生物在上皮受损、机体免疫紊乱的情况下,均可能参与呼吸道感染的致病过程。特别是秋冬季节,儿童呼吸道病毒混合感染尤其明显,不同病原体之间引起的临床症状有时十分相似,因此,及时、准确和全面的病原学检测具有重要意义。多重PCR可以对不同的病毒进行分型检测,有效缩短报告时间,明确病原菌,有助于人们及时精准治疗。

多重PCR作为一种分子检测、分型方法基本上可以用于所有的微生物,但只有在检测难培养或不可培养微生物方面才能充分发挥其优势。它可以检测同一种病原微生物的不同毒力相关基因,同种病原微生物分型至亚种、株,检测致病菌耐药基因,鉴定同属不同种的微生物,鉴定引起相同临床症状或感染同种组织或器官的混合微生物。多重 PCR 的应用使下呼吸道感染患者的病原体检出率大大提高,且多重 PCR 比传统培养法检出更多的病原体共存病例。此外,多重荧光定量 PCR 还能对所检测的病原体进行定量,对病原体的定量可以为临床区分定植和感染提供一定的科学依据。

（三）数字 PCR 在医院感染管理中的应用

数字 PCR（Digtal PCR）是一种核酸定量精密检测的新兴技术手段,于 20 世纪由 Vogelstein 等提出,是近年来迅速发展起来的一种绝对定量的技术。该技术将稀释后的核酸模板分配到大量不同的反应单元中进行 PCR,使每个单元至少包含一个拷贝的目标分子,在利用 PCR 扩增的同时,加入可检测荧光,待扩增结束时,使用统计学方法采集每个反应单元出现的荧光次数,定量检测样本中的核酸浓度。与传统的定量 PCR 相比,数字 PCR 不依赖扩增曲线,不受扩增效率的影响,具有较高的准确度和可重复性,可以实现绝对定量。数字 PCR 解决了定量 PCR 依赖于用已知浓度的标准品来构建标准曲线,且反应体系中的大量抑制物会影响扩增效率,导致灵敏度受到限制的一系列问题,可实现核酸模板的绝对定量、稀有突变检测,以及拷贝数变异、基因重排等的检测。数字 PCR 的优点是灵敏度可达到单个核酸分子；可以检测环境复杂的样本,样品量可以非常少,可以用于分析没有足够数量的 DNA 或 RNA 的样品,用于分析不容易接受放大或难以放大的场景；具有显著的精确性和准确性,能够有效区分浓度差异微小的样品；可再现性非常高,可以在不同实验室中对同一样品进行筛查,并且结果都非常相似。

在病原体鉴定方面,数字 PCR 的高灵敏度决定了临床标本无需经过病原微生物培养即可进行检测,大大缩短了报告周期,使快速检测潜在的病原微生物成为可能,且有利于从大量不同的背景核酸中检出病原微生物,对于感染性疾病的诊断和控制意义重大。在细菌/病毒的核酸载量测定方面,荧光定量 PCR 的最大瓶颈在于需要依赖标准曲线,而且扩增效率的差异会直接导致实验室内或者不同实验室之间的荧光定量 PCR 检测结果的偏差。数字 PCR 基于单分子层面的计数可以摆脱对标准品的依赖,且不受 PCR 抑制物的影响,从而实现对病原微生物核酸的精准绝对定量,表现出较高的可重复性。数字 PCR 可以用于早期诊断和用药的低拷贝病毒的监控。数字 PCR 在可疑病原体筛查方面具有显著优势,尤其在病原体待测标本较难获取且稀有的情况下尤为有用。

三、实例

（一）实时荧光定量 PCR 快速检测新生儿血液标本中的肺炎克雷伯菌

肺炎克雷伯菌的感染发生率不断提高,已成为新生儿重症监护病房（NICU）医院感染的主要菌株之一。细菌培养鉴定是目前检测肺炎克雷伯菌的最常用方法,一般需要经过培养、分离、生化反应或质谱鉴定等步骤,整个过程需要 3~4 天,耗时耗力,而且细菌检出阳性率不高。某医院对 500 份取自本院新生儿监护病房的疑似感染的全血标本同时进行实时荧光定量 PCR 检测和血培养鉴定，并对结果进行平行比较。结果显示实时荧光定量 PCR 检测的阳性率更高。实时荧光定量 PCR 检测具有快速、灵敏度高、特异度高的优势，检测时间比常规细菌鉴定方法缩短 48~72 小时，检测灵敏度高于常规细菌培养。实时荧光定量 PCR 可以作为血液培养鉴定的有益补充，尤其是重症新生儿病情变化快，实时荧光定量 PCR 能够快速得到检测结果，对于临床诊断、治疗具有重要参考价值。

（二）荧光定量 PCR（FQ-PCR）检测手足口病肠道病毒

手足口病由多种肠道病毒感染所致，属于传染病，重症患儿病情进展迅速，若不及时干预可能会出现严重并发症，甚至死亡。近年来，手足口病在我国呈高发态势，重症及死亡病例逐渐增多，全年均可发生，流行无明显地区性，而肠道病毒传播途径复杂、传染性强、控制难度大、传播速度快，易在短时间内出现较大范围的流行。某医院对 238 例疑似手足口病患儿进行 FQ-PCR 与 ELISA，以病毒分离培养及临床表现、血清实验室综合诊断结果为"金标准"，对比 FQ-PCR 与 ELISA 的灵敏度与特异度、准确度及检测窗口期。结果显示，FQ-PCR 的灵敏度与特异度、准确度均高于 ELISA，检测窗口期短于 ELISA。与 ELISA 相比，FQ-PCR 在手足口病肠道病毒检测中具有更高的特异度、灵敏度，可提高阳性检出率，且检测窗口期更短，有利于临床早期实施治疗。

（三）多重 PCR 检测呼吸道感染混合病原体

进入秋冬季节，我国呼吸道疾病呈高发、多发态势。不少人特别是儿童频频"中招"，肺炎支原体、流感病毒、新型冠状病毒等病原体较为常见，同时还有普通细菌、病毒。由于多种病原体之间不存在"交叉免疫"，因此人群中存在一定比例的"混合感染"情况。"混合感染"表现在可能同时感染多种病原体，或几种病原体相继感染，感染不同呼吸道病原体表现出来的临床症状大都相似，在不明确病原体的情况下为医生的诊疗带来极大困难。某患儿发热就诊，医生只开具了甲流、乙流抗原检测，全部阴性，给患儿开了普通感冒药加止咳药，患儿服药两天后还是反复发热，再次就诊，医生又开具了肺炎支原体抗体检测，结果为阳性，于是使用阿奇霉素，用药 3 天后，患儿还是发热，医生考虑合并感染，做了多重 PCR 病毒核酸检测。结果出来了：乙流阳性。肺炎支原体合并乙流，医生又补开了奥司他韦。由于该患儿患病时间过长，CT 提示轻症肺炎，入院治疗 7~10 天。如果一开始患儿就进行多重 PCR 病毒核酸检测，早点明确病原菌，康复时间可以提前 10~13 天，医疗费用也要少很多。多重 PCR 可以对不同的病毒进行分型检测，可以有效缩短报告时间，明确病原菌，有助于及时精准治疗。对于呼吸道混合感染，及时、准确和全面进行病原学检测具有重要意义。

（吴熠）

第三节 基质辅助激光解吸电离飞行时间质谱在医院感染管理中的应用

一、概述

质谱技术是一种基于物质的离子质量和其电荷之间的关系进行分析的技术。基质辅助激光解吸电离飞行时间质谱（MALDI-TOF MS）是目前临床检验中应用最成熟、最重要的质谱技术之一。

MALDI-TOF MS 具有快速、准确、高通量、低成本等特点，并且能够很好地检测和鉴定氨基酸、多肽、蛋白质、核苷酸和脂肪酸等生命体组成成分和代谢产物。因此，它被广泛应用于微生物快速鉴定、耐药分型研究、细菌同源性分析、毒力因子分析、糖化血红蛋白检测以及分子成像等领域。

二、MALDI-TOF MS 的常规应用

MALDI-TOF MS 作为一种前沿的微生物鉴定技术，广泛用于临床感染性疾病的诊断领域。因具备快速、精确且成本效益高的优势，MALDI-TOF MS 已经成为医院感染常规诊疗的重要工具。

（一）细菌鉴定常规方法的革新

在临床感染性疾病的病原菌鉴定环节，传统方法如形态学观察、生化反应及分子生物学检测等普遍存在耗时较长、准确性不高的局限性。

MALDI-TOF MS 主要通过解析质谱图中的特征峰来实现对细菌的精确鉴定与分类。该技术的核心组件包括基质辅助激光解吸离子源和飞行时间质量探测器（MALDI 与 TOF 的结合）。其工作原理：样品与基质混合后涂布于金属靶板形成结晶，激光照射下基质发生汽化、降解并促使样品离子化，随后离子在电场中加速飞行，并由飞行时间探测器捕捉到具有特定质荷比的离子。根据所得质谱图可精准区分和鉴别各种微生物。当前，临床常见的葡萄球菌、链球菌、肠杆菌科以及假单胞菌属等细菌均能利用 MALDI-TOF MS 进行高效鉴定。

得益于其快速、精确的鉴定能力，MALDI-TOF MS 极大地提升了临床诊断效率和准确性，尤其对于难培养或表现出非典型表型的细菌。该技术能帮助临床医生更有效地识别和处理复杂的感染病例。例如，败血症、脓毒症等严重感染疾病，往往急需快速确定病原菌以制订有效治疗方案。传统方法可能需要数天甚至几周的时间，MALDI-TOF MS 则可在短短 1 小时内完成单个菌落的鉴定，在提升患者生存率和预后评估方面具有重大意义。

(二) 真菌鉴定的新途径

除了细菌外，真菌也是引发临床感染性疾病的重要病原体。传统的真菌鉴定方法，如形态学观察和培养特性分析，同样存在耗时较长、准确性不高的问题。MALDI-TOF MS 能迅速准确地鉴定真菌种类，为临床决策提供有力支持。该技术基于蛋白质组学原理，通过对真菌细胞表面蛋白质进行离子化处理并通过飞行时间质谱仪测定其质量/电荷比，以此识别不同的真菌种类。由于每种真菌的蛋白质组成有其独特性，因此可根据质谱图谱特征辨识念珠菌属、曲霉属、毛霉属等常见临床真菌。

值得注意的是，丝状真菌因其形态多样性和复杂的生化特性，采用传统方法鉴定难度较大，但已有不少医疗机构运用 MALDI-TOF MS 成功鉴定丝状真菌，特别是对于肺部感染、皮肤感染等，能够在数小时内准确鉴定出多种真菌，大大缩短了鉴定时间并提高了准确性，在提高患者生存率和预后评估方面至关重要。

(三) 血流感染与直接鉴定血培养阳性标本

由于老龄化社会带来的侵入性医疗器械使用增加，免疫力低下人群增多，血流感染的发生率呈上升趋势。尽管血流感染病例相对较少，但其危险性极高。传统的血流感染鉴定通常需等待血液培养结果出来后才能进行病原菌鉴定，耗时过长，有时会导致不良结局发生后才得出鉴定结果。

近年来，MALDI-TOF MS 被应用于直接对血培养阳性标本进行鉴定，无需经过纯化和培养步骤，极大地缩短了检测周期。具体操作：先通过特殊方式从血培养阳性标本中富集细菌并将其直接涂布于 MALDI-TOF MS 专用板上，然后添加基质溶液和溶剂，经激光照射使细菌细胞表面蛋白质离子化，再送入飞行时间质谱仪进行检测。根据质谱图谱特征，可以迅速确认病原菌种类，帮助临床医生制定更准确的治疗策略。此外，对于肺炎链球菌等在血培养过程中易发生自溶的细菌，MALDI-TOF MS 能有效减少由自溶引起的假阴性结果。

(四) 专性厌氧菌鉴定的新突破

厌氧菌广泛分布于自然界、人体皮肤及深部黏膜表面，当机体免疫力受损、深部组织损伤或遭受需氧菌感染时，常常成为诱发感染的重要病原体。厌氧菌导致的血流感染占临床血流感染的比例可达 1%～17%，致死率较高。因此，对厌氧菌进行及时、准确的鉴定对于优化抗菌药物治疗及改善患者预后至关重要。传统生化鉴定技术在厌氧菌鉴定方面的效率较低，鉴定周期长，难以满足临床需求。而且专性厌氧菌的培养和鉴定条件苛刻，一般需要配备专门的厌氧鉴定设备和试剂耗材。

MALDI-TOF MS 不仅适用于细菌和真菌的鉴定，也能实现专性厌氧菌的快速鉴定，无需额外购置专用设备和试剂耗材，操作简便，鉴定结果可重复性高、可靠性强，有助于缩短鉴定时间，有利于早期治疗和预后评估。

综上所述，MALDI-TOF MS 在医院感染管理中具有重要作用，其高效、精确的优势使之成为临床微生物检验不可或缺的利器。未来，随着技术的持续发展和完善，我们有理由相信，MALDI-TOF MS 将在更多应用场景中发挥更大的作用。

三、MALDI-TOF MS 的拓展应用

随着医疗技术的不断进步和医学研究的深入发展，抗生素的广泛使用所带来的细菌耐药性问题日益严峻，对医院感染防控工作提出了全新的挑战。在这种背景下，MALDI-TOF MS 发挥了至关重要的作用，其应用范围已从传统的细菌、真菌及厌氧菌鉴定扩展至医院感染防控的多个层面。

（一）细菌耐药性快速检测

面对抗生素滥用引发的细菌耐药性加剧，医院感染防控面临着巨大压力。传统细菌耐药性检测通常涉及烦琐的培养和鉴定流程，耗时较长。MALDI-TOF MS 因高灵敏度、高通量和快速响应等优势，在医院感染耐药性快速检测中扮演着关键角色。

1. 不借助抗菌药物的直接检测方法。

1）耐药菌特征峰识别：耐药菌与敏感菌的质谱图存在显著差异，如特征峰强度的变化（增强或减弱）、峰的增减或位移等，据此构建的耐药菌谱库可用于直接检测耐药菌。

2）酶类检测：β-内酰胺酶（包括 ESBLs、广谱酶、碳青霉烯酶等）通过水解 β-内酰胺类抗菌药物导致菌株耐药。MALDI-TOF MS 能够精确且高效地检测这些细菌产生的酶，缩短检测周转时间，为产酶菌的鉴定提供了一种创新手段。

3）细胞组分检测：利用 MALDI-TOF MS 直接检测细菌外膜蛋白，使耐药菌的筛选路径更为多样化。

4）脂多糖：通过对脂多糖的直接检测，可以识别出由脂多糖修饰而导致耐药的细菌，能根据细菌的耐药机制针对性地进行检测。

2. 借助抗菌药物的间接检测方法。

1）基于抗菌药物变化的检测：细菌产生的酶可能改变抗菌药物结构，如水解、脱氨、乙酰化等，造成菌株耐药。MALDI-TOF MS 可以通过检测抗菌药物的这些变化来识别耐药菌。

2）比较有无抗菌药物条件下细菌质谱差异：抗菌药物抑制敏感菌生长，使其浓度降低，质谱峰强度减弱；而对于耐药菌则无明显抑制效果，因此耐药菌的质谱峰强度相对较强。依据有无抗菌药物条件下的质谱峰 ROC 曲线下面积，可以判断细菌是否具有耐药性。

3）同位素标记联合抗菌药物共孵育：标记培养基中的特定氨基酸，在加入抗菌药物后，只有耐药菌能够利用标记氨基酸成功生长并合成新蛋白质，使得质谱峰位置发生偏移或出现新的质谱峰，通过 MALDI-TOF MS 鉴别出耐药菌。

4）内标联合抗菌药物共孵育：采用分子量稳定且与细菌蛋白分子量差异明显的内标蛋白质，将细菌与抗菌药物共同孵育、裂解后加入内标，通过 MALDI-TOF MS 检测质谱峰分布情况，以区分敏感菌与耐药菌。

(二) 多重耐药菌的快速筛查与检测

随着抗生素使用增多及细菌耐药性加剧，医院多重耐药菌防控工作面临极大挑战。传统的多重耐药菌检测耗时长。鉴于 MALDI-TOF MS 在细菌鉴定及细菌耐药性快速检测方面的突破，目前该技术已逐渐应用于多重耐药菌的快速筛查与检测。

MALDI-TOF MS 对 MRSA 的快速检测尤为成熟。MRSA 的耐药机制较多重耐药阴性杆菌相对简单，*mecA* 基因是决定其耐药性的关键基因，国内外众多研究者利用 VITEK MS 系统对比分析 MRSA 与 MSSA 的质谱图谱差异，建立各自的谱图用于临床鉴定。研究表明，采用这种方法可在短短 10 分钟内实现单个样本的快速鉴定，表现出高通量、高灵敏度和高特异度的优点。

相较于 MRSA，多重耐药革兰阴性杆菌的耐药机制复杂得多，往往涉及细胞膜通透性改变、外排泵形成等多种机制的协同效应。仅依靠蛋白质特征峰变化难以准确区分。然而，已有研究探索了 MALDI-TOF MS 检测产碳青霉烯酶肠杆菌科细菌（CRE）及其表型的临床可行性，结果显示，尽管该技术检测效能与分子生物学技术和传统培养方法相当，但检测周期大幅缩短，能提前出具耐药检测报告。

综上所述，MALDI-TOF MS 在医院感染多重耐药菌的快速筛查与检测方面展现出广阔的应用前景，能够在短时间内准确识别多重耐药菌，为临床治疗提供及时指导，有效避免无效抗生素的使用和延误治疗的情况。

(三) 医院感染细菌同源性分析

在医疗机构中，医院感染暴发或疑似暴发时，对引发感染的病原体进行同源性分析具有至关重要的意义。传统的同源性分析技术主要包括脉冲场凝胶电泳（PFGE）、多位点序列分型（MLST）和多位点可变数目串联重复序列分析（VNTR）等。这些传统技术普遍存在操作烦琐复杂、实验周期冗长、数据解读难度高等实质性挑战，在一定程度上制约了快速响应和精准控制医院感染。

MALDI-TOF MS 凭借对细菌蛋白指纹图谱的精确比对能力，在医院感染细菌的同源性分析上展现出显著优势。该技术能够高效地对比和区分不同来源的菌株，为及时发现并切断潜在的医院感染传播途径提供关键数据支持。近年来的研究表明，MALDI-TOF MS 在多重耐药肠杆菌目细菌及鲍曼不动杆菌等常见医院感染菌株的同源性分析中取得了突破性成果，准确率高且效果显著。

这些研究成果有力地证明了 MALDI-TOF MS 在医院感染细菌同源性分析领域的广泛应用前景。借助这一技术，临床科室和感染防控部门可以更快速地识别和锁定感染源头，并据此采取有针对性的防控措施，进而有效防止医院感染的新发和蔓延。

(四) 总结与展望

综上所述，MALDI-TOF MS 在医院感染防控方面发挥了重要作用。面对抗生素滥用导致的细菌耐药性日益严重的问题，传统细菌耐药性检测手段由于低效、滞后等问题已无法满足现代临床实践的需求。MALDI-TOF MS 因独特的高灵敏度、高通量特性以及快速响应的优势，不仅实现了多种细菌耐药性的快捷准确检测，为临床治疗方案的制订提供了实时有效的指导，而且在医院感染细菌同源性分析方面发挥了强大的支持作用。

未来，随着科学技术的不断革新和发展，我们期待看到 MALDI-TOF MS 在医院感染防控领域更加深入和广泛的应用，以进一步提升患者安全水平，优化医疗服务效率，助力全球公共卫生事业的发展与进步。

四、实例

案例信息：患者，72 岁，男性，退休职工，于 2023 年 12 月 23 日因持续高热（体温高达 39℃）伴咳铁锈色痰及气促症状前往社区卫生服务中心就诊。病史显示，发病前一周其孙子被诊断为支原体肺炎，鉴于近期与孙子密切接触后出现相似的呼吸道症状，推测存在交叉感染可能。患者在社区卫生服务中心接受了针对支原体的抗生素治疗，但疗效不理想，病情恶化，遂于 2023 年 12 月 26 日转入上级医院进行进一步诊疗。

入院查体时，患者神志清醒但精神状况较差，体温为 38.9℃，心率为 96 次/分钟，呼吸频率为 24 次/分，血压为 150/85mmHg。双肺听诊发现左下肺部存在湿啰音且叩诊呈现浊音区域。

实验室检查与辅助检查结果如下：血常规提示白细胞计数升高至 15.5×10^9/L，其中中性粒细胞比例增高；胸部 X 线片示左下肺叶有大片浸润阴影，边缘模糊。

患者虽按照支原体肺炎方案接受初始抗感染治疗，但临床反应不佳，病情呈进展态势。患者咳出铁锈色黏稠痰液，细菌室对痰液样本进行了革兰染色和显微镜观察，结果显示存在大量革兰阳性双球菌（图 8-2）。

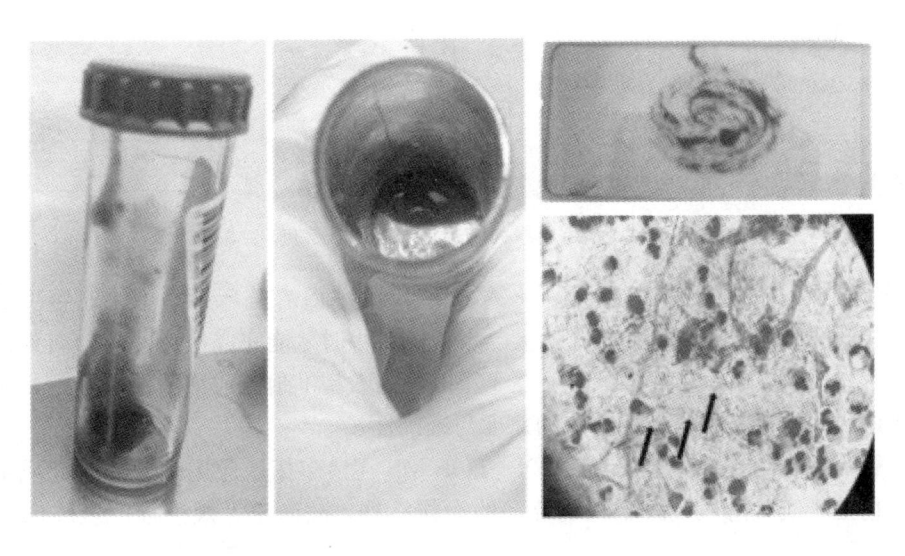

图 8-2　患者咳铁锈色黏痰，革兰染色镜下见大量白细胞及革兰阳性双球菌

微生物实验室迅速响应，将样本接种于血琼脂平板和巧克力平板，在 35℃、5%CO_2 环境下培养过夜。次日观察到血琼脂平板上生长出了大量 α-溶血、草绿色、具有脐窝状

特征的菌落。挑选疑似菌落打板，利用 VITEK MS 质谱仪进行细菌鉴定（图 8-3）。

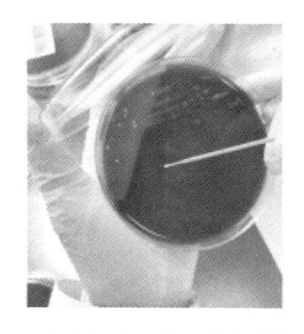

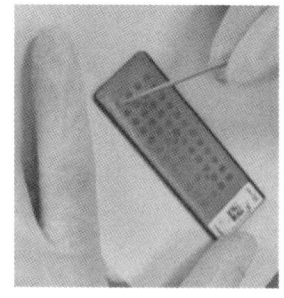

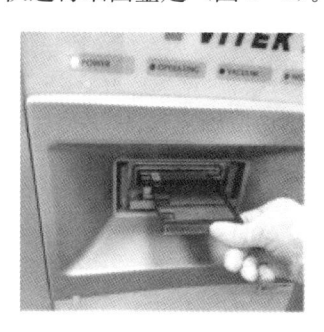

培养过夜，挑选疑似菌落　　　　　打板　　　　　　　　上机入仓

图 8-3　挑选疑似菌落利用 VITEK MS 质谱仪进行细菌鉴定

随后，检验人员运用 VITEK MS 质谱仪对疑似菌落进行快速鉴定。自 11：43 样品上机入仓至 11：55 得出鉴定结果，仅耗时 13 分钟即准确鉴定出病原体为肺炎链球菌，置信度高达 99.9%（图 8-4）。

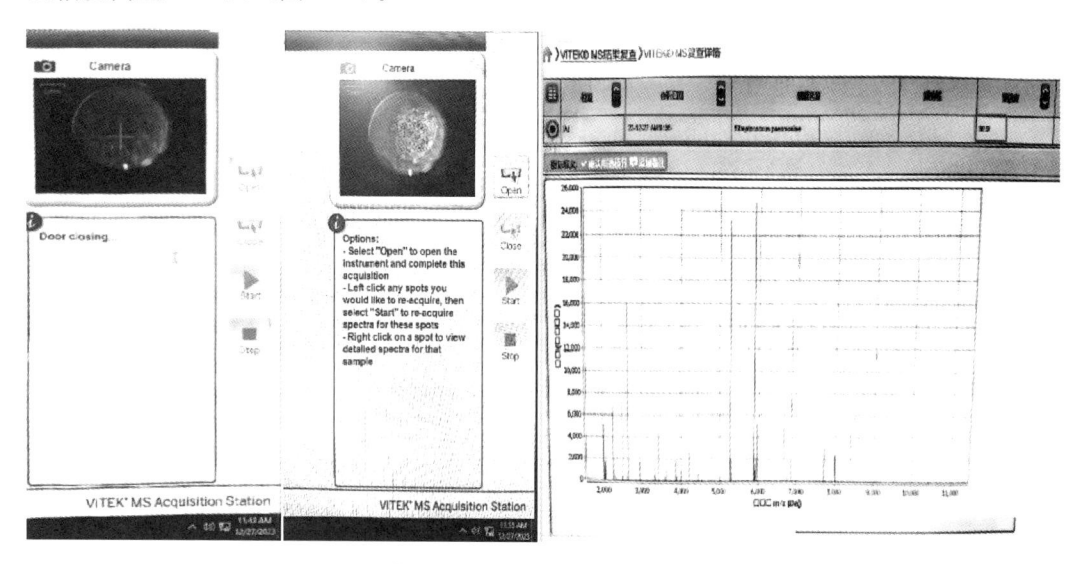

图 8-4　鉴定结果为肺炎链球菌，置信度 99.9%

评价分析：该实例鲜明地展示了 MALDI-TOF MS 在临床标本中快速鉴别细菌的优势。相较于传统的生化鉴定法（需要至少 5~12 小时才能完成从纯菌落分离到最终鉴定的过程），MALDI-TOF MS 能够在 1 小时内高效精准地完成细菌种属鉴定，显著提高了抗菌药物合理选择与精准治疗的速度与准确性。

尽管当前文献报道已涉及 MALDI-TOF MS 在诸多拓展应用领域的研究成果，但大部分仍处于实验阶段，由于缺乏统一的操作标准，故尚未大规模推广至临床常规工作中。

（肖亚雄）

第四节　测序技术在医院感染管理中的应用

一、概论

测序技术是对核酸一级结构的碱基序列进行测定的技术，是现代分子生物学中的一项重要技术，也是基因组学研究的基础与核心技术。20 世纪 70 年代至今，测序技术已发展至第三代。每一代测序技术都有超过前一代测序技术的独特之处，但也存在不可避免的局限性，关键在于掌握各自的优缺点并加以合理应用。

（一）第一代测序技术

1975 年，英国科学家 Frederick Sanger 发明的双脱氧链终止法，又称 Sanger 法或末端终止法，标志着第一代测序技术的诞生。1977 年，美国科学家 Alan Maxam 和 Walter Gilber 建立的化学降解法（Maxam-Gilber 化学降解法）也属于第一代测序技术。这两种传统的测序技术均包括制备标记片段、电泳、显影和读序 4 个步骤，其中电泳和显影步骤在两种技术中的操作基本一致。Sanger 法的关键在于应用了一种特殊的核苷酸，即 2′, 3′双脱氧核苷三磷酸。Maxam-Gilber 化学降解法的关键在于应用了 4 个化学降解体系。到 20 世纪 80 年代，荧光标记法的应用将第一代测序技术带入了自动化的时代。随后，科学家利用第一代测序技术于 1990 年开启了人类基因组计划。第一代测序技术具有读取序列长、准确率高的优点，但测序速度慢、通量低的缺点限制了其被大规模商业化应用。

（二）第二代测序技术

第二代测序技术又称为下一代测序技术（Next Generation Sequencing，NGS），因其以高通量技术实现大规模测序，所以也称为高通量测序技术（High Throughput Sequencing，HTS）。NGS 主要包括两种：一种是边合成边测序，如 Roche 公司的 454 焦磷酸测序和 Illumina 公司的 Solexa 测序（又称 Illumina 测序）；另一种是边连接边测序，如 ABI 公司的 SOLiD 连接法测序。其中，Illumina 测序为目前第二代测序技术中最主流的技术，操作步骤包括制备 DNA 文库、生成 DNA 簇 Flowcell、边合成边测序。NGS 可实现大规模并行化分析，一次实验可读取 40 万～400 万序列，总长达 1～14Gb 的碱基数，而且不需进行电泳操作，设备易于微型化，样本和试剂的消耗量明显降低，大大降低了测序成本，操作也相对简单。其最大的缺点是测序读长较短，通常在 30～700bp，这意味着测序后需要进行更严格和复杂的序列拼接。

（三）第三代测序技术

第三代测序技术（Third Generation Sequencing，TGS）是针对单分子进行的测序，无需 PCR 扩增。目前 TGS 主要有 3 种策略：①通过掺入并检测荧光标记的核苷酸来实现单分子测序,包括单分子实时测序技术(Single Molecule Real Time Sequencing,SMRT)、基于荧光供体和受体之间荧光共振能量转移的测序技术;②基于电化学信号的单分子测序,利用 DNA 聚合酶延伸过程中释放的离子或化学产物引起的电流/电压变化来判定碱基;③直接读取单分子 DNA 序列信息,如非光学显微镜成像测序技术、纳米孔测序技术等。目前 SMRT 较为成熟,有测序速度快(可达 NGS 速度的 1 万~2 万倍)、读序长(可达 10^4 bp)的优点。而发展最快、最热门、最有前景的技术是纳米孔测序技术,其原理:不同核苷酸空间构象不同,当不同核苷酸一个接一个地通过纳米孔时,所引起的电流变化程度也不同,进而可以实现实时测序。第三代测序技术是一种集通量高、速度快、读长长等多种优点于一身的新型测序技术,最大特点是无需进行 PCR 扩增,可直接读取目标序列,因此假阳性率大大降低,同时避免了碱基替换及偏置等常见 PCR 错误的发生。

(四)测序结果的分析

现有的基因测序都是分段进行的,因此测序完成后需要依靠计算机软件将这些片段进行组装、拼接,最终获得完整的 DNA 序列。

1. 碱基读取:由于从测序仪得到的并不是真正的核酸序列,而是荧光信号经处理后产生的带状图或峰图文件,因此需要将碱基识别出来,组成核酸序列,同时评估序列中碱基的可信度,这个识别过程叫作碱基读取。该过程依赖于相应的软件,如 Sequencing Analysis、Sequence Scanner、Phred 等。

2. 序列拼接:根据原始的测序序列还原原始序列的过程,一般包括组装、构建和补洞等几个步骤。用于拼接的软件有 Phred-phrap-Consed 系统等。

3. 拼接中重复序列的处理:重复序列对拼接的速度和精度影响很大,一方面引起拼接错误,另一方面也影响序列拼接的完整性,因此在拼接前应将重复序列屏蔽掉,以提高序列拼接的精准度和降低错误率,拼接完成后再将序列还原回去。

二、应用场景

测序技术从核酸序列层面进行检测分析,是最全面、最精准的生物体鉴定与分析技术。基于核酸分子层面的测序技术越来越重要,主要涉及以下三方面的应用。

(一)病原微生物的精准鉴定

目前,病原微生物的鉴定在很大程度上依赖传统的实验室鉴定技术,如培养鉴定、血清学鉴定,最大的问题在于灵敏度不高,容易出现假阴性结果,且鉴定结果的精准度欠佳,不能准确区分表型相似度极高的复合体(群)中的不同种病原体,如阴沟肠杆菌复合体包括阴沟肠杆菌、阿氏肠杆菌、霍氏肠杆菌、神户肠杆菌、路德维希肠杆菌等,醋酸钙-鲍曼不动杆菌复合体包括醋酸钙不动杆菌(基因 1 型)、鲍曼不动杆菌(基因 2 型)、皮特不动杆菌(基因 3 型)、医院不动杆菌(基因 13TU 型)。加上一些细菌(如艰难梭菌、分枝杆菌)和病毒(如诺如病毒、轮状病毒等)通过常规培养方法不能检出或检出困难,因此利用第一代测序技术检测经 PCR 扩增(临床标本或培养物)后的特定基因（如 *16S rRNA*、*gyrB*、*recA* 等）序列，与 NCBI 数据库比对，可快速得到准确的鉴定结果，有助于医务人员在医院感染防控工作中早期发现隐藏的感染源（无症状感染者）并采取积极的感染防控措施。此外，利用第一代测序技术对病原微生物进行精准鉴定，分析目标基因序列间的相似性，还能进一步明确是否存在同种同源病原体的聚集甚至暴发。

（二）疑难病原体的全面筛查

随着测序技术的普及与检测成本的下降，NGS 越来越多地用于临床微生物实验室以满足特殊的检测需求。目前，NGS 在病原体检测方面的应用主要包括全基因组测序（Whole Genome Sequencing，WGS）、宏基因组第二代测序（Metagenomic Next-Generation Sequencing，mNGS）、病原体靶向第二代测序（Targeted Next-Generation Sequencing，tNGS）三个方面，可用于疑难病原体及耐药机制的检测。其中，mNGS 和 tNGS 均不依赖传统的微生物培养方法，能直接对样本进行高通量测序和综合分析，检测结果的灵敏度极高。mNGS 能同时对样本中的微生物及宿主的核酸进行测序分析，无偏倚地检出几乎所有的病原体，包括细菌、病毒、真菌和寄生虫等，以及宿主的遗传物质（DNA 和 RNA），对于发现未知病原体具有绝对的优势。tNGS 能排除宿主核酸干扰，靶向检测几十至几百种已知病原体及其毒力和（或）耐药基因。与 mNGS 相比，tNGS 具有病原谱检测范围明确、测序成本相对较低的优势。mNGS 与 tNGS 的应用正改变着传统微生物检验格局，对于导致医院感染的未知的、少见的、难培养的病原体的发现具有极大的应用价值。同时，mNGS 与 tNGS 还可用于医院环境卫生学的精准检测，但成本较高，仅推荐用于科学研究而不适合常规监测。

（三）医院感染暴发的调查与分子流行分析

医院感染暴发"同种同源"的判定依检测方法的不同而有所差异。相较于限制性酶切分型技术、PCR 指纹图谱技术以及 MALDI-TOF-MS 蛋白指纹图谱技术，测序技术从核酸序列水平对病原菌进行检测、分析，能精准掌握其分子流行的情况，早期识别医院感染暴发源头，科学重建感染传播路径，为明确医院感染暴发提供强有力的证据，有助于医务人员采取有效的医院感染防控措施，迅速切断传染源及传播途径，保护易感人群。

常用的基于测序技术的基因分型方法有多位点序列分型（Multi-locus Sequence Typing，MLST）、基于全基因组测序的多位点序列分型（Whole Genome-based Multilocus Sequence Typing，wgMLST）和基于全基因组测序的单核苷酸多态性分型（Whole Genome-based Single-nucleotide Polymorphisms，wgSNP）等。单核苷酸多态性（Single-nucleotide Polymorphisms，SNP）是兰德（Lander）在 1996 年提出的，指在基因组水平上单个核苷酸的变异，即单个碱基的转换或颠换引起的 DNA 序列多态性，是基因组中分布广泛且稳定的点突变。因此，wgSNP 分型能将同一 ST 型的病原体进一步分为不同克隆，较 MLST 或 wgMLST 分型的分辨率更高，结果更精准，对于医院感染暴发的分子流行病学调查有较好的应用价值。

三、实例

(一) 背景介绍

CRKP 是一种常见的医院感染相关病原体。WHO 将其列为关键优先级别的病原体之一。CRKP 常在免疫功能低下的患者中引起医院感染。2020 年 1 月,《临床感染病》(*Clinical Infectious Diseases*)发表了一项前瞻性的多中心研究,该研究利用测序技术精准分析了 CRKP 临床感染菌株及洗手池分离菌株的分子流行与院内传播情况。

(二) 测序技术的应用

该研究团队利用 NGS 中的 Illumina 测序方法对所有菌株进行全基因组测序。应用 SPAdes version 3.14.0、JSpeciesWS、Kleborate version 1.0.0、ResFinder、Snippy version 4.6.0 等软件或数据库全面分析测序结果,对菌株进行了精准鉴定,明确了菌株所属 ST 型、荚膜型,携带的耐药基因以及菌株间 SNP 的差异,进一步分析了当地 ICU 患者感染 CRKP 与洗手池污染菌株间的传播关系。

(三) 结果

利用测序技术对所有分离菌株进行鉴定后,研究者发现其中有 6 株最初鉴定为产酸克雷伯菌的菌株被精准鉴定为 5 株 *Klebsiella michiganensis* 和 1 株 *Klebsiella grimontii*。34 株 CRKP 分属于 7 个 ST 型(ST789、ST11、ST709、ST16、ST20、ST1027、ST2407)以及 8 个荚膜型(KL18、KL20、KL47、KL9、KL64、KL25、KL51、KL24)。研究者进一步对同一 ST 型且荚膜型相同的 CRKP 进行克隆(SNP≤21 定义为同一克隆)分析,发现有 6 个克隆存在院内传播,分别为 Clone11a(ST11 KL47)、Clone11b(ST11 KL64)、Clone709a(ST709 KL9)、Clone789a(ST789 KL18)、Clone789b(ST789 KL18)、Clone789c(ST789 KL18)。结合所有临床菌株及洗手池菌株的分离日期分析,研究者认为 ST789 的 3 个克隆(Clone789a、Clone789b、Clone789c)造成了两家医院 NICU 患者的感染聚集/暴发,但非洗手池污染导致;Clone709a 引起一家医院 GICU 患者感染暴发也与洗手池无关;Clone11b(ST11 KL64)仅由 2 株 CRKP 组成,且分别来源于两家医院的 GICU 患者或洗手池;仅一起由 Clone11a(ST11 KL47)引起的感染暴发可能与洗手池污染有关联。研究表明,对于 CRKP 而言,洗手池污染可能不是临床患者感染与院内传播的主要来源。测序技术的应用对于明确医院感染聚集/暴发、追踪感染源头具有极大的价值。

(卫丽)

参考文献

[1] Ochoa S A, Cruz-Córdova A, Mancilla-Rojano J, et al. Control of methicillin-resistant staphylococcus aureus strains associated with a hospital outbreak involving

contamination from anesthesia equipment using UV－C [J]. Front Microbiol, 2020, 11: 600093.

[2] 章晟, 庄璐, 李秋平, 等. 实时定量PCR检测新生儿全血中肺炎克雷伯菌方法的建立和应用 [J]. 生物技术通讯, 2017, 28 (5): 665-670.

[3] 叶莹, 杨应松, 阮燕如, 等. 荧光定量PCR技术与酶联免疫法在手足口病肠道病毒检测中的应用价值比较 [J]. 中国当代医药, 2023, 30 (31): 133-136.

[4] 武瑞兵, 张建宇. 分子生物学技术 [M]. 北京: 中国出版集团, 2015.

[5] Sanger F, Coulson A R. A rapid method for determining sequences in DNA by primed synthesis with DNA polymerase [J]. J Mol Biol, 1975, 94 (3): 441-448.

[6] Efstratiadis A, Kafatos F C, Maniatis T. The primary structure of rabbit beta-globin mRNA as determined from cloned DNA [J]. Cell, 1977, 10 (4): 571-585.

[7] 唐炳华, 王继峰. 医学分子生物学 [M]. 北京: 中国中医药出版社, 2006.

[8] Zimmermann J, Voss H, Schwager C, et al. Automated Sanger dideoxy sequencing reaction protocol [J]. FEBS Lett, 1988, 233 (2): 432-436.

[9] 张向阳. 医学分子生物学 [M]. 南京: 江苏凤凰科学技术出版社, 2017.

[10] Davin－Regli A, Lavigne J P, Pagès J M. Enterobacter spp.: update on Taxonomy, Clinical Aspects, and Emerging Antimicrobial Resistance [J]. Clin Microbiol Rev, 2019, 32 (4): e00002-000019.

[11] Lai C C, Hsu H L, Tan C K, et al. Recurrent bacteremia caused by the Acinetobacter calcoaceticus－Acinetobacter baumannii complex [J]. J Clin Microbiol, 2012, 50 (9): 2982-2986.

[12] Hilt E E, Ferrieri P. Next generation and other sequencing technologies in diagnostic microbiology and infectious diseases [J]. Genes (Basel), 2022, 13 (9): 1566.

[13] Hammerum A M, Hansen F, Skov M N, et al. Investigation of a possible outbreak of carbapenem-resistant Acinetobacter baumannii in Odense, Denmark using PFGE, MLST and whole－genome－based SNPs [J]. J Antimicrob Chemother, 2015, 70 (7): 1965-1968.

[14] Goyal M, Pelegrin A C, Jaillard M, et al. Whole genome multi-locus sequence typing and genomic single nucleotide polymorphism analysis for epidemiological typing of pseudomonas aeruginosa from indonesian intensive care units [J]. Front Microbiol, 2022, 13: 861222.

[15] Qiao F, Wei L, Feng Y, et al. Handwashing sink contamination and carbapenem-resistant klebsiella infection in the intensive care unit: a prospective multicenter study [J]. Clin Infect Dis, 2020, 71 (Suppl 4): S379-S385.

第九章　医院感染卫生经济学评价

卫生经济学研究的中心问题是如何有效利用现有卫生资源，最大限度地满足人民群众的需求。

医院感染不仅增加患者住院时间及不良预后，也会给患者、医院及社会带来巨大的经济负担。随着医保支付方式改革向疾病诊断相关分组（Diagnosis Related Groups, DRG）付费推进，通过降低医院感染以获得较大社会效益和经济效益，具有重要的现实意义。故针对医院感染管理开展卫生经济学评价显得尤为重要。

第一节　医院感染的经济负担

一、相关概念

医院感染会导致人们的身体负担和心理负担，也会产生经济压力，造成因病致贫和因病返贫。医院感染的经济负担可分为直接医院感染经济负担、间接医院感染经济负担和无形医院感染经济负担。

1. 直接医院感染经济负担：预防和治疗医院感染所直接消耗的经济资源，包括直接医疗经济负担和直接非医疗经济负担两个部分。直接医疗经济负担是指在卫生保健部门购买卫生服务所消耗的经济资源，包括门诊费、住院费和药费以及其他防治疾病的费用，其中门诊费一般有挂号费、检查费、处置费、诊断费和急救费等，住院费一般有医疗服务费、治疗操作费、护理费、病理诊断费、实验室诊断费、影像学诊断费、临床诊断费、非手术临床物理治疗费、手术治疗费、康复费、中医治疗费、医疗材料费等。直接非医疗经济负担是指在非卫生保健部门消耗的经济资源，或在治疗医院感染过程中支持性活动的费用和医院感染导致的财产损失，包括营养费、交通费、住宿费、膳食费、陪护费和财产损失费等。

2. 间接医院感染经济负担：医院感染给患者本人和社会带来的时间及劳动力损失而导致的经济负担。间接医院感染经济负担包括：①因感染性疾病损失的劳动工作时间；②因感染性疾病导致个人工作能力和效率降低而造成的损失；③由于医院感染防控需要而进行的隔离、留观及医学观察，造成的个人劳动工作时间损失；④患者的陪护人员损失的劳动工作时间。

3. 无形医院感染经济负担：患者及其亲友因医院感染在心理上和生活上遭受的导致生活质量低下的无形损失。目前为止，成功地对无形医院感染经济负担进行衡量的研究并不多见，可能的原因是对生活质量指标的确定和资料的收集有困难，同时对生活质量用货币来表示也不容易。

二、经济负担的影响因素

（一）社会人口学因素

人口的数量、构成和分布与医院感染经济负担密切相关，不同部位医院感染的经济负担在年龄、性别、地区、文化程度等方面存在差异。研究这些因素对医院感染经济负担的影响有利于确定优先干预领域，有针对性地采取防控措施，减少经济损失。

社会老龄化导致我国医院感染整体的经济负担日益加重。联合国有关资料显示，2030—2050年将是我国人口老龄化最快的时期，到2050年我国老年人口总量将超过4亿人，老龄化水平将达到30%。老年人群生理功能逐步衰退，免疫力降低，一旦发生医院感染，常需要更多的护理和更复杂的药物治疗方案。此外，老年患者的感染体征和临床表现通常不典型，需要更多的实验室检查和筛查以明确诊断，从而导致了更大的经济负担。

（二）医院感染相关因素

研究发现，2012年美国成人患者中心静脉导管相关血流感染的经济负担所占比例最高，其次是呼吸机相关性肺炎和手术部位感染（表9-1）。

表9-1　美国5个主要医院感染的经济负担（美元）

医院感染类型	均数	95%CI
手术部位感染	20785	18902~22667
中心静脉导管相关血流感染	45814	30919~65245
导尿管相关尿路感染	896	603~1189
呼吸机相关性肺炎	40144	36286~44220
艰难梭菌感染	11285	9118~13574

（三）卫生服务相关因素

医院感染的诊断与治疗都会消耗医疗资源，产生医院感染经济负担。影响医院感染经济负担的主要因素：是否利用卫生服务，服务次数，利用卫生服务的地点、机构以及费用补偿方式等。与其他疾病不同，医院感染通常需要实验室检查和影像学检查等方法辅助诊断，以明确感染部位和致病病原体，因而产生的医疗费用一般较多。患者利用卫生服务的程度受多种因素的影响，如卫生服务可及性较好则一般费用较低，远距离或异地就诊会增加交通费、住宿费和就餐费等。医疗保障机制采用不适宜的费用补偿机制，可能引起服务供给方诱导需求而增加经济负担。患者对治疗后的期望值越高，则需要花费的医疗费用越多，经济负担越重。

三、经济负担的研究意义

(一) 支持政策制定和资源分配

通过医院感染经济负担研究可以为卫生行政管理部门确定防控工作重点、制定优先解决重要问题的措施以及科学合理地规划和配置卫生资源提供技术支撑和决策依据。例如,在明确中心静脉导管相关血流感染已成为危害我国住院患者健康和加重经济负担的主要问题后,国家卫生行政管理部门高度重视,将降低中心静脉导管相关血流感染纳入了国家医疗质量安全改进目标。

(二) 提高医疗质量,确保医疗安全

医疗保险机构对医院实行总额控制,使医疗机构面临着患者需求与保险费用补偿的双重压力,因此医院感染经济负担研究对于提高医疗质量和确保医疗安全具有深远的影响。医疗机构应善于利用医院感染经济负担研究结果调整医院感染防控成本构成,最大限度地降低医院感染发生风险,提高医院服务水平。

(三) 理解医院感染的经济影响

医院感染的经济负担是一个复杂而多元的问题。对于患者而言,医院感染意味着额外的床位需求、更长的治疗周期、更多的治疗费用,甚至引发灾难性的卫生支出而使其放弃治疗。

(四) 提高医疗保险运行效率

医院感染经济负担研究有利于医疗保险机构开展保险市场需求分析,为重点感染开设新的保险品种,并动员社会组织和个人参加商业医疗保险,满足居民的实际需要。此外,经济负担研究相关危险因素,有利于医疗保险机构规范保险行为,确保保险金科学合理地支付,预防保险运营风险,提高保险金的安全性、公平性和效率。

四、医院感染经济负担测量指标和应注意的问题

(一) 医院感染经济负担测量指标

医院感染经济负担测量指标是医院感染经济负担测算的基础数据,主要包括下列指标。

1. **伤残/失能指标**:病残率用于测量人群中感染原因致残发生的概率。

$$病残率 = \frac{病残人数}{调查人数} \times k \qquad (k = 100\%, 1000\%, \cdots)$$

国际上应用失能权重值来表示不同感染对人群健康损害的严重程度(表9-2)。

表 9-2 部分感染性疾病失能权重值

感染性疾病	平均权重值	95%CI
感染性疾病急性发作		
轻度	0.006	0.002~0.012
中度	0.051	0.032~0.074
重度	0.133	0.088~0.190
急性发作后	0.219	0.148~0.308
腹泻		
轻度	0.074	0.049~0.104
中度	0.188	0.125~0.264
重度	0.247	0.164~0.348
附睾睾丸炎	0.128	0.086~0.180
带状疱疹	0.058	0.035~0.090
艾滋病		
有症状，艾滋病前期	0.274	0.184~0.377
接受抗逆转录病毒治疗	0.078	0.052~0.111
未接受抗逆转录病毒治疗	0.582	0.406~0.743
肠道线虫感染	0.027	0.015~0.043
淋巴丝虫病	0.109	0.073~0.154
中耳炎	0.013	0.007~0.024
肺结核		
无 HIV 感染	0.333	0.224~0.454
HIV 感染	0.408	0.274~0.549

2. 时间指标：患者因医院感染导致的住院时间延长，是测算间接医院感染经济负担的主要指标之一。此外，因病休工、休学或者死亡带来的工作、学习以及生命方面的时间损失也是测算间接医院感染经济负担的指标。

3. 生命质量指标：

1）潜在减寿年数（Potential Years of Life Lost，PYLL）是医院感染造成的实际死亡年龄与该年龄组人群的预期寿命之差的总和。通过估算死亡者总的减寿年数，继而估算医院感染带来的劳动者工作日的损失。

$$PYLL = \sum_{i=1}^{e} a_i b_i$$

式中：e，期望寿命（岁）；i，第 i 年龄组（取组中值）；a_i，第 i 年龄组剩余年龄；b_i，第 i 年龄组的死亡人数。

2）质量调整生命年（Quality Adjusted Life Year，QALY）是一种健康状况和寿

命质量的正向综合测量指标，一个 QALY 反映一个健康生存年。

$$QALY = \sum_{i=1}^{n} w_i y_i$$

式中：w_i，权重（效用值）；n，功能状态数；y_i，各状态下生存年数。

3) 伤残调整生命年（Disability Adjusted Life Year，DALY）综合考虑死亡、发病、疾病严重权重、年龄相对重要性权重以及时间偏好率等因素，综合评价各种非致死性健康结果与早死的效用指标，包括因早死所致的生命年损失（Years of Life Losts，YLL）和伤残引起的生命年损失（Years Lived With Disability，YLD）两部分。

$$DALY = YLL + YLD = \int_{x=a}^{x=a+L} DC_{xe}^{-\beta x} e^{-r(x-a)} dx$$

式中，x，年龄；a，发病年龄；L，残疾（失能）持续时间或早死损失时间；D，残疾（失能）权重（0～1）；$DC_{xe}^{-\beta x}$，计算不同年龄的生存时间，一般 $C=0.1658$；r，贴现率，一般取 3%；$e^{-r(x-a)}$，连续贴现函数；β，年龄权重函数的参数，一般取 0.04。

2016 年中国疾病预防控制中心发布的《中国 1990 年与 2010 年感染性腹泻的疾病负担及变化研究》利用 2010 年全球疾病负担研究结果，以 2010 年全国人口普查数据作为标准人口计算标准化率，对感染性腹泻的疾病负担进行了对比分析，主要指标包括 YLL、YLD 和 DALY（表 9-3）。

表 9-3 2010 年中国 5～69 岁组人群感染性腹泻的 DALY

感染性腹泻	顺位	人年	率（/10 万）
DALY			
产毒性大肠埃希菌感染	1	118 277.28	9.14
痢疾	2	68 423.85	5.69
轮状病毒性肠炎	3	63 319.28	5.37
弯曲菌肠炎	4	47 117.39	3.90
其他沙门菌感染	5	43 426.48	3.74
YLL			
轮状病毒性肠炎	1	6 355.65	0.53
产毒性大肠埃希菌感染	2	6 337.75	0.48
其他沙门菌感染	3	6 279.18	0.53
痢疾	4	4 534.25	0.37
弯曲菌肠炎	5	2 892.54	0.23
YLD			
产毒性大肠埃希菌感染	1	111 939.53	8.66
痢疾	2	63 889.60	5.32

续表9-3

感染性腹泻	顺位	人年	率（/10万）
轮状病毒性肠炎	3	56 963.63	4.84
弯曲菌肠炎	4	44 224.85	3.66
其他沙门菌感染	5	37 147.30	3.21

（二）应注意的问题

1. 时间价值问题：在纵向比较医院感染经济负担时，会因为时间跨度较大而出现贴现的问题。在经济负担研究中有的采用现行银行利率，有的采用类似研究提供的比较固定的贴现率，如欧美发达国家常使用3%~8%的贴现率，而发展中国家大多数使用3%的贴现率。研究现在的医院感染及其伤残带来未来某年的经济损失，需要有一个贴现过程。

$$某年经济负担的现值 = \sum_{i=0}^{n} \frac{B_t}{(1+i)^t}$$

式中，B_t，医院感染第t年的负担；i，贴现率；t，时间（年）；$\frac{1}{(1+i)^t}$，贴现系数。

2. 经济负担的合理性问题：在医院感染经济负担中有些负担增加不能一概认为是负面的，其支付具有合理的成分，如新型抗菌药物的替代会因为价格的提升而增加费用，PCR的利用可能使感染诊断成本增加等。但在医疗过程中，过度医疗、滥用抗菌药物等增加的费用是不合理的。因此在医院感染经济负担研究中应注意分析经济负担的合理性。

3. 数据的代表性问题：准确测算医院感染经济负担，需要综合考虑不同来源的数据，要注重数据的代表性。不同来源费用数据测算得到的经济负担存在较大差异，如出院后发生手术部位感染的患者可能选择多家医院就诊，仅从一个医院采集费用数据无法准确测量，偏离真实情况，会低估患者的经济负担。

4. 测算结果的可比性问题：不同的数据来源、不同的调查方法、不同的测算思路等会带来测算结果的差异，如中国医院感染病例定义与美国存在明显差异，对于美国CDC/NHSN监测定义的14天感染时间窗概念，国内监测规范并未做明确要求，两个国家即使在相同时间测算的医院感染经济负担亦是不具有可比性的。因此在医院感染经济负担的比较研究中应充分考虑测算结果的可比性问题。

（吕宇）

第二节 卫生经济学评价的基本概念和基本步骤

一、基本概念

卫生经济学评价中的成本是指实施某项卫生服务规划或方案所消耗的全部人力资源和物质资源。在测算成本时，成本核算对象不同，成本的分类不同，不同的分类方法的成本概念不同。

在所有的成本分类方法中，根据成本可追踪性（Cost Traceability）分类是最基本的方法。根据成本可追踪性，成本分为直接成本和间接成本。此外，成本-效果分析中成本分为机会成本和增量成本等。

1. 直接成本：用于卫生服务所消耗的资源或所花的代价。例如，医院感染管理人员的工资和材料消耗，开展医院感染防控工作所投入的药品、消毒剂等支出。

2. 间接成本：因伤病或死亡所引起的社会成本或代价，包括休学、休工，因病或死亡所损失的工资、资金或丧失劳动所造成的产值的减少。此外，医院感染管理离不开临床医务人员及行政后勤人员的劳动，但是这部分消耗却不能直接记录在医院感染管理的消耗中，必须通过一定的分摊方法才能体现到产品和服务中。

3. 机会成本：将同一卫生资源用于另一最佳替代方案的效益。由于卫生资源是有限的，当决定选择某一方案时，必然要放弃其他一些方案，被放弃的方案中最好的一个方案的效益被看作是选择某一方案时所付出的代价。

4. 增量成本：在各种方案的成本比较决策时，当选定某一方案为基本方案后，将其他方案与之比较时所增加的成本，即两个方案之间的成本差额，这是差别成本的一种表现形式。

二、基本步骤

（一）确定研究背景、研究问题和研究角度

首先要确定研究基于何种背景开展，研究何种问题，属于哪个层次，是在全院还是在重点科室、重点人群或重点部位来进行。体现从专业角度分析研究问题的必要性及重要性，体现研究价值和创新，尽量避免重复做他人已经开展过的研究。医院感染卫生经济学评价通常需要体现可以为医院带来的收益，体现医院感染管理的自身价值，故研究角度多从医院出发，较少考虑患者、家属及社会层面。

（二）列出所有可行的备选方案

通常需要制定两个及以上的干预措施来进行比较，从而展现何种干预措施更为有效。研究者可结合政策要求或工作实际提出各项可行的干预措施，干预效果要肯定，否

则评价结果无意义。对照方案可采用标准做法或常规做法。成本-效益分析中可仅纳入一种干预措施，这是由于成本和收益均以货币形式进行分析。

（三）选择适宜的评价方法和评价指标

首先结合研究问题和目的，从成本-效益分析、成本-效果分析、成本-效用分析、最小成本分析4种方法中选取适宜的评价方法，这是由于不同的方法有不同的适用条件。注意成本和收益的衡量是否适宜，通常成本及效益用货币形式，效果需客观、公认，效用可用伤残调整生命年。

（四）识别并计量成本和收益

成本包括直接成本和间接成本。直接成本与卫生服务直接相关，间接成本则为社会成本。要整体考虑项目或干预活动整个周期的成本，这样才能客观比较。大部分方案可带来多种收益，包括货币形式及非货币形式，需要结合评价方法确定并计量收益，所有可预见的收益应当明确。

（五）考虑贴现和贴现率

实施某些干预措施的时间往往不止一年，而不同年份的货币价值不同。对于这类持续时间较长的方案，需要考虑货币的时间价值，即贴现，将不同时点的成本和效益折算到同一时点上进行比较。贴现使用的利率称为贴现率。对方案的成本和效益进行贴现便于各方案之间进行合理的比较。

（六）比较成本和收益

通过比较各个方案的成本和收益来确定何种方案更优。在成本-效益分析中，净效益或效益比更高的方案更优。在成本-效果分析、成本-效用分析中可做增量分析，即分析每增加一个效果或效用单位所增加的成本，指标低的方案更优。此外，还有其他方法和指标来比较成本与收益，可根据研究的实际情况选取相关方法和指标。

（七）敏感性分析

敏感性分析评估主要变量的不确定性对结果的影响，通过改变假设条件或参数值，评价是否会影响到结果或结论稳定性。在经济学评价中许多用于成本及效益分析的资料都是不确定的，如医疗服务价格有差异、药品价格经常变动、投入不同的人力或物力会影响到成本，因此最终的结果不是一成不变的，而可能是在一定的可信区间内变动。如果最终的结论没有被不确定因素的不同估计值所影响，那么这个因素就是决策相对自信因素。如果决定受不确定因素影响很大，那么在推荐这一项目时就值得多做考虑了。

（八）分析和评价

综合以上步骤的结果，编写评价报告，总结评价结果，提出改进建议；同时应充分考虑伦理和法律因素，确保评价过程的合法性和合规性。

（黄文治）

第三节 医院感染的成本-效果分析

一、概述

广义的效果指卫生服务产出的一切结果。在成本-效果分析（CEA）中，效果更多的指因为疾病防治所带来的各种卫生方面的直接结果指标的变化，如发病率、死亡率降低，治愈率、好转率提高，人群期望寿命延长等。在医院感染管理中，可以用感染率的变化来反映效果。

成本-效果分析主要用于评价使用一定量的卫生资源（成本）后的个人健康产出，这些产出表现为健康的结果。用非货币单位表示，如发病率的下降、延长的生命年等，也可采用一些中间指标，如抗体水平的升高等。医院感染管理的效果是指医院感染管理目标的实现程度。

成本-效果分析的指导思想是以最低的成本去实现确定的计划目标，从成本和效果两方面对备选方案的经济效果进行评价。当方案的成本相同或接近时，选择效果较好的方案；当方案的效果相同或接近时，选择成本较低的方案。

二、成本-效果分析指标

（一）成本-效果分析指标的选择原则

成本-效果分析是采用相对效果指标（如糖尿病患者发现率、控制率等）和绝对效果指标（如发现人数、治疗人数、项目覆盖人数等）作为产出或效果的衡量单位。医院感染管理中常采用医院感染率、感染人次数的变化来分析产出或者效果。

反映效果的指标是衡量目标实现程度的尺度，在选择方案的效果指标时要遵循下列原则。

1. 有效性原则：效果指标必须能够准确地衡量所要达到的目标，确实反映其内容。比如，疾病防治的效果指标应当是该病的发病率和死亡率，而不是病死率。

2. 客观性原则：效果指标的选取应避免主观决断，要得到相关专业人员的认可，客观反映其目标内容，即使由其他专业人员来衡量，结果也应当一致。

3. 特异性原则：指标要针对欲达到的目的来反映其内容的变化情况，而不反映其他情况的变化。

4. 灵敏性原则：效果指标应及时、准确地反映事物的变化情况。当方案的效果发生变化时，其效果指标必须发生相应的变化。在实际分析应用中，大多数的文献都采用单位效果的成本作为不同干预措施的比较指标，如发现一例患者的成本、治疗一例患者的成本、治愈一例患者的成本等。

成本－效果分析既可以从综合效果也可以从单项效果来进行比较分析。只要能以最简捷的方法对不同干预措施进行比较，做出选择，也就基本达到了成本－效果分析的目的。

（二）多个效果指标的处理方法

预期目标方案的效果指标有时不止一个，而是有多个，尤其是卫生规划或卫生服务计划方案的效果指标更是不止一个。当比较的效果指标有多个时，不同方案之间的比较就显得困难了。在这种情况下，需要采取适当的办法简化效果指标，使成本－效果分析能够对方案做出确切的评价。

1. 预期方案的目标尽量单一：将某预期方案中实际工作中难以实现的目标去掉；对不能协调的目标权衡之后放弃一个；对于有从属关系的目标，去掉从属的目标；将方向基本一致的目标合并。

2. 精选效果指标：去掉满足效果指标条件较差的指标，将对预期方案重点内容评价的指标作为效果指标，将较次要的指标作为约束条件对待。

3. 综合效果指标：当效果指标较多时，可以采用综合评分法，对各效果指标根据其数值给予一定的分数，并根据效果指标对方案评价的重要程度给予一定权重，经过计算使各效果指标换算成一个综合性指标，作为方案总效果的代表值，用于不同方案的比较和评价。各方案的成本相同时，比较各方案效果指标的综合得分。各方案的成本不相同时，可以将成本也看作一个指标（负的效果指标）进行评分，然后比较各方案的综合得分。

三、案例分析

艰难梭菌是最常见的医院感染病原菌之一，每年在美国造成超过 15000 人死亡和 50 亿美元的直接医疗保健费用。医院设施设备和环境是艰难梭菌感染的一个主要来源，医院感染防控对降低其总体发病率至关重要。该项目计划在 200 张床位的一家成人医院中评估常见的 9 种艰难梭菌感染防控措施和 8 种集束化干预措施的成本－效果（表 9－4），提出关于艰难梭菌医院感染防控优先次序的循证建议。

该项目中 9 个单一增强方案在基线水平上，有 5 个方案节约了成本，增加了 QALY，如强化日常清洁消毒方案节约成本 358268 美元，每年增加 36.8QALY。集束化干预方案的成本－效果因捆绑的项目不同而异，在医务人员手卫生方案中捆绑患者手卫生方案比单纯的医务人员手卫生方案平均每年可节约 32588 美元，增加 4.2QALY。

表 9-4 单一增强方案和集束化干预方案的平均增量成本-效果比较

干预方案	对比方案	平均增量成本 费用，2018年美元	QALY
单一增强方案			
强化日常清洁消毒	基础方案	-358 268	36.8
强化医务人员接触预防	基础方案	87 080	0.7
强化医务人员手卫生	基础方案	-155 575	17.7
强化患者手卫生	基础方案	-8235	6.3
强化患者安置	基础方案	-19 892	3.1
强化筛查策略	基础方案	23 763	18.5
强化终末消毒	基础方案	-38 039	12.8
强化访视者接触预防	基础方案	88 863	-0.2
强化访视者手卫生	基础方案	88 745	0.01
集束化干预方案			
手卫生集束化策略	基础方案	-188 164	22.0
手卫生集束化策略	强化的医务人员手卫生方案	-32 588	4.2
环境清洁消毒集束化策略	基础方案	-253 982	37.4
环境清洁消毒集束化策略	强化的日常清洁消毒方案	104 285	0.6
以患者为中心的集束化策略	基础方案	-35 594	28.3
强化日常清洁消毒+筛查	基础方案	-172 979	43.0
强化日常清洁消毒+筛查	强化的日常清洁消毒方案	185 288	6.3
强化日常清洁消毒+筛查+医务人员手卫生	强化日常清洁消毒+筛查的集束化策略	79 998	1.6
强化日常清洁消毒+筛查+医务人员手卫生+患者手卫生	强化日常清洁消毒+筛查+医务人员手卫生的集束化策略	56 836	0.4
强化日常清洁消毒+筛查+医务人员手卫生+患者手卫生+终末消毒	强化日常清洁消毒+筛查+医务人员手卫生+患者手卫生的集束化策略	134 921	0.2
强化日常清洁消毒+筛查+医务人员手卫生+患者手卫生+终末消毒+患者安置	强化日常清洁消毒+筛查+医务人员手卫生+患者手卫生+终末消毒的集束化策略	17 761	0.1

这个案例提供了关于分配有限资源以获得最大的艰难梭菌感染防控效果的关键证据。该案例提示日常清洁消毒是最有前途、节省成本的策略之一，应优先于其他效率低下、成本昂贵的策略，如访视者接触预防措施等。

值得注意的是，由于卫生服务的总体目标是健康的改善和生命质量的提高，对卫生规划不同方案的评价也应从这一总体目标出发，对方案结果的衡量应该全面客观地反映卫生规划的目标。而成本-效果分析主要用于具有相同目标的不同方案间的比较、评价，即对不同方案的结果的鉴别，主要是决策者认为最重要的方面，其他的结果则忽略不计。选用的效果指标也常是一些自然的、物理的、生理的单位，如发现的患者数、治愈的人数等，都是卫生服务中间产品的指标，故成本－效果分析的应用存在一定的局限性。

（吕宇）

第四节 医院感染的成本－效用分析

一、成本－效用分析的定义

成本－效用分析（CUA）是一种用来比较不同干预措施的成本差别和效用差别的方法，不仅关注效果，也关注患者生活质量的变化。成本－效用分析常用QALY。其优点是可以进行不同干预措施或者不同疾病之间的比较。

健康效用值的测量方法包括直接测量法和间接测量法，推荐优先采用间接测量法。间接测量法中常用的健康效用量表有五维健康量表（EQ-5D）和六维健康调查简表（Short-form Six-Dimensions，SF-6D）等。对于儿童，建议使用专门针对儿童的健康效用量表（如EQ-5D-Y）。常用的直接测量法包括标准博弈法（Standard Gamble，SG）、时间权衡法（Time Trade-off，TTO）和离散选择实验法（Discrete Choice Experiment，DCE）等。

采用间接测量法测量健康效用值时，如果有证据表明普适性效用量表在目标疾病中有较好的信度和效度，推荐优先使用普适性效用量表，如EQ-5D-3L、EQ-5D-5L和SF-6D等。当有证据表明普适性效用量表不足以反映特定患病人群重要特征或疾病症状时，可以使用疾病特异性效用量表。

当无法通过测量获得健康效用值时，可以通过系统文献检索，从已发表的文献中获取健康效用值。但在使用时需要进行敏感性分析，比较不同文献或不同量表测量的同一疾病或状态的健康效用值可能给研究结果带来的影响。

中国目前还没有关于QALY的统一标准。在研究中可采用全国人均GDP的1～3倍作为QALY阈值。不同研究、不同疾病、不同药物的QALY阈值可能存在差异。

二、成本－效用分析的步骤

（一）模型选择

1. 决策树模型：用来模拟干预方案对疾病影响的静态模型，通常有一个可视的树形结构，适用于研究时限很短的短暂疾病的评价，如急性呼吸道感染等。在决策树模型中，通常用节点来连接不同的健康状态，常用的节点包括决策节点（用□表示）、机会节点（用○表示）和最终节点（用△表示）。

2. Markov 模型：一种特殊的包含循环结构的决策分析模型，属于状态转移模型，将相关干预实施和临床事件发生的时间因素系统纳入模型模拟过程。Markov 模型的基本要素包括健康状态、循环周期、初始概率、转移概率、健康产出和成本以及循环终止条件等。

3. 动态传染模型：特点就是动态性，动态传染模型主要用于模拟可在人群中传染的疾病的发生发展过程。动态传染模型较 Markov 模型更复杂：首先，动态传染模型针对不同的疾病往往需要划分不同的健康状态，人群需要划分更加详细的风险群体。其次，动态传染模型所需要的参数数量远远多于 Markov 模型，所需参数通常难以获取。最后，动态传染模型模拟的真实性在很大程度上依赖于参数的选取。

除了上述模型外，还有常应用于恶性肿瘤领域的分区生存模型、表现个体特性的离散事件模拟模型等，可根据分析需求进行模型选择。

（二）模型结构构建

模型结构如果不太复杂，用树形结构图就可以完整表现；如果模型结构比较复杂，树形图就会过于繁杂而不易于理解，建议采用气泡图将其中的主要逻辑结构表现出来，而忽略一些次要结构。根据慢性阻塞性肺疾病（COPD）全球倡议，疾病状态可以划分为轻度、中度、重度、极重度，人们在此基础上构建 Markov 模型（图 9-1）。

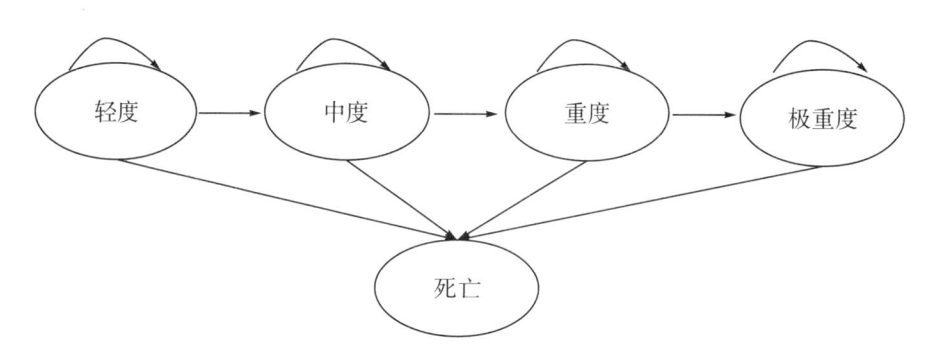

图 9-1 慢性阻塞性肺疾病 Markov 状态转移

（三）模型参数来源

模型参数主要包括效果/疗效、安全性、健康效用、成本及贴现率等。同一个参数可能有多个不同的数据来源，选择最佳参数来源，尽可能提高模型的内部效度和外部效度。

1. 参数来源的质量等级：基于循证医学证据金字塔，结合研究目的选择，可分别采用不同来源的数据进行敏感性分析，以比较结果并解释出现差异的可能原因。

2. 数据来源的人群特征：数据来源的人群特征如年龄、性别、疾病诊断等，应当尽量与药物经济学评价模型中所描述的人群特征一致。

3. 数据收集的国家或地区：在可以选择的情况下，各种参数要尽可能选择本地区的数据。对于临床效果和安全性数据，如果只有针对外国人群的方案，只有当该干预方案的临床产出不存在明显的人群基因、微生物感染类型差异时才可以使用。

4. 数据收集的医疗环境：不同等级、性质、地区的医疗机构的医疗服务、医院感染防控水平等存在差异，因此相关参数的数据存在差异，必要时可进行差异性分析。

5. 数据收集的时间：尽可能选择最新的数据作为模型参数，其中成本数据建议根据数据发布时间，使用相关校正指数（如物价指数等），将成本数据调整至研究开展的时间。

（四）模型不确定性

敏感性分析是处理不确定性的主要方法，主要可分为确定型敏感性分析（单因素敏感性分析、多因素敏感性分析）、概率敏感性分析等。敏感性分析的主要步骤：①确定敏感性分析的类型；②确定敏感性分析的因素或者变量；③确定参数变化范围和分布；④开展敏感性分析。敏感性分析结果与基础分析结果具有同等重要性，应避免主要依据基础分析结果得出结论的做法。

单因素敏感性分析是最常用、最简单的敏感性分析方法。在单因素敏感性分析中，一次分析改变一个变量的值，考察分析结果的变化情况，其前提假设是所关注的变量的变化独立于其他变量。有多个变量需要进行单因素敏感性分析时，可以将结果制作为旋风图（Tornado Diagram），研究者通过旋风图能识别出对结果影响最大的变量。旋风图的注意点：①旋风图的横坐标可以是增量成本－效果比（Incremental Cost Effectiveness Ratio，ICER），也可以是增量净货币效益（Incremental net monetary benefit，INMB）；②进行单因素敏感性分析时，某些参数需要根据实际意义确定变化的范围，并说明理由。

概率敏感性分析中有多个不确定性参数，每个参数的分布及各参数之间的关系可能比较复杂。概率敏感性分析的主要步骤：①确定模型中的不确定性参数；②确定参数分布，如概率、健康效用、成本、相对危险度对应的分布分别为 Beta、Beta/Gamma、Gamma/Log-normal、Log-normal；③模拟分析，通过 Monte Carlo 模拟，进行大量抽样次数的模拟，每次模拟在每个不确定性参数指定的分布中随机取值，记录分析结果。概率敏感性分析结果的展现方式主要包括增量成本－效果散点图和成本－效果可接受曲线（Cost-effectiveness Acceptability Curve，CEAC）。

三、案例分析

（一）研究目的

比较欧洲临床微生物学和传染病学会（European Society of Clinical Microbiology and Infectious Diseases，ESCMID）和英国国家健康与护理卓越研究所（National Institute for Health and Care Excellence，NICE）关于艰难梭菌感染（*Clostridium difficile* infection，CDI）治疗路径的成本－效用。

(二) 研究方法

1. 卫生经济学模型：在 Excel 中构建成本-效用模型。该模型从英国国民医疗服务体系（National Health Service，NHS）支付角度出发，仅考虑直接医疗成本。该模型使用了一组假设的患者，平均年龄为 70 岁，以模型假设的患者队列为整体，其中男性占比 43%。这些患者以最初的 CDI 进入模型，并接受为期 10 天的一线治疗。

根据对一线治疗的反应，模型中的患者最多可以接受二线治疗或三线治疗。如果患者在三线治疗后没有反应，则假设他们在 15 天内保持无反应的健康状态，然后过渡到与年龄相匹配的普通人群效用直到死亡。患者保持反应或出现反复的 CDI，可能出现两次反复感染，此后假设他们在 15 天内会出现持续的 CDI 相关症状，然后恢复到与普通人群相似的健康状态直至死亡。根据英国 NICE 的建议，分析中使用的支付意愿阈值为 20000～30000 英镑/QALY，成本和效用采用 3.5% 贴现。CDI 治疗路径见图 9-2。

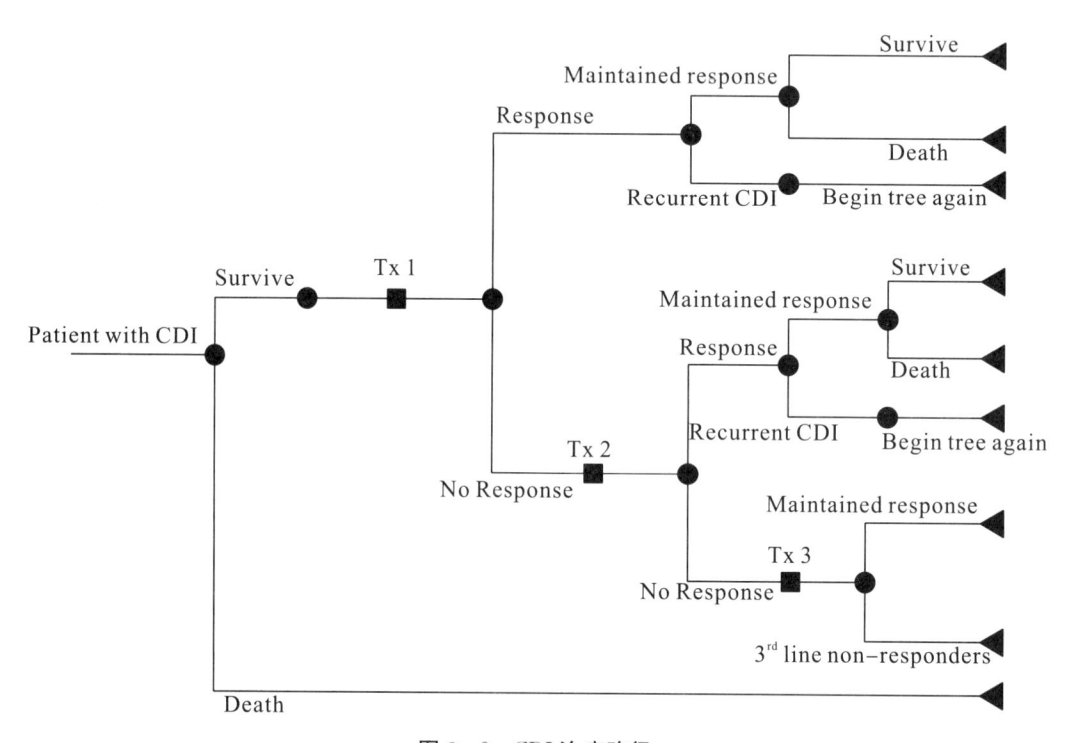

图 9-2 CDI 治疗路径

2. 治疗策略：模型用于比较 CDI 的不同治疗策略，如果指南没有为 CDI 的每个阶段的治疗提供明确的建议，则征求临床专家的建议。CDI 治疗方案见表 9-5。

表 9-5　CDI 治疗方案

	初始 CDI	第一次复发	第二次复发
ESCMID			
一线治疗	非达霉素 200mg	万古霉素+贝洛托舒单抗	粪便移植
二线治疗	万古霉素 125mg	非达霉素 200mg	万古霉素+贝洛托舒单抗
三线治疗	甲硝唑 500mg	万古霉素锥形和脉冲疗法	万古霉素锥形和脉冲疗法
NICE			
一线治疗	万古霉素 125mg	非达霉素 200mg	万古霉素 125mg
二线治疗	非达霉素 200mg	万古霉素 125mg	非达霉素 200mg
三线治疗	万古霉素 500mg	非达霉素 200mg	粪便移植

注：ESCMID，欧洲临床微生物学和传染病学会；NICE，英国国家健康与护理卓越研究所。

3. 模型输入：模型中输入的参数及对应的值详见文献原文，主要参数包含治疗反应率、第一次复发风险、第二次复发风险、30 天死亡率、效用值、治疗成本等。相关数据均来自不同的文献。

（三）研究结果

成本-效用分析表明，与 NICE 治疗路径相比，ESCMID 治疗路径的增量成本-效果都没有超过支付阈值（20000~30000 英镑/QALY），因此具有成本-效用（表 9-6）。

表 9-6　基础分析和情景分析结果

	NICE	ESCMID	增量成本结果
基础分析			
成本	7079 英镑	7643 英镑	564 英镑
QALY	6.620	6.734	0.11
ICER			4931 英镑
非达霉素+贝洛托舒单抗在 ESCMID 的治疗路径			
成本	7079 英镑	7711 英镑	631 英镑
QALY	6.620	6.751	0.13
ICER			4825 英镑
高风险患者			
成本	7179 英镑	7709 英镑	530 英镑
QALY	3.906	3.994	0.09
ICER			5996 英镑
择期住院成本			
成本	15458 英镑	15180 英镑	278 英镑

续表9-6

	NICE	ESCMID	增量成本结果
QALY	6.620	6.734	0.11
ICER			具有成本-效用优势

注：QALY，生命质量调整年；ICER，增量成本-效果。

（张誉铮）

第五节 医院感染的成本-效益分析

一、成本-效益分析的定义

成本-效益分析（CBA）直接建立在福利经济学理论的基础之上，其研究结果可直接支持决策者的相关卫生决策，而且适用范围广。但是，CBA中健康产出的货币化测量的方法主要是人力成本法或意愿支付法，这些方法在健康领域仍然处于发展之中，人们在方法学上并未达成广泛的一致。效益是指用货币单位来量化健康产出。疾病治疗方案的效益包括直接效益、间接效益和无形效益三个部分。

1. 直接效益是指实行各项干预措施后所节省的卫生资源。在测量直接效益时要特别防止双重计算，即避免将所改变的卫生资源同时计入成本和健康产出变量。例如，患者肾移植后的若干年内不需要进行透析治疗，透析成本的节约即为肾移植的直接效益，它既可以看成因干预措施所避免的成本并在成本中减去，也可以看成干预措施的健康产出，计算在效益中。

2. 间接效益是指实行各项干预措施后所增加的患者的健康时间或劳动生产力恢复带来的收益，通常可使用人力资本法或意愿支付法等方法测算。人力资本法用患者增加的健康时间所带来的工资收入来表示健康效益。

3. 无形效益是指实行某项干预措施后减轻或者避免患者身体和精神上的痛苦，以及康复后带来的舒适和愉快等。

间接效益和无形效益都可以通过意愿支付法测量。意愿支付法是在个人总体效用值不变的情况下，通过计量患者愿意牺牲的货币收益来表示健康状态的价值。该方法受到支付能力、主观意愿的影响较大，在危重疾病的儿童患者救治中如果简单将健康问题货币化，可能会面临伦理方面的问题。

二、成本-效益分析的步骤

成本-效益分析的结果以净效益（Net Benefit，NB）方式报告。NB是指某干预措施带来的贴现后的总效益与贴现后的总成本之间的差值，即纯收入或纯收益。在卫生经济评价中，NB包括两种形式：第一种是把增加的效果转化为货币值，再减去增加的成本，得到净货币效益（Net Monetary Benefit，NMB），即 $NMB = \lambda x \Delta E - \Delta C$，其中 λ

是单位健康产出的最大意愿支付值；第二种是效果减去以效果为单位计量的成本，得到净健康效益（Net Health Benefit，NHB），即 $NHB = \Delta E - \Delta C/\lambda$。研究中通常计算 NMB，在大多数情况下 λ 是不明确的，λ 取值的大小将对模型的有效性带来很大的影响。从全社会角度出发，只有 $NB \geqslant 0$ 的方案才可行，才能提升资源的使用效率；$NB < 0$ 的方案不具有经济性，应当放弃。

三、案例分析

（一）研究目的

传统的成本－效用分析不能对一些广泛的非健康干预的成本等进行测算，也不能用于健康领域和非健康领域的经济学分析，具有一定的局限性。本研究开展人乳头瘤病毒（Human Papillomavirus，HPV）疫苗的成本－效益分析，对结果进行比较。

（二）研究方法

在成本－效益分析中，本研究的流行病学数据与既往已发表的成本－效果分析模型中的数据一致。研究者提出相关假设：①每年对 12 岁女孩进行疫苗接种，覆盖率达到 80%，在其 12~16 岁开展补种工作。②该疫苗提供针对 HPV－16 和 HPV－18 的终身保护，没有针对其他 HPV 的交叉保护。成本和收益每年折现 3.5%。对于概率敏感性分析，我们使用拉丁超立方抽样生成 1000 个情景，其中包含流行病学和成本参数的不确定性。采用不同的方法将收益货币化（生产力损失和支付意愿），比较不同方法对结果的影响。

1. 生产力损失（Lost Production）：使用人力资本法（Human Capital，HC）和摩擦成本法（Friction Cost，FC）。HC 的生产损失是用患病期间（发病率）收入损失的累积总和以及因过早死亡（死亡率）而损失的年数来衡。FC 只考虑摩擦期间的生产力损失。由于两种方法的理论框架不够健全，研究者使用 HC/FC 来估算生产力损失。

2. 支付意愿（Willingness-to-pay，WTP）：WTP 采用基于统计生命值（Value of a Statistical Life，VSL）的方法。

1）基于劳动力市场或用于享乐的工资研究的显示性偏好（VSL－revealed Preference，VSL－RP）。

2）基于条件评估研究的陈述性偏好（VSL－stated Preference，VSL－SP）。

3. 生产力和 QALY 货币化相结合：QALY 货币化（Monetization of QALY，QM）方法用于研究成本－效用分析中的健康效应，通过获得额外 QALY 的个人 WTP 来货币化。生产力和 QALY 货币化相结合的方法，将疫苗接种的经济效益估计、以生产为基础的方法造成的生产力损失和获得的货币化 QALY 都包括在内，与使用社会视角的成本－效用分析相似。成本－效益分析将收益货币化的方法概述见表 9－7。

表 9-7 成本-效益分析将收益货币化的方法概述

方法	基本原理	主要限制方面和不确定因素	方法上不确定性的原因
人力资本法	1. 个体角度 2. 间接收益是指通过预防或减少发病率和死亡率而避免的生产力损失 3. 生产力损失以个人在整个缺勤时间内的累积收入衡量	1. 仅考虑经济活跃个体的生产力损失 2. 偏向高收入者和经济活跃个体	在计算避免的生产力损失时，包括了家务劳动者进行敏感性分析
摩擦成本法	1. 雇主角度 2. 间接收益是指预防或降低发病率和死亡率而避免的生产力损失 3. 个人总收入超过生产力损失用摩擦期衡量 4. 假设存在某种程度上的非自愿失业 5. 患病/死亡的雇员由另一名非雇佣的人员代替	1. 用于估算摩擦周期的特定疾病和工作相关数据，通常获取困难 2. 认为生产力损失只发生在经济活跃的个人 3. 偏向于高收入者和经济活跃的人	1. 对不同的摩擦周期（55天、69天和90天）进行了敏感性分析，考虑空缺持续时间的不确定性 2. 对家务劳动者进行了敏感性分析，用来计算避免的生产力损失
统计生命值（VSL）：显示性偏好	1. 个人隐含地揭示了他们在真实市场中对降低死亡风险的重视程度 2. VSL来源于观察数据	主要聚焦工作人群的职业风险，但这些风险主要由受伤而不是疾病造成的	使用了一系列VSL估计值，包括经过10年潜伏期调整后的癌症VSL值
统计生命值（VSL）：陈述性偏好	使用条件估值和假设情境（如调查）来推导VSL	需要鼓励调查参与者做出有效的回答	一系列VSL估计，包括一项关于WTP的研究，研究对象是宫颈癌患者
QALY货币化	1. QALY用于衡量较广泛的健康收益 2. QALY能通过WTP乘以QALY进行货币化	不能期望个人在QALY和财富之间有同等的替代率	QALY货币化方法使用23000英镑/QALY，WTP类比于NICE的成本-效果参考案例，成本-效果阈值为20000~30000英镑/QALY

注：VSL，统计生命值；QALY，生命质量调整年；WTP，支付意愿；NICE，英国国家健康与护理卓越研究所。

（三）研究结果

CBA的结果是疫苗成本阈值（Threshold Vaccine Cost，TVC）。结果显示，所有CBA方法中，使用VSL且基于WTP的方法产生了最大的TVC估计。所使用的货币化方法影响经济效益，在英国接种HPV-16和HPV-18疫苗的经济效益可能相差多达20倍。两剂HPV疫苗接种在HC和FC下没有成本-效益，除非与QM结合。

（张誉铮）

参考文献

[1] Swart N, Sinha A M, Bentley A, et al. A cost-utility analysis of two Clostridioides difficile infection guideline treatment pathways [J]. Clin Microbiol Infect, 2023, 29 (10)：1291-1297.

[2] Park M, Jit M, Wu J T. Cost-benefit analysis of vaccination：a comparative analysis of eight approaches for valuing changes to mortality and morbidity risks [J]. BMC medicine, 2018, 16 (1)：1-11.

第十章 传染病流行病学在医院感染管理中的应用

第一节 概　述

一、传染病的分类

根据传播方式、速度及其对人类的危害程度，我国法定传染病分为甲、乙、丙三类，实行分类管理。

甲类包括鼠疫、霍乱。

乙类包括传染性非典型肺炎（严重急性呼吸综合征）、艾滋病、病毒性肝炎、脊髓灰质炎、人感染高致病性禽流感、麻疹、肾综合征出血热、狂犬病、流行性乙型脑炎、登革热、炭疽、细菌性和阿米巴痢疾、肺结核、伤寒和副伤寒、流行性脑脊髓膜炎、百日咳、白喉、新生儿破伤风、猩红热、布鲁菌病、淋病、梅毒、钩端螺旋体病、血吸虫病、疟疾；2013 年 11 月，增加了人感染 H7N9 禽流感；2023 年 1 月，新型冠状病毒感染实行"乙类乙管"。

丙类包括流行性感冒（含甲型 H1N1 流感）、流行性腮腺炎、风疹、急性出血性结膜炎、麻风病、流行性和地方性斑疹伤寒、黑热病、棘球蚴病、丝虫病、手足口病、除霍乱/痢疾/伤寒和副伤寒以外的感染性腹泻病；2014 年 1 月，甲型 H1N1 流感由乙类调整为丙类（纳入流行性感冒）。

值得注意的是，在乙类传染病中，传染性非典型肺炎、炭疽中的肺炭疽、脊髓灰质炎必须采取甲类传染病的报告、控制措施。

二、传染病的特征

（一）传染病的临床特征

1. 病程发展的阶段性：急性传染病的发生发展和转归通常分为以下四个阶段。
1) 潜伏期：从病原体侵入人体起，至开始出现临床症状为止的时期。
2) 前驱期：从起病至症状明显的时期。
3) 症状明显期：急性传染病患者度过前驱期后，往往转入症状明显期。
4) 恢复期：当机体的免疫力增强至一定程度时，体内病理生理过程基本终止，患者的症状及体征基本消失,临床上称为恢复期。

2. 常见的症状与体征。

1) 发热:大多数传染病都可引起发热,如流行性感冒、恙虫病、结核病和疟疾等。以口腔温度为标准,发热的程度可分为:①低热,体温为37.5~38℃;②中度发热,体温为38~39℃;③高热,体温为39~41℃;④超高热,体温41℃以上。

(1) 传染病的发热过程可分为以下三个阶段。

体温上升期:患者在病程中体温上升的时期。若体温逐渐升高,患者可出现畏寒,见于伤寒、细菌性痢疾等;若体温急剧上升并超过39℃,则常伴寒战,见于疟疾、登革热等。

极期:体温上升至一定高度,然后持续数天至数周。

体温下降期:升高的体温缓慢或快速下降的时期。有些传染病,如伤寒、结核病等,患者体温多需经数天后才能降至正常水平;有些传染病如疟疾等,患者体温则可于数十分钟内降至正常水平,同时常伴有大量出汗。

(2) 热型及其意义:热型是传染病的重要特征之一,具有鉴别诊断意义。较常见的有以下五种。

稽留热:体温升高超过39℃且24小时内相差不超过1℃,可见于伤寒、斑疹伤寒等的极期。

弛张热:24小时内体温高低相差超过1℃,但最低点未达正常水平,见于败血症、伤寒(缓解期)、肾综合征出血热等。

间歇热:24小时内体温在高热与正常体温之间波动,见于疟疾、败血症等。

回归热:高热持续数天后自行消退,但数天后又再出现,见于回归热、布鲁菌病等。若在病程中多次重复出现并持续数月之久,称为波状热。

不规则热:发热患者的体温曲线无一定规律的热型,见于流行性感冒、败血症等。

2) 发疹:许多传染病在发热的同时伴有发疹,称为发疹性传染病。

出疹时间、部位和先后次序对诊断和鉴别诊断有重要参考价值。如水痘、风疹多于病程的第1天出皮疹,猩红热多于第2天出皮疹,麻疹多于第3天出皮疹,斑疹伤寒多于第5天出皮疹,伤寒多于第6天出皮疹等。水痘的皮疹主要分布于躯干;麻疹的皮疹先出现于耳后、面部,然后向躯干、四肢蔓延,同时有黏膜疹(科氏斑,Koplik's Spot)。

皮疹的形态可分为四大类。

(1) 斑丘疹:斑疹呈红色不凸出皮肤,见于斑疹伤寒、猩红热等。丘疹呈红色,凸出皮肤,见于麻疹、恙虫病和传染性单核细胞增多症等。玫瑰疹属于丘疹,呈粉红色,见于伤寒、沙门菌感染等。斑丘疹是指斑疹与丘疹同时存在,见于麻疹、登革热、风疹、伤寒、猩红热及柯萨奇病毒感染等。

(2) 出血疹:亦称瘀点,多见于肾综合征出血热、登革热和流行性脑脊髓膜炎等传染病。出血疹可相互融合形成瘀斑。

(3) 疱疹:多见于单纯疱疹和水痘-带状疱疹等病毒性传染病,亦可见于立克次体痘及金黄色葡萄球菌败血症等。若疱疹液呈脓性,则称为脓疱疹。

(4) 荨麻疹：见于病毒性肝炎、蠕虫蚴移行症和丝虫病等。有些疾病如登革热、流行性脑脊髓膜炎等，患者可同时出现斑丘疹和出血疹。

3) 毒血症状：病原体的各种代谢产物，包括细菌毒素在内，可引除发热以外的多种症状，如疲乏，全身不适，厌食，头痛，肌肉、关节和骨骼疼痛等。严重者可有意识障碍、谵妄、脑膜刺激征、中毒性脑病、呼吸衰竭及休克等表现，有时还可引起肝肾损害，表现为肝肾功能的改变。

4) 单核－吞噬细胞系统反应：在病原体及其代谢产物的作用下，单核－吞噬细胞系统可出现充血、增生等反应，临床上表现为肝脾大和淋巴结肿大。

(二) 传染病的流行病学特征

1. 流行性。

1) 散发：某传染病在某地的发病情况处于常年一般发病率水平，可能是由于人群对某病的免疫水平较高，或某病的隐性感染率较高，或某病不容易传播等。

2) 暴发：在某一局部地区或集体单位中，短期内突然出现许多同一疾病的患者，大多有同一传染源或同一传播途径，如食物中毒、流行性感冒等。

3) 流行：当某病发病率显著超过该病常年一般发病率水平或为散发发病率的数倍时称为流行。当某病在一定时间内迅速传播，波及全国各地，甚至超出国界或洲境时，称为大流行。

2. 季节性：不少传染病的发病率每年都有一定的季节性升高。如呼吸道传染病常发生在冬春季节，肠道传染病及虫媒传染病好发于夏秋季节。

3. 地方性：有些传染病或寄生虫病由于中间宿主的存在、地理条件、气温条件、人民生活习惯等因素，常局限在一定的地理范围内发生，如恙虫病、疟疾、血吸虫病、丝虫病、黑热病等。主要以野生动物为传染源的自然疫源性疾病也属于地方性传染病。

三、医疗机构内常见传染病的传播途径

1. 呼吸道传播：病原体从传染源体内排出后，存在于空气中的飞沫或气溶胶中，易感者通过鼻腔或口腔吸入后造成感染。

1) 飞沫传播：呼吸道传染病的主要传播途径。感染者在呼吸、咳嗽、打喷嚏时将带有病原体的口鼻腔飞沫喷射出来，口鼻腔飞沫被易感者吸入，引起疾病传播。飞沫直径一般大于 $10\mu m$，在空气中停留时间短，因而只能传给短距离的密切接触者。麻疹、水痘、流行性腮腺炎、风疹、白喉、猩红热和肺结核等均可通过飞沫传播。

2) 空气传播：呼吸道传播的另一种重要方式。病原体通过空气中的微粒，如飞沫核（直径$<5\mu m$）或者更小的气溶胶颗粒，悬浮在空气中，通过空气流动进行远距离传播。与飞沫传播相比，空气传播能够跨越更远的距离，并且不易受到空间阻隔的影响。某些呼吸道传染病，如流感、SARS 等，可以通过空气传播方式进行高效传播。

2. 经消化道传播：病原体污染食物或水源，易感者进食、饮水时病原体经口腔进入胃肠道造成感染，如细菌性痢疾、手足口病、伤寒、霍乱、甲型肝炎等。

3. 接触传播：通过直接接触或间接接触的方式，病原体从传染源向易感者受感染

门户（病原体侵入门户）播散并引起感染。直接接触指病原体从传染源直接播散至易感者受感染门户，如皮肤直接接触疥疮患者病灶。间接接触指易感者接触被传染源排出的病原体所污染的物品导致的传播，如血吸虫病、沙眼、破伤风等。

4. 虫媒传播：被病原体感染的吸血节肢动物（蚊子、虱子、跳蚤、白蛉、螨虫等），在叮咬时将病原体传播给易感者，如疟疾、流行性斑疹伤寒、黑热病、登革热等。

5. 血液、体液传播：病原体存在于感染者或病原携带者的血液或体液中，通过输血、应用血液制品等造成传播，如乙型肝炎、艾滋病等。

6. 母婴垂直传播：主要是指胚胎内的婴孩过产道感染或宫内感染，感染与母体相同的疾病。由于这种疾病传播是从母亲传至子代，因而也称为垂直传播，如乙型肝炎、艾滋病等。

7. 性接触传播：主要通过性行为传播。目前发现的性病已达20余种，我国各级医疗机构重点监测的性病包括艾滋病、梅毒、淋病、生殖道沙眼衣原体感染、尖锐湿疣和生殖器疱疹等。

（刘磊　李多）

第二节　医疗机构传染病监测

一、概述

监测是传染病防控工作中的重要基础。卫生行政部门、民政部门、海关部门等按职责分工，协同开展传染病监测工作。医疗机构在传染病监测预警中承担传染病疫情和突发公共卫生事件报告、哨点医院监测等工作，协助做好疫情核实处置与会商分析。医疗机构是传染病识别和预警的"哨点"，疫情早期来院就诊的传染病患者和医务人员之间交叉传播的风险高，大幅增加了医院感染和社会暴发流行风险。医疗机构的传染病监测预警与防控能力反映了一个国家传染病监测预警防控水平，开展传染病信息化监测预警研究，早期探测并发现传染病聚集性疫情事件是公共卫生领域关注的热点问题。

二、传染病监测体系

（一）传染病监测报告管理系统

我国法定传染病疫情报告及反馈系统建立于20世纪50年代，是当时最重要、最基本的全国性传染病监测系统，最初要求报告的病种为15种。到2004年我国的传染病监测预警信息化系统建立了覆盖39种传染病、以互联网为基础的直报系统，即国家传染病网络直报系统（National Infectious Diseases Reporting Information System，NIDRIS）。该系统能实现全国范围内"纵向到底、横向到边"的传染病直报，监测数据的收集主要依赖于各级医疗机构的被动报告，接诊医生通过流行病学史、临床表现和检验、检查阳性结果对已知传染病做出诊断并报告传染病,经各级疾病预防控制中心审核后上报到NIDRIS,这大大缩短了传染病上报时间。2021年2月,四川省各医疗机构逐步开始实现传染病"一键上报"的功能,不仅缩短了传染病上报时间,还提高了"内外网"传染病报告卡信息的一致率和准确率,大大提高了国家传染病监测的及时性。

1. 监测目的：医疗机构应依法依规落实各类传染病的诊断及信息报告管理,为传染病预测预警以及流行病学调查提供及时准确的疫情信息,为政府防控决策及效果评估提供及时准确、完整科学的疫情数据,达到预防爆发、控制流行、减少死亡、保护人民群众健康的目的。

2. 监测方法。

1) 报告病种：法定报告传染病,按乙类、丙类传染病管理的其他传染病和需要开展应急监测的其他传染病,其他地方性传染病以及其他暴发、流行或原因不明的传染病,不明原因肺炎和不明原因死亡等特定目的监测的疾病。

2) 报告要求：传染病报告实行属地化管理和首诊医生负责制。首诊医生在诊疗过程中发现传染病患者、疑似患者和规定报告的病原携带者后,应按规定时限和程序填写传染病报告卡。网络直报人员在查询到传染病报告卡后,及时核对并检查报告卡内容,核实无误后及时、准确、完整地录入传染病报告信息管理系统（或直接数据交换）。杜绝迟报、漏报和错报,若发现有漏报的病例,应及时补报。

3) 传染病报告卡填报要求：根据《中华人民共和国传染病报告卡》的要求设计纸质版或电子版的报告卡,逐项据实填写,要求填报信息准确、正确,特别是带*的项目,不得有漏项、错项,保证医生在"内网"填报的报告卡和网络直报人员提交到"外网"的报告卡信息一致并符合传染病诊断标准。

(二) 传染病症状监测系统

我国的症状监测系统主要包括急性弛缓性麻痹（AFP）监测系统、不明原因肺炎监测系统、发热出疹性疾病（RFIS）监测系统、严重急性呼吸道感染病例（SARI）监测系统以及以肠道门诊为主的腹泻监测系统等。

症状监测属于主动监测,是通过对临床诊断前的疾病症状及其他与健康相关数据进行系统且持续的收集和分析,及时发现特定疾病在时间、空间的异常聚集,从而确定是否需要早期预警和快速反应的监测方法。根据患者症状进行传染病识别,满足部分症状指标标准时即可进行一定判断,相较于目前直报系统需诊断后进行上报的传统模式有较强的敏感性,且可识别新发传染病,有提前预警的作用。对于医疗机构来说,监测内容主要是呼吸道、消化道等的7个症候群,包括患者的症状主诉与体征、人口学特征、检查资料以及影像资料等临床数据。我国目前的症状监测一方面依托发热门诊进行流感样病例监测,另一方面进行以肠道门诊为主的感染性腹泻症状监测。

1. 发热门诊监测。

1) 监测目的：通过开展对发热呼吸道病例、发热肺炎病例、传染性非典型肺炎预警病例、疑似流感病例、麻疹等以发热为首发症状的病例的监测,掌握这些呼吸系统感染性疾病的发病规律,逐步建立上述病例发病数的基线,以便将来及时发现异常情况,实现对疫情的早期预测预警。

2) 监测要求：二级以上医疗机构应按要求设置发热门诊，规范化开展发热症状监测，建立健全发热患者预检分诊制度、登记制度、消毒隔离制度等。指定专人负责发热症状病例报告，内容包括门急诊病例就诊总数、发热门诊就诊数、发热症状病例数等。发热门诊日志登记项目完整，登记内容包括患者姓名、性别、职业等基本信息以及就诊时间、体温、症状、检查结果、流行病学史等特殊信息。

2. 肠道门诊监测。

1) 监测目的：以肠道门诊为主，以收集腹泻症候群的信息为手段，进行胃肠道腹泻症状监测，预警肠道传染病暴发。肠道门诊监测主要用于了解感染性腹泻的流行病学特点、流行强度和流行特征，及时发现霍乱疑似病例，掌握疫情动态，早期识别暴发疫情，分析流行因素。

2) 监测要求：医疗机构设置肠道门诊，按属地疾病预防控制中心要求，一般在霍乱高发季节（5月至10月）开展腹泻门诊工作，视疫情情况提前开展、延长或根据需要常年开展。医疗机构承担责任范围内的霍乱诊断、排查和隔离治疗，负责完成门、急诊和住院腹泻患者的登记、诊断与治疗，疫情报告，协助疾病预防控制中心开展病例个案调查和标本采集等工作，做到逢疑必检、逢泻必登，按要求填写《腹泻门诊患者登记表》，保证就诊患者的各项信息准确，无漏项、错项。

目前，我国的症状监测作为传统监测的补充方法正处于探索阶段，主要是在原来的疾病监测系统上加以改进，资源整合不足，疾病早期甄别能力十分有限，独立运行症状监测模式存在误报、漏诊、错诊等问题。可与传染病直报系统相结合，以症状监测功能为诊断辅助，通过医生的诊断决定是否上报和后续处置。

《关于建立健全智慧化多点触发传染病监测预警体系的指导意见》中指出，优化现有传染病疫情报告管理系统，到2030年实现基层医疗卫生机构和民营医疗卫生机构网络直报全覆盖。开展医疗卫生机构门急诊和发热门诊（诊室）就诊量、重点传染病在院患者数及重症、死亡病例情况监测，以促进法定报告和主动监测相结合。另外，医疗卫生机构需要建立病原微生物实验室监测网络。建立网络实验室报告病原清单，及时报告《人间传染的病原微生物目录》中重要病原微生物以及新发突发、重大变异病原微生物。明确报告职责，畅通报告渠道，规范报告内容、时限和复核确认程序，强化实验室检测与临床检验、传染病监测、疫情应急处置等的业务协同。

三、新发与突发传染病预警

传染病预警是从监测数据中发现和识别超出期望常态水平的异常情况，发出警示信号提醒可能出现的风险。传染病预警在突发公共卫生应急工作中发挥着极其重要的作用，公共卫生决策也对传染病监测预警提出了较高的要求。

2008年，国家传染病自动预警系统（China Infectious Diseases Automated-alert and Response System，CIDARS）在全国上线运行。相关部门基于NIDRIS中上报的传染病数据建立自动预警模型与预警响应机制。目前已实现41种法定传染病的监测数据自动分析、时空聚集性实时识别、预警信号发送和响应结果实时追踪等。每年全国有超过 30 万条的预警信号通过 CIDARS 发出，信号响应率和及时率均超过 90%，但疑似疫情的有效率却很低，不足 5%，无效预警信号较多。医疗机构除了优化已知传染病的个案预警和暴发预警，还应优化新发与突发传染病个案预警与暴发预警。

（一）新发与突发传染病的概念

新发传染病是指由新出现（发现）的病原体，或经过变异而具有新的生物学特性的已知病原体所引起的人和动物传染病。突发传染病是指突然出现的传染病暴发。

（二）新发与突发传染病预警的重要性

新发与突发传染病具有发病突然、传播迅速、难以预测和不易控制等特点，冲击着现有防疫体系，对我国传染病监测能力提出了更高要求。医生识别新发与突发传染病能力有限、辅助诊断系统缺位、快速风险评估能力不足等问题，造成对新发重大传染病的预警还不够敏感。大规模暴发的传染病不仅威胁人类健康，而且通过社会劳动力的损失、劳动成本的提高、产业的损失以及对贸易的影响和医疗负担的加重等给社会经济造成严重破坏，制约经济的可持续发展。

（三）如何提高新发与突发传染病预警

国内医疗机构对于传染病监测预警的研究大多数集中在已知传染病的监测预警，涉及新发与突发传染病的监测预警较少。医疗机构需要加强对新发与突发传染病的基础研究，研发传染病个案监测和暴发预警模型，提高对新发与突发传染病预警的敏感性。

1. 加强新发与突发传染病的基础研究，是全面提升我国传染病防控能力与防治水平的关键。医疗机构应遵循国家对新发与突发传染病研究规划、专业人才培养、新技术新方法开展等的要求，提升新发与突发传染病基础研究能力，完善传染病监测预警体系，进一步提升传染病预警监测能力。

2. 基于医疗大数据的新发与突发传染病个案监测和暴发预警模型，应用于医疗机构的新发或突发传染病辅助筛查，有助于提高新发传染病诊断与鉴别诊断能力。目前主要的新发传染病预警模型是基于传染病症候群的监测预警，其方法是提取卫生信息系统中传染病相关的症状和体征、检查数据、影像学数据、费用数据、用药数据等，归纳传染病症候群。对于新发与突发传染病预警模型的设计与研发，应拓宽预警数据的来源，实现预警数据的多元化、集成化，除包括个案预警的症候群数据外，还应涵盖传染病暴发流行的其他群体异动数据，如发热门诊就诊量、病死率、社会关系型就诊、院内传播型就诊、医务人员就诊等。

3. 新发与突发传染病预警模型智能化：利用大数据、人工智能、生物传感器、地理信息系统等技术手段，快速对病原体进行检测，自动化采集传染病危险因素、病原体、相关症候群、传染病病例信息等多个关键节点数据，智能化判别出疫情暴发流行的风险，构建传染病智慧化预警多点触发机制和多渠道监测预警平台，最终实现传染病防控的智能化、精准化和科学化。

（曾庆会）

第三节 医疗机构内传染病防控

一、应遵循的原则

医疗机构在传染病防控中应遵循的原则如下。不同传染病可能有不同的防控原则，具体的防控策略应根据具体的传染病特点和情况来确定。

（一）预防为主

加强传染病的预防工作，采取措施降低传播风险，如推广良好的个人卫生习惯、提供宣传教育、采取有效的清洁和消毒措施等。

（二）早发现、早诊断、早隔离

建立健康监测体系，加强对患者和高风险人群的监测，及时发现可能感染的人员并进行隔离和诊断，以遏制传播。

（三）个人防护措施

医务人员和患者都应采取适当的个人防护措施，包括正确佩戴口罩、勤洗手、避免接触病原体等。

（四）感染防控措施

医疗机构应采取有效的感染防控措施，包括隔离病房的设置、定期消毒、妥善处理医疗废物等。

（五）医疗废物管理

医疗机构应制订科学的医疗废物管理方案，包括正确分类、储存和处置医疗废物，以防止传染源的扩散。

（六）科学研究和信息分享

医疗机构应积极参与相关传染病研究，分享经验和数据，以提高防控水平和应对能力。

（七）社会参与和合作

医疗机构需要与政府部门、公共卫生机构、社区和其他相关机构紧密合作，共同制定并执行传染病防控措施，形成合力。

二、主要职责

根据《中华人民共和国传染病防治法》，医疗机构在传染病防治中主要承担以下职责：

1. 在传染病预防中的职责。
2. 在疫情报告中的职责。
3. 在医疗救治中的职责。
4. 在传染病防治中的法律责任。
5. 保障传染病信息及信息系统安全的责任。

《中华人民共和国传染病防治法》第六十九条规定，医疗机构违反本法规定，有下列情形之一的，由县级以上人民政府卫生行政部门责令改正，通报批评，给予警告；造成传染病传播、流行或者其他严重后果的，对负有责任的主管人员和其他直接责任人员，依法给予降级、撤职、开除的处分，并可以依法吊销有关责任人员的执业证书；构成犯罪的，依法追究刑事责任。

未按照规定承担本单位的传染病预防、控制工作，医院感染控制任务和责任区域内的传染病预防工作的；

未按照规定报告传染病疫情，或者隐瞒、谎报、缓报传染病疫情的；

发现传染病疫情时，未按照规定对传染病患者、疑似传染病患者提供医疗救护、现场救援、接诊、转诊的，或者拒绝接受转诊的；

未按照规定对本单位内被传染病病原体污染的场所、物品以及医疗废物实施消毒或者无害化处置的；

未按照规定对医疗器械进行消毒，或者对按照规定一次使用的医疗器具未予销毁，再次使用的；

在医疗救治过程中未按照规定保管医学记录资料的；

故意泄露传染病患者、病原携带者、疑似传染病患者、密切接触者涉及个人隐私的有关信息、资料的。

三、隔离预防

（一）相关概念

1. 隔离预防：防止感染性病原体从患者或携带者传播给他人的一种有效措施。隔离预防的目的是采取有效的隔离技术，切断感染链中的传播途径，防止病原体在患者、医务人员及媒介物中播散，减少已知和未知的感染源造成医院感染的传播，减少医院感染的发生和暴发流行。隔离预防包括标准预防和额外预防。

1) 标准预防：基于患者的体液（如血液、组织液等）、分泌物（不包括汗液）、排泄物、黏膜和非完整皮肤均可能含有病原体，针对患者和医务人员采取的一组预防感染措施。

2）额外预防（以传播途径为基础的预防）：基于传播途径采取的隔离防护，针对有传染性或疑似传染性的患者或有重要流行病学意义的病原体感染的预防，是标准预防以外的隔离防护措施。

2. 传播途径：病原体从感染源传播到易感人群的途径，主要包括空气传播、飞沫传播、接触传播。

（二）标准预防措施和额外预防措施

1. 标准预防措施：手卫生、呼吸道卫生/咳嗽礼仪、正确选择和穿戴个人防护用品、安全注射、锐器伤的预防、重复使用物品的清洗与消毒、医用织物的处理、环境表面的清洁与消毒、医疗废物的处置与管理等，具体内容见有关章节。

2. 额外预防措施：

1）接触传播疾病的防控要求及措施：在标准预防的基础上，采取以下隔离与预防措施。

宜单间隔离患者，无条件的医院可采取床单位隔离或同种病原体感染患者隔离于一室，并限制患者的活动范围，减少转运。

医务人员接触隔离患者的体液、分泌物、排泄物等时，应戴一次性医用橡胶检查手套，手上有伤口时应戴双层手套；接触污染物品后、离开隔离病房前应摘除手套，洗手或手消毒。

进入隔离病房，从事可能污染工作服的操作时，应穿隔离衣；离开病房前，脱下隔离衣，按要求悬挂，每天更换、清洗与消毒；使用后的一次性隔离衣或防护服，应按医疗废物管理要求处置。

2）空气传播疾病的防控要求及措施：在标准预防措施的基础上，采取以下隔离与预防措施。原则上应尽快将患者转运至有条件的医院或科室，转运过程中做好医务人员的防护。

开放性肺结核患者宜安置在负压隔离病房。当病情允许时，患者宜戴医用外科口罩，定期更换。宜限制其活动范围。遵循《医院空气净化管理规范》（WS/T 368—2012）的规定进行空气消毒。

医务人员应严格按照区域医院感染预防与控制要求，在不同的区域，穿戴不同的防护用品，离开时按要求摘脱，并正确处理使用后物品。

进入确诊或可疑传染病患者房间时，应戴帽子、医用防护口罩；进行可能产生喷溅的诊疗操作时，应戴护目镜或防护面罩，穿隔离衣；当接触患者及其体液、分泌物、排泄物等时应戴一次性医用橡胶检查手套。

3）飞沫传播疾病的防控要求及措施：在标准预防的基础上，采取以下隔离与预防措施。

宜限制患者的活动范围；患者病情允许时，医务人员应戴医用外科口罩，并定期更换。应减少转运，当需要转运时，医务人员应注意防护。探视者应戴医用外科口罩，宜与患者保持 1m 以上的距离。加强通风，遵循《医院空气净化管理规范》（WS/T 368—2012）的规定进行室内空气消毒。

医务人员应根据诊疗的需要，穿戴合适的防护用品；进行一般诊疗护理操作时佩戴医用外科口罩，严格执行手卫生。与患者近距离（≤1m）接触或进行产生气溶胶的操作时，应戴帽子、医用防护口罩；进行可能产生喷溅的诊疗操作时，应戴护目镜或防护面罩，穿隔离衣；当接触患者及其体液、分泌物、排泄物等时应戴一次性医用橡胶检查手套，操作完成后严格执行手卫生。

（徐世兰）

第四节　医疗机构重点关注传染病的调查处置实践

一、建立机制

1. 建立传染病调查应急处置机制，由医疗机构负责传染病防控工作的部门牵头制定，明确各参与部门的职责。
2. 建立医防协同机制，与属地疾病预防控制中心实现信息、资源互通等，同时，疾病预防控制中心对医疗机构传染病防控工作进行技术指导、培训及考核。

二、医疗机构重点关注传染病的类型

1. 对于国家法定传染病中重点关注的传染病，如登革热、狂犬病、疟疾、布鲁菌病等，疾病预防控制中心需完善流行病学调查病例。
2. 境外输入性传染病（非法定传染病）。
3. 新发与突发传染病或卫生行政部门需重点关注的传染病。

三、调查处置分级

（一）启动常态化处置

1. 针对单个病例，配合疾病预防控制中心提供患者信息进行防控。
2. 对于病例数较少的聚集性病例（≤3例），由医院感染防控专职人员对情况进行调查并处置相应风险。

（二）应急处置启动条件

1. 病例数较多的疑似聚集性病例（>3例）。
2. 新发和突发传染病或卫生行政部门发布需重点关注的传染病的处置。

（三）调查处置内部分工

流行病学调查小组主要与被调查者直接沟通，获取其基本信息、体貌特征、在院活动轨迹、口罩佩戴和隔离转运情况。可通过检查单、支付记录等客观资料，获取准确的

活动轨迹。同时建立院内流行病学调查与应急处置共享文档，详细记录上述信息，标注需要查看监控的高风险点位。必要时进行现场流行病学调查。

信息小组登录医院信息管理系统，导出被调查者在院就诊、检查和刷卡等记录。监控小组根据初步流行病学调查内容，立即调取监控录像查看在院轨迹。重点核实同空间人员的接触情况。根据涉疫人员风险等级，选择性地查看监控覆盖区域。但当涉疫区域范围大、人员多时，需增加问卷小组，根据阳性人员所在时间段和风险点位信息制作问卷，并发放至全院或科室。

综合协调小组作为流行病学调查总指挥，梳理流行病学调查小组询问不完善、信息小组和监控小组排查有遗漏、问卷小组调查点位不完整等问题，并及时反馈至各小组解决。同时，根据风险人员暴露等级进行精准研判，判定和通知密切接触者、重点关注人员等。此外，与疾病预防控制中心流行病学调查专班对接。最后，现场处置小组需根据边调查边处置的原则，统筹协调和指导科室的静态管理、环境采样、清洁消毒、人员隔离和转运等后续工作。

四、应急处置要点

（一）信息报告

牵头管理部门应第一时间与疾病预防控制中心取得联系，实现信息互通。

（二）患者隔离

立即将患者转至隔离单间，如疾病为呼吸道传播，有条件的医院可收治于负压隔离单间。

（三）清洁消毒

按照患者活动轨迹联系保洁部门启动应急环境消毒，对所在环境及涉及体液暴露等环境完成终末清洁消毒，根据疾病传播途径，可采取过氧化氢消毒器等智能消毒设备。完成后可通过采样等方式监测消毒效果。

（四）病区管理

在流行病学调查未完成前，病区在保障患者生命安全的前提下，限制进出，避免风险再次扩大。

（五）人员管理

根据流行病学调查的情况，将涉及人员如工作人员、区域内风险患者及家属等分级进行管理。根据疾病的平均潜伏期进行相应的隔离观察或医学健康监测。

（六）生物安全

除患者以外，需重点关注风险患者的体液标本开盖提取、菌种保存等环节。及时对标本高压灭菌，评估环节污染情况，必要时可开展终末消毒。

五、猴痘调查处置案例

（一）背景

WHO宣布猴痘（MPOX）构成突发公共卫生事件（PHEIC），引起国际社会高度关注。医疗机构存在收治猴痘患者的可能。

（二）前置准备

1. 制定院内猴痘应急预案：成立猴痘防治工作领导小组及救治专家组，完善院内疫情监测和应急处置的具体内容。

2. 人员培训：围绕猴痘监测报告流程、猴痘诊疗指南、猴痘防控技术指南及猴痘样本采集送检开展全院特别是重点科室的培训。

3. 物资准备：实验室检测试剂、消杀药械、防护用品等物资的准备。

（三）病例情况

基本情况：患者，男性，38岁，因"发热15天，发现疱疹10$^+$天"来院，由预检分诊至发热门诊。

现病史：15天前无明显诱因出现发热，未测体温，伴头痛，全身酸痛，无畏寒，无咳嗽、咳痰，无胸痛、呼吸困难，无鼻塞、咽痛，无心悸，无腹痛、腹泻，无尿频、尿急、尿血，无嗅觉、味觉减退。10$^+$天前发现面部、腋下及肛周疱疹，伴痒，无疼痛。HR：80次；R：18次/分；BP：124/80mmHg；SPO$_2$：98%。患者神志清醒，对答准确，面部、腋下及肛周见疱疹，皮肤巩膜无特殊；扁桃体无肿大，咽后壁无充血；呼吸平稳，全腹软，无明显压痛、反跳痛及肌紧张，四肢肌力正常，双下肢无水肿。血细胞分析（五分类）：红细胞计数 4.29×10^{12}/L，血小板计数 335×10^9/L。

流行病学史：1个月前有泰国和新加坡旅居史。

既往史：HIV感染10$^+$年，乙型肝炎20$^+$年。

初步诊断：疑似猴痘。

（四）应急处置

1. 患者隔离：请感染性疾病中心会诊，不能排除猴痘诊断，立即对患者进行隔离，采取单间隔离。

2. 信息报告：主管医生立即填报传染病疫情卡，由医院感染管理部电话报告属地疾病预防控制中心，并配合属地疾病预防控制中心开展流行病学调查，详细记录患者的基本信息、诊断、采样时间、检测报告返回时间、标本编号、检测结果等。

3. 标本采集：对患者皮疹、疱液、痂皮、口咽及鼻咽分泌物进行采样。

4. 个人防护：所有医务人员在诊疗过程中必须严格按照《医院隔离技术标准

（WS/T 311—2023）》的要求执行标准预防，采取接触预防、飞沫预防措施，佩戴一次性橡胶检查手套、医用防护口罩、防护面屏或护目镜，穿一次性隔离衣等，同时做好手卫生。患者外出检查时，陪同人员（包括中央运输）等应按要求严格做好个人防护。

5. 密接人员排查：对与患者无保护状态下直接接触的工作人员或其他患者进行排查。必要时进行医学观察。

6. 患者收治：当患者有后续医疗救治需求时，收治于传染科。好转或无需后续医疗救治时通报属地疾病预防控制中心，告知患者去向。

7. 清洁消毒：每天对物体表面和地面进行清洁和消毒，消毒剂可选用有效氯为1000mg/L的含氯消毒剂。按照《医院空气净化管理规范》（WS/T 368－2012）的规定，加强诊疗环境的通风，每天进行3次空气消毒。终末消毒按照《医疗机构消毒技术规范》进行。

（王妍潼　李多）

参考文献

[1] 焦玲艳．症状监测的发展与应用［J］．预防医学论坛，2020，26（6）：475－478．

[2] 易光兆，宋甜爽，朱卫民，等．医疗机构构建新发传染病预警系统的策略［J］．现代医药卫生，2023，39（8）：1430－1432．

[3] 中国科学院学部．加强新发和突发传染病的基础研究　全面提升我国传染病的防控能力与防治水平［J］．中国科学院院刊，2009，24（1）：74－76．

[4] 杜明梅，刘运喜．我国传染病监测预警系统的发展与应用［J］．中华医院感染学杂志，2022，32（6）：801－804．

[5] 詹思延．流行病学［M］．8版．北京：人民卫生出版社，2017．

[6] 梁娴．医疗机构疾病监测工作指引［M］．成都：四川大学出版社，2013．

[7] 于青松，戴映雪，龙露，等．传染病监测体系和预警方式的研究进展［J］．预防医学情报杂志，2023，39（8）：1013－1018．

[8] 徐世兰，吴佳玉．医院评审评价之医院感染管理常见问题解答［M］．成都：四川大学出版社，2017．

第十一章 系统综述和 Meta 分析在医院感染管理中的应用

在医疗领域，医院感染是一个重大的公共卫生问题，它不仅增加了患者的治疗成本，还可能导致严重的健康后果甚至死亡。因此，医院感染防控一直是医疗管理和研究的重点。系统综述和 Meta 分析作为两种强有力的研究方法，在医院感染管理中的应用日益受到重视。

将这两种方法结合起来，可以为医院感染防控提供更加深入全面的视角。综述提供了广泛的背景信息，而 Meta 分析则提供了定量的证据支持。这种结合不仅有助于提高医疗实践的质量，还有助于指导未来的研究方向，不断优化医院感染管理策略。综述和 Meta 分析在医院感染实践中的应用，不仅能够提高我们对感染防控的认识，还能够帮助医务人员制定更加科学、有效的预防和治疗措施，最终改善患者的治疗效果和医疗安全。

第一节 概 述

综述作为一种"反复观察、深入检查或细致审视某物的行为"，不仅代表着一种系统性的过程（作为动词），也指代了这一过程所产生的文本成果（作为名词）。在现代科学领域，往往通过归纳观察和实验结果来构建知识理论。然而，归纳观察在逻辑上存在一定的局限性，因为它所依赖的特定实例总是有限的，难以确保从这些实例中提炼出的一般命题具有普遍正确性。换句话说，仅凭"是"的存在，我们无法直接推导出"应该"的普遍规律。

针对这一问题，卡尔·波普（Karl Popper）、托马斯·库恩（Thomas Kuhn）、伊姆雷·拉卡托斯（Imre Lakatos）等分别提出了证伪理论、范式理论和科学研究纲领，试图为归纳问题提供解决方案。虽然对这些理论的详细讨论超出了本书的范畴，但值得一提的是，综述类文章在针对特定领域或问题进行全面概述时，实际上为解决归纳问题提供了一种有效的方法。通过综述，我们可以更加系统地梳理和分析现有研究，并最终导向对解决问题更具针对性和可靠性的方案。

一、综述的分类

根据目的、问题范围、检索策略及分析方法，综述可分为 9 类。
1. 叙述性综述（Narrative Review）：旨在识别关于某一主题或话题已发表的所有

文献，该类综述并不追求从所回顾的内容中提炼出普遍规律或累积性知识。

2. 描述性综述（Descriptive Review）：旨在探究某一特定研究领域内的研究成果，在何种程度上支持或揭示相关理论、研究方法或研究结论的发展趋势或模式。

3. 范围性综述（Scoping Review）：旨在初步揭示某一特定主题相关研究的潜在规模和特征。该类综述可以用于掌握研究活动的广度、范围和特征，确定是否值得开展全面系统性综述，或者识别现有文献中的研究空白。

4. Meta 分析（Meta-analyse）：采用特定的数据提取技术和统计方法，对某一特定主题相关研究的标准效应量（如相对危险度、优势比、均值差异、相关系数等）进行量化整合，旨在综合评估和推断各独立研究结果的一致性，并估算总体效应大小及其置信区间，从而提供更为准确和有力的科学证据。

5. 定性系统综述（Qualitative Systematic Review）：旨在通过检索、识别、选择、评价和提取来自定量研究的数据，以解决以下核心问题：①效应的方向是什么？②效应的大小是多少？③效应在纳入的研究中是否一致？④效应证据的强度如何？该类综述与元分析的不同点在于，在整合纳入研究的发现时，更多依赖于叙述性和主观评价（而非统计学）的方法进行综合分析。

6. 伞形综述（Umbrella Review）：又称为综述的综述，是一种新兴的研究整合方法，由于已发表的系统综述不断增加，通过再次整合某特定主题相关的系统综述（包括定性和定量）结果，为特定问题提供更为全面且实用的解决方案。

7. 理论综述（Theoretical Review）：基于现有的理论与实验研究，为更高层次的理论结构以及各种概念、构造或关系提供背景依据。其主要目标是构建一个包含一系列研究命题或假设的概念框架或模型。这一过程不仅对现有知识进行总结归纳，还致力于通过深入分析已有的研究成果，发掘潜在的理论联系，提出新的综合见解，以推动学科领域的理论发展，指导未来的研究方向。

8. 现实性综述（Realist Review）：也称为元叙事综述或质性证据综合综述，是一种以理论为导向的诠释性文献回顾方法，旨在通过对复杂干预措施在不同情境下实施所产生的异质性证据进行解读、补充、提升、拓展或替代传统系统性综述，帮助政策制定者理解并依据这种多样复杂的证据做出决策。

9. 批判性综述（Critical Review）：旨在对某一主题的现有文献进行批判性分析，以揭示其中存在的弱点、矛盾、争议或不一致性。通过深入细致地评估和比较不同研究方法、理论观点和实证结果，提出对该领域知识体系的质疑，推动学术界对其相关问题展开更深层次的讨论与反思，提升研究领域的严谨性和科学性，以及对未来研究方向提供改进意见。

二、实例

本部分以具体例子展现综述在医院感染管理工作中的应用。

（一）实例 1：公共卫生措施对 COVID-19 传播及死亡率的影响

2021 年 Stella Talic 等在《英国医学杂志》（BMJ）发表题为"Effectiveness of

public health measures in reducing the incidence of COVID-19, SARS-CoV-2 transmission, and COVID-19 mortality: systematic review and Meta-analysis"的系统综述及元分析。

该文献回顾并评估公共卫生措施在降低COVID-19发病率、减少SARS-CoV-2传播及降低COVID-19死亡率方面的有效性证据，主要结局指标为COVID-19的发病率，次要结局包括SARS-CoV-2的传播和COVID-19的死亡率。共72项研究符合纳入标准，其中35项研究单独评估了公共卫生措施的效果，37项研究则评价了多项公共卫生措施组成的"综合性干预方案"。在35项研究中，有8项被纳入Meta分析。结果显示：手卫生（相对风险0.47；95% CI：0.19~1.12；I^2=12%）、戴口罩（相对风险0.47；95% CI：0.29~0.75；I^2=84%）和保持物理距离（相对风险0.75；95% CI：0.59~0.95；I^2=87%）均与COVID-19发病率降低有关。由于各研究间存在异质性，因此对于隔离检疫、全民封锁、边境关闭、学校停课以及工作场所关闭等措施的结果无法进行Meta分析，其效果只能以描述性方式综合。研究提示，包括戴口罩和保持物理距离在内的多种个人防护和社会措施与COVID-19发病率降低相关。实施公共卫生措施时，应考虑社区健康需求和社会文化因素。

（二）实例2：SARS-CoV-2长距离空气传播

2022年Daphne Duval等在《英国医学杂志》（BMJ）发表题为"Long distance airborne transmission of SARS-CoV-2: rapid systematic review"的系统综述。

该文献评估SARS-CoV-2在室内环境中进行长距离空气传播的可能性，并探讨可能影响传播的因素。主要结局指标为长距离空气传播（>2m）导致的SARS-CoV-2感染病例以及任何可能的影响因素。共18项疫情暴发调查报告被纳入。在16项研究中，部分或全部传播事件可能存在长距离空气传播，而在另外2项研究中，传播方式尚不明确。在确认存在长距离空气传播可能性的16项研究中，至少有一个或多个潜在因素可能增加了长距离空气传播的概率，尤其是通风不足、定向气流，以及唱歌或大声讲话等活动可能导致气溶胶排放增加。在13项研究中，报道的主要传染源在传播时处于无症状、前驱症状阶段或刚出现症状。尽管一些纳入的研究是高质量的疫情暴发调查，但由于其研究设计特点，仍存在偏倚风险，且并不总能提供充分的细节以全面评估传播途径。研究提示，SARS-CoV-2在餐厅、工作场所、合唱团场地等室内环境中可能发生长距离空气传播，通风不足等因素很可能促进了病毒传播。这些结果支撑了在室内环境中采取防控措施的必要性，特别是确保充足的通风。

（周威龙）

第二节 系统综述在医院感染管理中的应用

一、概述

(一) 系统综述的定义

系统综述（Systematic Review）是一种科学研究方法，旨在全面、系统地搜集、评估和合成相关文献中的数据，以回答特定研究问题。此方法强调使用明确、可复制的方法，减少偏倚，提供可靠证据。在医院感染防控领域，系统综述为医务人员提供基于证据的最佳感染防控指导。

(二) 系统综述与一般综述的关系

系统综述与一般综述的区别主要在于方法论的严格性和目标的特定性。系统综述采用预先定义的、严格的研究方法，包括全面的文献检索、明确的纳入和排除标准以及详细的质量评估。这种方法设计旨在减少研究偏倚，以提供可靠和客观的证据。系统综述通常针对非常具体的研究问题，是基于证据的研究的核心部分，特别适用于临床实践和公共卫生政策的制定。

相比之下，一般综述可能不会有这么严格的方法论要求。它们可能更具叙述性，涵盖更广泛的主题，更多依赖于作者的专业判断和解释。一般综述可能由领域专家基于其广泛的知识和对现有文献的解读来撰写，因此可能带有更多的主观性。虽然它们提供了对特定主题的广泛而深入的探讨，但可能缺乏系统综述那样的结构化方法和减少偏倚的设计。

总之，系统综述在方法论上更加严格和结构化，适合用于生成高质量的证据，特别是在制定防控策略和临床指南时。一般综述则更加灵活，适用于对特定主题进行广泛而深入的探讨。

(三) 系统综述与 Meta 分析的关系

系统综述和 Meta 分析在研究领域内具有密切的关系。系统综述提供了对特定领域文献的全面概览，而 Meta 分析则在此基础上提供了更加精确的统计学的合并分析。系统综述全面收集和评估相关研究，可能包含定量分析（如 Meta 分析）或定性分析。Meta 分析则是一种统计技术，用于合并类似研究的数学结果，提供更精确的、基于数据的结论。通常 Meta 分析是系统综述的一部分，但并非所有系统综述都包括 Meta 分析。

二、系统综述的类型

(一) 定性系统综述

定性系统综述（Nonquantitative Systematic Review）是一种描述性的综述方法，主要通过对研究文献的筛选、评估和整合，对研究主题进行总结和归纳，以回答研究问题。定性系统综述不进行统计学的合并分析，而是通过文字描述、分类比较、主题分析等方式来呈现研究结果。它主要关注研究的质量、方法学特点、研究结果的一致性和差异性等方面。

(二) 定量系统综述

定量系统综述（Quantitative Systematic Review）是在定性系统综述的基础上，进一步进行统计学的合并分析，即Meta分析。定量系统综述通过对纳入研究的数据进行统计学的汇总和分析，得出定量的结论和效应量，以更准确地评估研究主题的效果和影响。它可以通过计算加权平均效应量、构建森林图等方式来呈现研究结果。

总的来说，定性系统综述主要是对研究结果进行描述和总结，而定量系统综述则在描述和总结的基础上，进一步进行统计学的合并分析，得出定量的结论和效应量。

三、系统综述的步骤

(一) 研究问题的确定

在系统综述中，确定研究问题是整个过程的基础和起点。首先，研究问题要明确和具体。这通常涉及精确定义研究的人群、干预措施、比较措施和结果指标，常见的方法是采用PICO（Population, Intervention, Comparison, Outcome）格式来构建问题。例如，在医院感染领域中，研究问题可能是：在成年住院患者（Population）中，手卫生干预（Intervention）相比于标准护理（Comparison）在预防医院感染（Outcome）方面的效果如何？

其次，研究问题的设定应基于已有的知识和研究缺口。这通常需要进行初步的文献审查，以了解该领域当前的研究状态和未解决的问题。这样可以确保系统综述的问题既具有相关性，又能填补现有知识的空白。

最后，研究问题应具有可行性和相关性。考虑到系统综述的资源和时间限制，问题需要足够具体，以便于在合理的时间内完成。同时，研究问题应对目标读者群或相关领域具有实际意义，能够为临床实践、政策制定或进一步的研究提供指导。

(二) 文献检索和筛选

文献检索和筛选的目的是收集与研究问题相关的所有重要文献，并从中筛选出符合预设标准的研究。首先，进行广泛且系统的文献检索，以确保尽可能多地覆盖相关研究。这通常包括在多个数据库中搜索，如 PubMed、EMBASE、Cochrane Library 等。检索时，需要使用精确的关键词和检索策略，这些关键词和策略应与研究问题密切相关，并可能包括各种同义词和相关术语。除了电子数据库，还可能需要手动检索重要期刊、会议记录或灰色文献（如论文和报告）以避免遗漏重要研究。

文献筛选包括初步筛选和深入筛选两个阶段。初步筛选通常基于标题和摘要来排除明显不相关的研究。然后，对初步筛选后的文献进行深入阅读，根据预先设定的纳入和排除标准来确定最终纳入的研究。这些标准通常涉及研究类型、研究质量、研究对象、干预措施和结果测量等方面。为了保证过程的透明性和可重复性，所有的决策过程和理由应被详细记录。文献检索和筛选是确保系统综述质量的基础，为了减少偏倚，这一过程通常由两位以上的研究者独立进行，并解决任何不一致之处。

（三）文献质量评估

文献质量评估的目的是确保综述的结论建立在可靠和高质量的证据基础上，通常涉及以下几个关键方面。

1. 研究设计的评估：评价每项研究的设计类型（如随机对照试验、队列研究、案例对照研究等）及适用性。不同类型的研究设计有不同的强度和局限性。例如，随机对照试验通常被认为是证据等级最高的研究类型，但在某些情况下，观察性研究可能更适合。

2. 研究质量的综合评价：包括评估研究的执行质量，如样本选择、数据收集方法、结果测量的准确性和一致性、统计分析的适当性等。对于定量研究，还需要考虑是否有足够的样本量来检测预期效果。

3. 偏倚风险的评估：评估可能影响研究结果可信度的偏倚，如选择偏倚、测量偏倚、报告偏倚等。评估工具如 Cochrane 协作网的偏倚风险工具，常用于这一目的。

4. 结果的可重复性和透明度：评估研究结果和方法的报告是否充分透明，以便其他研究者可以复制研究或评估其方法的合理性。

一般由两名或以上的评估者独立进行质量评估，以减少主观偏差。任何分歧都应通过讨论或第三方仲裁解决。文献质量评估的结果通常会影响到最终综述的结论，高质量的研究为综述提供了坚实的基础，而低质量的研究则可能减弱综述结论的普适性和可靠性。

（四）数据提取和分析

数据提取和分析是从选定的研究中收集必要的信息，并对这些信息进行整合和分析，以回答研究问题。在数据提取阶段，研究者需要从每项符合条件的研究中提取关键数据，通常包括研究的基本信息、研究设计、样本大小、干预措施、主要发现等。这一过程要求精确和系统，以确保所有相关信息被充分捕获。通常，为了减少错误和偏倚，这项工作应由两位及以上的研究者独立完成。数据提取参考样表见表 11-1。

表 11-1 数据提取参考样表

序号	文献标题	作者	发表年份	研究地点	研究设计	样本大小	对象特征	干预措施	比较措施	结果测量	主要发现
1											
2											
3											

数据分析的方法取决于系统综述的类型以及所收集数据的特性。对于定量系统综述，如果研究足够同质，可能会进行 Meta 分析。对于定性系统综述，则进行定性分析，主要包括以下几个步骤。

1. 编码：将提取的数据分解成较小的片段，并为这些片段分配代表其含义的"代码"或标签。

2. 主题发现：通过分析和比较这些代码，识别出跨越不同研究的共同主题或模式。

3. 主题整合：将这些主题整合成一种连贯的叙述，用以回答研究问题，并揭示更深层次的含义和联系。

4. 结果呈现：以清晰和逻辑的方式呈现分析结果，通常包括对主题的描述和解释，以及它们如何相互关联。

无论采用何种分析方法，透明度和系统性都至关重要。研究者需要清楚地记录分析过程和方法，确保其他研究者可以复现和验证结果。

（五）结果综合和解释

结果综合是将所有相关研究的结果集合起来，形成对研究问题的全面回答。在定量系统综述中，如果进行了 Meta 分析，这涉及将数值结果合成为一个统一的效果估计。在定性系统综述中，这意味着将不同研究中的主题、概念和见解整合成一个连贯的叙述。结果综合需要综合考虑研究的质量、结果的一致性以及任何明显的异质性或模式。这个过程要求精确和客观，同时对数据进行深思熟虑的解释。

结果的解释不仅仅是重述数据，而是需要深入分析研究的意义、潜在的影响以及在更广泛的背景下的含义。这包括讨论结果的可靠性、与现有文献的一致性或差异性以及可能的理论和实践意义。在这个阶段，研究者还应该识别和讨论研究的局限性，包括研究方法的局限性、样本大小、偏倚风险等，并对这些局限性可能对综述结论的影响进行评估。

最后，研究者在结果综合和解释的阶段应该提出未来研究的方向，指出研究领域中尚未解决的问题和潜在的研究机会。这可以帮助其他研究者构建在现有工作基础上的进一步研究，并指导实践中的决策制定。

四、实例

（一）实例 1：艰难梭菌感染防控的系统综述

以 Louh I K 等的研究为例，展示系统综述在艰难梭菌感染（CDI）防控中的应用。该研究的选题聚焦于急性护理医院中 CDI 的预防措施。由于 CDI 在医院环境中的普遍性和其对患者健康及医院资源的显著影响，这一选题具有重要的临床和公共卫生意义。研究通过广泛文献搜索和严格筛选，涵盖了2009年以来的相关研究，强调更新和扩展对CDI预防策略的理解。研究方法包括筛选、分类和分析相关文献，涉及不同的干预措施，如环境消毒、抗菌药物管理程序、手卫生、氯己定沐浴、益生菌、集束化干预等。研究对这些干预措施在减少CDI发生率方面的效果进行综合评估。

由于在所选文献中观察到显著的异质性，研究者决定仅提供定性的系统综述。研究结论强调了环境消毒（尤其是使用含氯产品的日常和终末消毒）和集束化干预在预防CDI方面的重要性。同时，研究也指出了手卫生和氯己定沐浴在降低CDI方面的效果有限。这些发现为急性护理医院提供了针对CDI预防的有价值的指导，并强调了采取综合和多元化干预策略的必要性。此外，研究还指出了需要进一步研究的领域，如不同干预措施的长期效果和在不同医疗环境中的适用性。

（二）实例2：手卫生依从率预防医院获得性感染的系统综述

以Mouajou V等的研究为例，探讨医疗保健工作者的手卫生依从率与医院获得性感染（HAIs）之间的关系。研究选题基于这样一个事实：医疗保健工作者的手是医院感染的主要传播源之一，因此，提高手卫生依从性被认为可以降低HAIs风险。尽管这一观点得到广泛认可，但对于医疗保健工作者应达到的最佳手卫生依从率还没有共识。因此，这项研究的目标是通过系统性地回顾已发表的文献，确定与最低HAIs发生率相关的最佳手卫生依从率。

作者筛选出了35篇文献进行分析，这些文献主要报告了每千患者日的HAIs和与医疗设备相关的HAIs。作者采用了Robins-I工具和更新的ROB2工具来评估研究的偏倚风险，并发现约有31%的研究被认为具有低风险。值得注意的是，大多数研究并非最初设计用来评估手卫生依从率对HAIs发生率的影响，这限制了进行定量系统综述的可能性。因此，作者选择了定性系统综述的方法，汇总主要研究特征和结果，而没有创建森林图。这种方法适用于处理异质性高且质量参差不齐的研究数据。

该研究发现大多数研究报告的手卫生依从率在60%～70%，且较低的HAIs发生率似乎与高于60%的手卫生依从率相关。这一发现表明，尽管手卫生依从率的提高与HAIs风险的降低相关，但在60%的依从率之上，并没有观察到额外降低HAIs风险的趋势。这一结果对于制定医院感染防控策略和目标具有重要的实践意义。

（三）实例3：实验室员工感染防控知识、态度和实践的系统综述

Aldhamy H等进行了一项系统综述，旨在评估实验室员工的感染防控知识、态度和实践。这项研究涵盖了34篇文章，其中30篇被认为是高质量的，而4篇被认为是低质量的。研究重点放在了如何在实验室环境中有效遵循感染防控指南上，这对于保证实验室安全至关重要。研究发现，尽管实验室员工在感染防控方面具有良好的知识和积极的态度，但在实际实施中存在不足，这可能是由培训不足导致的。

该研究文献检索了从数据库建立至2021年11月发布的相关研究。这些研究包括定性、定量和混合方法的研究，但研究团队特意选择了定性分析而非定量分析。这是因为

研究内容涉及行为、态度和实践等主观且不易量化的方面，定性分析能更灵活、深入地探讨和解释这些方面的多样性和复杂性。通过这种方法，研究者能够全面理解实验室员工在遵循 IPC 指南方面的实际情况、面临的挑战和需求。综合不同类型研究的结果，研究采用了叙述性综合的方式，以提供对实验室员工在感染防控指南实施中的挑战和机遇的更全面理解。

研究结论指出，尽管实验室员工在感染防控方面具有良好的知识和积极的态度，但在实际实施中仍存在不足。这种差距表明实验室员工可能面临较高的工作场所感染风险。因此，研究建议通过增加对实验室员工的感染防控培训，以改善预防措施的使用。这种综合定性和定量分析的方法使得研究能够更全面地解释现有的研究证据，为改善实验室环境中的感染防控实践提供了有力的依据。

五、总结与展望

系统综述在医院感染研究中扮演着重要角色，提供基于证据的指导，帮助医务人员做出有效的临床决策，优化防控措施。通过集成文献数据，系统综述加深了对医院感染防控策略和措施的理解和应用。预计未来系统综述在医院感染领域会有越来越重要的作用，特别是面对新的病原体和治疗方法时。随着数据科学和人工智能的发展，系统综述的方法将更高效、精确。

（吴春霖）

第三节　Meta 分析在医院感染管理中的应用

一、概述

Meta 分析是系统综述中用来定量地整合多个有关研究的结果以获得能够代表这些研究的平均结果的统计学方法。Meta 分析用以评估某一干预措施或暴露因素对健康结果的影响，比较和综合的结论是否有意义，取决于这些研究是否满足特定的条件。当相关研究主题已有多个同类研究发表，但其样本量过少，或研究结果存在争议，或需要通过文献研究进行决策，时间不允许等待新的研究，以及纳入的原始研究异质性较小，满足 Meta 分析的要求时，可以使用 Meta 分析进一步汇总结果。Meta 分析作为一种强有力的研究工具，能够帮助研究者综合现有证据，评估不同干预措施在医院感染防控中的效果。

二、Meta 分析的应用

（一）统计分析的目的和方法

系统综述中的 Meta 分析需紧扣研究问题，具有明确的分析目的，数据分析的目的主要包括：①估计效应（或其他指标如诊断方法的灵敏度）的大小及其置信区间；②控制混杂因素；③分析可能的剂量－效应关系；④分析可能的交互作用或效应修饰作用；⑤分析结果和结论中可能存在的偏倚。表 11-2 是系统综述中常见的统计分析方法。

表 11-2 系统综述中常见的统计分析方法

研究目的	统计分析方法
分析研究间的异质性	Q 检验和 I^2 统计量
探讨研究间异质性的来源	亚组分析和 Meta 回归
检测发表偏倚	漏斗图及其有关的统计检验，如 Egger 回归分析和 Begg 秩相关分析
估计总效应及其置信区间	Meta 分析，又分为固定效应模型和随机效应模型
展示 Meta 分析的结果	森林图

（二）Meta 分析的原理

Meta 分析就是定量合并原始研究结果的方法，它需要原始研究的效应估计值和计算权重所需要的信息。Meta 分析合并的结果是原始研究效应的加权平均值，反映了原始研究背后的真实效应。Meta 分析可以分解为两个步骤：第一步是估计原始研究的效应和权重，第二步是利用第一步的信息计算效应的加权平均值。在 Meta 分析里，研究的单位不是一个人，而是一个研究，不同的研究样本大小不同，它们获得的信息的精确度也不同。若所有原始研究都来自同一总体且不存在偏倚，大样本研究结果的平均值更接近真实值。根据研究样本量大小，赋予不同的权重，这样计算的平均值就叫加权平均值。Meta 分析的一个通用方法就是根据效应的方差的大小进行加权，称为倒方差法（Inverse Variance Method，I-V 法）。倒方差法可以应用于多种数据类型和研究类型的效应量的合并，除前述的二分类变量和连续变量，还可用于合并标准化死亡率比、风险比、诊断试验以及交叉试验和群组随机化试验中的效应指标，也可以用于单组率和均数的合并。

（三）资料类型与效应指标的选择

每一个纳入的研究都必须提供有关效应的信息，包括效应估计值及其抽样误差，所有纳入的研究的效应估计值及其抽样误差是 Meta 分析的基础。这里，效应指标是 Meta 分析可合并的原始研究的结果的统称，如发病率、诊断的灵敏度。效应指标的选择取决于研究目的。

根据纳入研究的资料类型，可以将其分为定性资料和定量资料。定性资料常用的统计量包括率、构成比、密度和相对比，常用的效应指标包括危险差（Risk Difference，RD）、RR、OR、HR、IRR、95%CI 等。而定量资料的统计量包括均数、中位数、标准差、方差等，常用的效应统计量为平均差值（Mean Difference，MD）。但采用同样的测量方法测量同一个指标时使用权重的均数差值（Weighted Mean Difference，WMD）；当对同一治疗效应采用不同的测量方法或单位时，如采用不同的量表测量神经功能时，可以使用标准化的均数差（Standardized Mean Difference，SMD）。

（四）异质性检验

对于同一问题的同一类型的研究结果绝大多数情况下是不同的。例如，不同研究的患者定期氯己定擦浴对碳青霉烯类耐药肠杆菌科细菌的防控效果存在较大差异。这些差异可能由三种不同的因素引起：偶然性因素、临床因素和方法学因素。无论临床因素和方法学因素是否存在，偶然性因素引起的差异总是存在的，是总体变异的一部分或全部。在 Meta 分析里，一般把临床因素和方法学因素这些非偶然性因素造成的变异叫作异质性，并分别称为临床异质性和方法学异质性。如果没有异质性，则说明不同研究间研究结果的差异主要是由偶然性因素引起的，即研究结果存在同质性，否则不同研究结果之间存在异质性。

异质性检验，即统计量的齐性检验，是 Meta 分析的重要环节，目的是检查各独立研究的结果是否具有可合并性。常见的异质性检验包括 Q 检验和 I^2 检验。Q 检验的结果判断方法：如果 $Q \geqslant \chi^2$（$\alpha=0.10$，df=k−1），则 P≤0.10，提示可能存在临床和（或）方法学异质性；如果 $Q < \chi^2$（$\alpha=0.10$，df=k−1），则 P>0.10，提示可能不存在（或尚没有足够证据显示存在）重要的临床和（或）方法学异质性。Q 值越大，其对应的 P 值越小，表明研究间存在临床和（或）方法学异质性的可能性就越大。I^2 检验异质性分级判断标准：$I^2 \geqslant 75\%$（没有明确界定值），则存在明显的异质性，进行亚组分析或 Meta 回归。$50\% < I^2 < 75\%$，$P<0.1$，虽存在异质性，但合并资料仍具有临床意义，采用随机效应模型。$I^2 \leqslant 50\%$，$P>0.1$，则认为异质性相对较小，可采用固定效应模型。I^2 检验的 Cochrane 分级：0~40%，轻度；40%~60%，中度；50%~90%，较大；75%~100%，很大。

若通过异质性检验发现研究间存在显著异质性，可按照以下流程对异质性进行处理，具体见图 11-1。敏感性分析是检查一定假设条件下所获得结果的稳定性的方法，目的是发现影响 Meta 分析结果的主要因素，一般采用剔除某些特点的研究后再次进行 Meta 分析。对于被剔除的研究通常需要分析可能的原因。亚组分析是指针对不同研究特征进行资料的分层分析，如将研究对象根据年龄、性别、干预措施的差异分别进行比较和结果合并。其主要目的是探讨临床异质性的来源，一般要在方案制订阶段确定做哪些亚组分析。

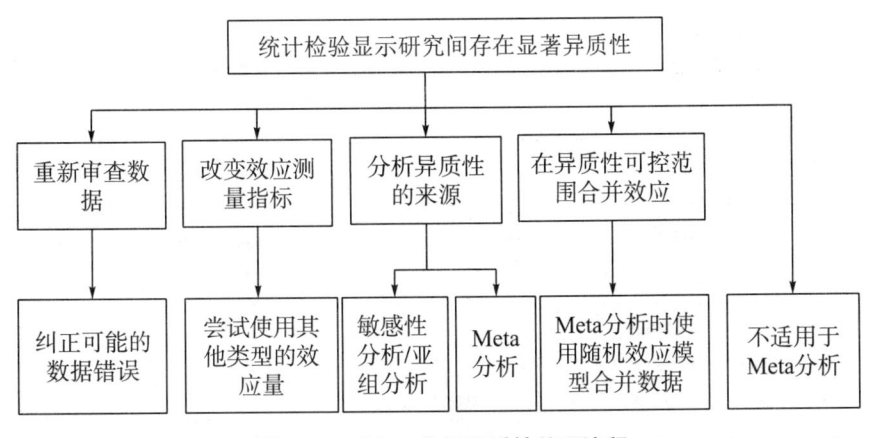

图 11-1 Meta 分析异质性处理流程

（五）固定效应模型与随机效应模型

合并经过异质性检验的数据时，可根据异质性的大小选择固定效应模型或随机效应模型。固定效应模型以研究内部抽样变异的倒数赋予各研究相应的权重，它假设各个研究的结局效应相同，研究的样本大小和时间的数量是决定其重要性的主要因素。随机效应模型则是以研究内部和研究间变异之和的倒数作为各研究的权重，当异质性存在时，结论倾向于更为保守（置信区间更宽）。常见的 Meta 分析统计软件包括 RevMan、SAS、stata、Meta－win 和 SPSS 等，可根据不同的资料类型选择相应的合并统计效应指标。固定效应模型和随机效应模型的统计学模型主要包括 Mantal－Haensze（M－H）、invese variance（IV）和 Peto 等。

（六）森林图

Meta 分析的结果可使用直观的森林图（Forest Plots）表示。图中的水平线代表每个研究的结果，线中间的方块代表研究结果的点估计值，方块的大小代表该研究在 Meta 分析中的权重，线宽代表研究结果的 95%CI；垂直线代表"无效应线"，如果一项研究水平线和垂直线交叉，则表明该研究结果的 95%CI 包含 0，说明研究的效应在比较组之间无统计学差异。图中的菱形块代表各个研究后的效应估计值，即采用固定效应模型或随机效应模型合并各研究结果后的值，其宽度代表 95%CI。碳青霉烯类耐药肠杆菌科细菌（CRE）强化干预措施效果的 Meta 分析见图 11－2。

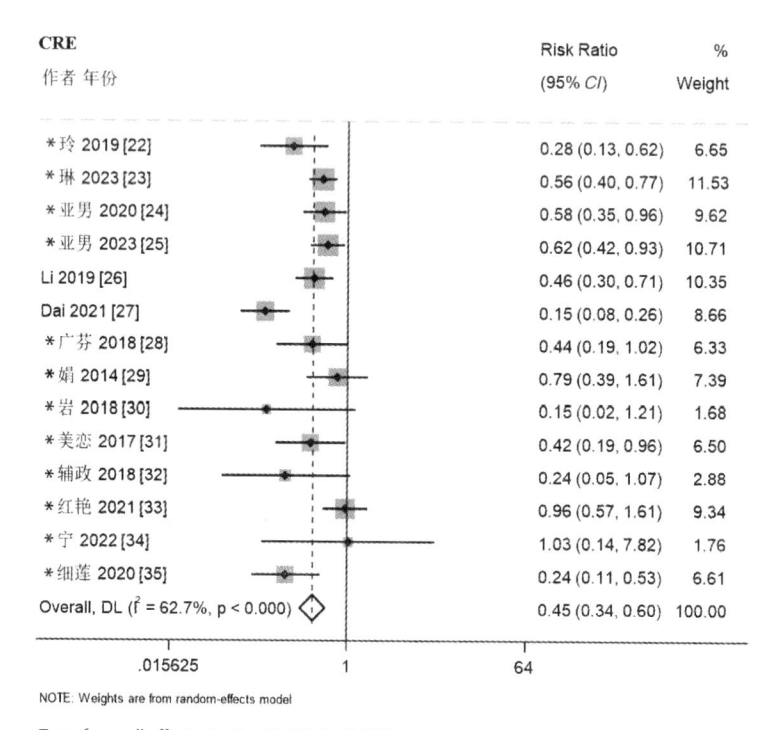

图 11－2　碳青霉烯类耐药肠杆菌科细菌（CRE）强化干预措施效果的 Meta 分析

(七) 偏倚类型与检查方法

Meta 分析是基于现有研究证据，对原各研究结果的统计和整合，但在文献检索和纳排的过程中，如果处理不当可能会引入新的偏倚（系统误差），导致合并后的结果不符合真实情况。

Meta 分析过程中常见的偏倚类型：①发表偏倚，具有统计学显著性意义的研究结果较无显著性意义和无效的结果被报告和发表的可能性更大。如果 Meta 分析只是基于已发表的研究结果，则可能会夸大干预效果。近年来，相关研究表明，医学文献中的发表偏倚问题较为普遍，不容忽视。因此，在进行 Meta 分析时应尽可能获取所有与研究主题有关的文献资料，包括发表和未发表的研究。②定位偏倚，在已发表的研究中，阳性结果的文章更容易以英文发表在国际杂志，被引用的次数更多，重复发表的可能性更大，导致文献定位中的偏倚，包括英语偏倚和文献库偏倚等。在检索文献的过程中，研究者需尽可能纳入相关的文献数据库，并在 Meta 分析前明确纳入的语言类型。③其他偏倚，如引用偏倚和多次发表偏倚，以及有偏倚的入选标准等。

对于 Meta 分析中可能存在的偏倚，可使用漏斗图或计算失安全数（Fail-safe Number）来检查偏倚的程度。漏斗图是指相对样本量的效应值，是基于干预或治疗效应的精确度会随着样本量的增大而增加这一事实。漏斗图以研究的效应估计值作为横坐标，样本量作为纵坐标画出散点图。若 Meta 分析中不存在偏倚，则该散点图整体呈现一个对称的倒置漏斗形，反之，如果图形呈现明显的不对称，则表明偏倚可能存在。也可定量使用线性回归方程测量漏斗图的不对称程度。需要指出的是，除了存在发表偏倚外，可能因为纳入的研究总体质量不佳、样本量较少或纳入研究少等，导致漏斗图不对称或对称性判断不准确，需结合多方面原因综合分析。

三、实例

实例简介：层流通气对于全髋关节和膝关节置换术以及腹部手术的手术部位感染（SSI）风险无预防效果。

12 项观察性研究在骨科、腹部和血管手术中比较了层流通气和传统湍流通气的 SSI 发生情况。8 项队列研究的 Meta 分析显示，全髋关节置换术后深部切口感染风险无统计学差异（330146 例手术，$OR=1.29$，95% CI 为 $0.98 \sim 1.71$，$P=0.07$，$I^2=83\%$）。6 项关于全膝关节置换术的队列研究结果显示，层流手术室降低深部切口感染风险无统计学差异（134368 例手术，$OR=1.08$，95% CI 为 $0.77 \sim 1.52$，$P=0.65$，$I^2=71\%$）。3 项关于腹部和开放性血管手术的队列研究显示，整体 SSI 的风险无统计学差异（63472 例手术，$OR=0.75$，95% CI 为 $0.43 \sim 1.33$，$P=0.33$，$I^2=95\%$）。与手术室的传统湍流通风相比，层流通气在降低全髋关节和膝关节置换术以及腹部手术的 SSI 风险方面无统计学差异。现有证据表明，不应该将层流通气视为减少 SSI 风险的常规预防措施。

（郭琳雯）

参考文献

[1] Bunger A C, Yousefi-Nooraie R, Warren K, et al. Developing a typology of network alteration strategies for implementation: a scoping review and iterative synthesis [J]. Implement Sci, 2023, 18 (1): 10.

[2] Talic S, Shah S, Wild H, et al. Effectiveness of public health measures in reducing the incidence of covid-19, SARS-CoV-2 transmission, and covid-19 mortality: systematic review and meta-analysis [J]. BMJ, 2021, 375: e068302.

[3] Duval D, Palmer J C, Tudge I, et al. Long distance airborne transmission of SARS-CoV-2: rapid systematic review [J]. BMJ, 2022, 377: e068743.

[4] Louh I K, Greendyke W G, Hermann E A, et al. Clostridium difficile infection in acute care hospitals: systematic review and best practices for prevention [J]. Infect Control Hosp Epidemiol, 2017, 38 (4): 476-482.

[5] Mouajou V, Adams K, DeLisle G, et al. Hand hygiene compliance in the prevention of hospital-acquired infections: a systematic review [J]. J Hosp Infect, 2022, 119: 33-48.

[6] Aldhamy H, Maniatopoulos G, Mccune V L, et al. Knowledge, attitude and practice of infection prevention and control precautions among laboratory staff: a mixed-methods systematic review [J]. Antimicrob Resist Infect Control, 2023, 12 (1): 57.

[7] 郭琳雯, 黄文治, 曾妮, 等. 我国医疗机构院内碳青霉烯类耐药菌预防与控制策略的Meta分析 [J]. 华西医学, 2024, 39 (3): 392-398.

[8] Bischoff P, Kubilay N Z, Allegranzi B, et al. Effect of laminar airflow ventilation on surgical site infections: a systematic review and meta-analysis [J]. Lancet Infect Dis, 2017, 17 (5): 553-561.

第十二章　医院感染暴发流行病学调查

医院感染暴发（Healthcare-associated Infection Outbreak）指在医疗机构或其科室的患者中，短时间内发生3例以上同种同源感染病例的现象。近年来，国内外医院感染暴发事件时有发生，严重者常导致患者预后不良，甚至死亡，引起了公众及卫生行政部门对医院感染防控的高度重视。随着医院感染监测、微生物检验及菌种同源性鉴定能力的提升，医疗机构发现医院感染暴发的能力随之增强，由此对医院感染暴发流行病学调查的能力提出了新的挑战。医院感染暴发往往反映了临床医务人员和管理人员最容易忽视的风险环节。发现感染源和传播途径是控制医院感染暴发的关键。

第一节　流行病学调查步骤

我国于2016年发布了《医院感染暴发控制指南》（WS/T 524—2016），该文件对医院感染暴发控制的管理要求、流行病学调查、控制、效果评价及调查报告书写等方面提出了要求。其中，流行病学调查是处理医院感染暴发的关键环节，调查的结果决定能否从源头上控制医院感染的再发生。医院感染暴发是小概率事件，但大部分医疗机构缺乏流行病学调查的经验。

一、医院感染暴发的确定

疑似医院感染暴发的发现，通常基于医院感染主动监测、临床科室或微生物室的反馈。这类信息通常反映了某类感染、症状（如发热、腹泻）或某种微生物检出的异常变化，但并不一定代表真实的医院感染暴发事件，也可能由于监测方式改变、采样污染、实验室污染等导致的假暴发事件或是由非感染性炎症导致的症状增加。如某医院CLABSI的发生率陡然升高，为去年同期的3倍，经调查发现是因为规范血培养送检后导致CLABSI的确诊病例增加，因此其并不是真实的医院感染暴发。所以，进行流行病学调查应首先确定是否属于医院感染暴发。

（一）医院感染判定

结合患者临床症状、体征、检查结果及出入院时间等初步判断患者是否属于医院感染。判断时应注意以下事项：
1. 判断标准应保持统一：尤其是常见的发热症状，应首先明确体温升高的程度。
2. 及时补充相应检查：在实际调查工作中，常存在患者检查未做或不全的情况，比如患者体温 39.0℃，无其他症状，但未送血培养、痰培养等，因此并不能判断具体的感染部位，影响调查方向。针对此类情况，应及时补送相应的检查，同时制定后续患者出现相应症状时的检查清单。

3. 注意继发感染的鉴别：尤其对于血流感染，应首先明确是否存在原发感染灶。若为继发性血流感染，则应根据原发感染部位的风险开展调查。

4. 判断是否为医院感染时，应结合实际情况，充分考虑到入院 48 小时内也可能因医疗操作导致感染发生，不应轻易定义为社区感染而直接排除。

5. 对于目标菌定植的患者，也需要根据实际情况纳入流行病学调查。如某临床科室 1 周内出现尿培养阴沟肠杆菌增多的情况，部分患者诊断为无症状菌尿，在进行流行病学调查时，该部分患者也应纳入病例组。

（二）菌种同源性判断

目前常用的分析菌种同源性的技术包括 16S rDNA 测序、PFGE、全基因组测序等，具体可参见本书第八章。

二、病例定义

在确定医院感染暴发后，需进行相关病例筛查以初步了解该暴发涉及的范围、时间及地点，足够的病例有助于查找感染源。首先确定病例定义（Case Definition），在流行病学中，病例定义指用于确定患者是否存在某种疾病或某种健康状态的标准。在医院感染暴发调查中病例定义用于判断病例是否属于同一医院感染暴发。

病例定义应清晰、简单，易于操作，主要包括四个要素：人群、时间、地点及临床特征。人群指的是涉及暴发的某类患者，时间指的是暴发可能涉及的时间段，地点指的是暴发可能涉及的科室，临床特征指的是患者出现感染的症状或病原学监测结果。病例定义要素及举例见表 12-1。

表 12-1 病例定义要素及举例

要素	描述性特征	举例
人群	年龄	如新生儿患者、老年患者
	接受的临床操作	如胆囊切除术后患者、导尿管插管患者
时间	发病时间	如 2023 年 12 月 1 日至 2023 年 12 月 23 日出现的病例
地点	临床科室	如胃肠外科病房的患者
	平台科室	如某间手术室、内镜检查室
临床特征	症状或诊断	如体温>38.5℃、术后切口感染
	病原学	如血培养 MRSA、脑脊液培养 CRKP

举例：2023 年 12 月，神经外科病房颅内肿瘤切除术后发生金黄色葡萄球菌血流感染的患者。

病例定义难以做到 100% 准确，如症状不明显的病例可能会被遗漏，相似症状的病例可能会被错误纳入。因此，在实际调查过程中可设置不同级别，如疑似病例、临床病例及确诊病例。在调查早期，部分病例尚未进行实验室检查或检查结果未出，此时可采用疑似病例定义收集病例，以便尽可能发现更多的病例。如上述例子中，颅内肿瘤切除术后体温>38.5℃，未送血培养或血培养阴性，排除其他部位感染的患者，可定义为疑似病例。而随着调查进展，采用分析流行病学进行假设检验时（病例对照研究或队列研究），则需要采用特异性高的确诊病例的病例定义，以更好地发现危险因素。

三、绘制流行曲线图

根据病例定义筛查病例后，计算罹患率，同时绘制流行曲线图，以评估本次暴发所涉及的范围、发生的时间及发生的人群。2023年12月神经外科病房颅内肿瘤切除术后发生金黄色葡萄球菌血流感染的患者数量流行曲线图见图12-1。在排除污染等情况下，该流行曲线图可反映神经外科在12月8日至12日很可能存在金黄色葡萄球菌血流感染暴发。

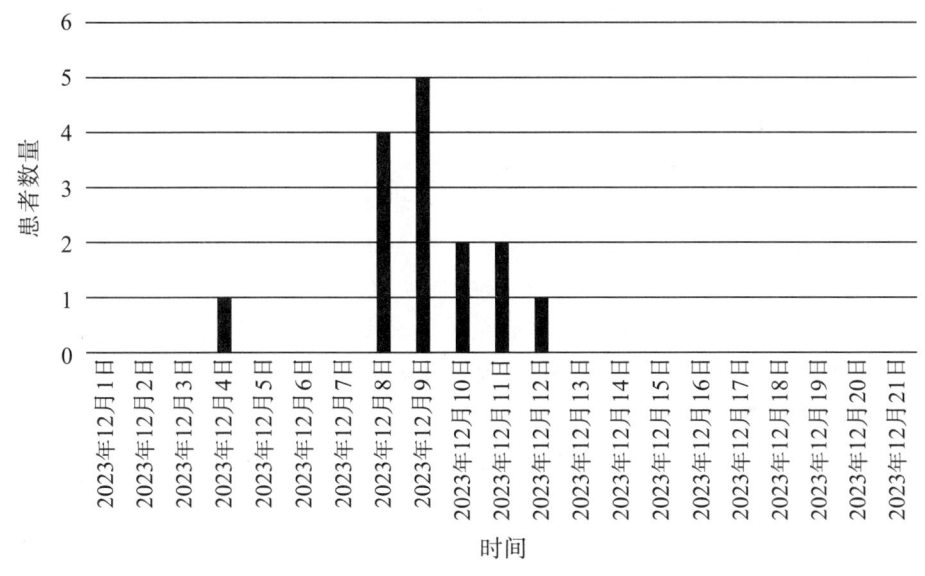

图12-1　2023年12月神经外科病房颅内肿瘤切除术后发生
金黄色葡萄球菌血流感染的患者数量流行曲线图

四、建立并验证假设

建立并验证假设是流行病学调查中最重要的环节，主要目的是分析危险因素，探索引起暴发的传染源及传播途径。建立假设可从既往经验、文献报道及典型病例线索等方面考虑，应具备合理性且能解释多数的病例。在上述例子中，研究者可提出术中污染（如器械污染、手术医生鼻腔定植等）、术后静脉注射药物污染等假设。若感染患者均不在同一手术间，假设手术室空气或环境污染导致感染，则不具备较高的合理性。

建立假设应重点注意的几点：①现场环境的观察，包括人员操作、使用药物及环境清洁度等；②保持开放的思维方式，不应仅仅局限于手卫生、环境清洁消毒等基础感染防控措施，这些措施通常只涉及传播途径，而不涉及传染源；③保持与医疗组和护理组的沟通，在实际调查中，很多重要信息往往不能在病历中反映，如某些医疗器械的更换或操作人员的更换等。

根据假设收集资料后，应用分析流行病学进行检验，常用的方法为病例对照研究和队列研究。病例对照研究所需样本量小，一次可调查多个危险因素，因此常被首先采用。但因某些偏倚难以避免，故其结果常需用队列研究进一步验证。

五、环境采样评估

环境采样是医院感染管理常用的调查手段，医疗机构往往花费大量时间进行大范围的采样，但效果通常并不理想，因此建议结合假设更有针对性地进行采样。采样时应注意以下几点：①尽可能大范围地采样，特别是针对高危环境表面，如怀疑诺如病毒感染导致的腹泻暴发，可对厕所门把手等高频接触表面进行采样。②根据病原学特点选取合适的培养皿及检测方法，如针对大肠埃希菌，可考虑采用显色培养基进行筛查。若菌量较低，存在假阴性结果，可考虑先增菌再接种培养的方式。③尽量在病房采取措施前采样，如环境消毒前进行采样。

六、控制措施

根据上述的调查结果采取相应的控制措施，并持续追踪，以确定去除传染源。在实际工作中，医院感染暴发由于具有严重的危害，需要快速处理，医疗机构通常并不会等到调查结束后才采取控制措施。在调查开始阶段，可对医院感染基础环节加强管理，如无菌操作等。随着调查的深入，根据调查结果采取有针对性的措施。若持续出现感染病例，且对患者预后产生严重影响，则应立即停止相关的诊疗操作或者收治新患者，同时上报卫生行政部门。

流行病学调查是控制医院感染暴发的重要步骤。医院感染防控专职人员应积极地对待医院感染暴发。在实际工作中，每起暴发均具有特异性，调查的步骤和内容也应根据实际情况调整。

（林吉）

第二节 建筑曲霉菌暴发事件调查

侵袭性曲霉菌病（Invasive Aspergillosis，IA）是导致血液病患者和骨髓移植患者感染性死亡的主要原因之一。目前已确认医院建筑工程是 IA 的风险因素。2006 年，澳大利亚 Geelong 医院血液科在医院建设期间发生了 6 例医院内 IA 病例。医院通过更换病房空间、在建设工地上设置不透水屏障、戴口罩以及对高危患者使用伏立康唑预防等措施，成功控制了暴发。

一、流行病学调查

(一) 确认暴发

澳大利亚的 Geelong 医院有床位 406 张,医院开展血液肿瘤治疗 20 年以上,每年约治疗 40 名急性白血病、淋巴瘤、自体干细胞移植的患者。在此次暴发前,为预防真菌感染,急性白血病和淋巴瘤患者在治疗期间每天使用氟康唑 200mg。该病房过去 8 年内未发现 IA 病例。2006 年 6 月 23 日,该医院发现两个月内连续出现 2 例确诊病例、2 例拟诊病例和 1 例疑诊的 IA,确认了存在暴发。

(二) 病例定义

病例定义参考了欧洲癌症研究与治疗组织(EORTC)的定义。确诊的真菌感染(IFI)定义为组织活检或细胞病理学检查显示针刺抽吸或活检标本中有菌丝且有相关组织损伤的证据,或是无菌部位、临床或放射检查感染的部位真菌培养阳性。拟诊的 IFI 至少满足一个宿主高危因素和一个微生物学标准、一个主要或两个次要的临床感染判断标准。医院使用 PCR 进行曲霉菌的检测。

在确定暴发存在后,调查人员通过主动筛查、回顾血液病患者的病历记录来搜索相关病例。真菌感染的高风险被定义为罹患急性白血病、正在进行移植或预计发展为长期中性粒细胞减少症。

(三) 三间分布

整个暴发期间共发现 7 例病例,其中确诊病例 4 例,拟诊病例 2 例,疑诊病例 1 例。7 例患者中有 4 例急性白血病患者、1 例慢性淋巴细胞白血病患者、1 例晚期多发性骨髓瘤患者、1 例弥漫大 B 细胞型淋巴瘤患者。最后 1 例病例于 2007 年 3 月发生,该患者未使用伏立康唑进行预防治疗。患者的治疗在与医院主建筑相连的综合日间肿瘤病房内进行。血液科住院病房位于主楼的第六层,有 5 个四人间和 4 个单人间。住院病房使用标准空气过滤器去除大颗粒物质,标准空气过滤器每月清洗并且每年更换,住院病房或日间肿瘤病房内均没有高效空气过滤器。

日间肿瘤病房 IA 感染时间分布图见图 12-2。

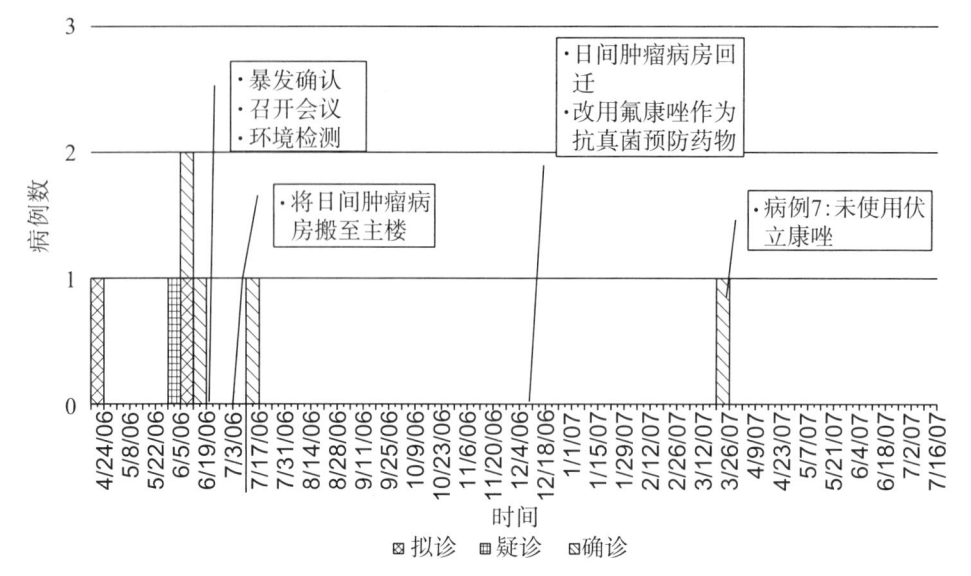

图 12-2 日间肿瘤病房 IA 感染时间分布图

注：引自 Chang C C, Cheng A C, Devitt B, et al. Successful control of an outbreak of invasive aspergillosis in a regional haematology unit during hospital construction works [J]. J Hosp Infect, 2008, 69 (1): 33-38。

（四）提出假设

为扩展业务，该医院于 2006 年年初开始在日间肿瘤病房的大楼及周边区域进行建筑施工。主要的挖掘和拆除工作计划于 2006 年 6 月开始。按计划，日间肿瘤病房的业务将提前搬迁至主楼内。但是，工程建设提前开始，日间肿瘤病房未能提前搬迁。由于医院施工建设是侵袭性真菌感染的高风险因素，因此，怀疑此次暴发与此有关。

（五）验证假设

使用 MAS-100 空气过滤器进行空气检测，采样地点包括日间肿瘤病房、住院病房和药房等，每次采样 5 分钟，采集 500L 空气接种马血琼脂平板，并在 37℃下孵育 48 小时。但是所有的空气采样未发现任何真菌生长。同时，医院采取紧急措施，将日间肿瘤病房搬迁至主楼，观察控制效果。

（六）控制措施

为采取有效控制措施，医院每周组织感染防控部门、肿瘤科、医院管理部门、建筑和工程部门的多部门会议，促进交流和沟通。为控制暴发，医院主要采取了以下措施。

1. 空间管理：2006 年 7 月 4 日，医院将日间肿瘤病房搬迁至主楼的一个空置病房；同时，施工期间，定期对工地进行检查，确保用不透水屏障密封工地，保持门窗关闭，加强清洁消毒工作，包括湿式清洁、地毯区域吸尘处理、清理废物等。将患者停车场搬迁至远离施工现场的区域。2006 年 12 月 11 日，医院工程建设完成，空气采样阴性后，日间肿瘤病房回迁。

2. 患者管理：书面通知所有血液科、肿瘤科的患者，出行时避开建筑工地，出病房时戴 N95 口罩。预防用药：对高风险患者予以伏立康唑预防治疗（首次口服剂量 400mg，随后每天 200mg，每天两次）；接受长春碱和环磷酰胺治疗的患者则使用脂质体双丙胺唑预防治疗（每周 3 次，每次 3mg/kg）；对两者都不耐受者，给予氟康唑预防，并密切监测。在施工结束，日间肿瘤病房回迁后，医院仍然使用氟康唑（200mg/d）作为常规抗真菌预防药物。

（七）防控效果

采取积极的防控措施后，使用伏立康唑或两性霉素 B 预防的 18 例患者没有发生 IFI。随访至 2007 年 7 月 31 日，初次暴发时的 5 名患者中存活 3 人。后续出现 2 例病例，2006 年 7 月 9 日，一名 75 岁的慢性淋巴细胞白血病患者同时接受甲强龙和利妥昔单抗治疗，未被划分为高危人群，出现精神异常和发热，尸检时被诊断为弥散性 IA。2007 年 3 月，一名非霍奇金淋巴瘤患者通过纵隔活检被诊断为 IA。经调查，该患者早期的部分化疗时间与 IA 暴发时间吻合。

二、经验总结

医院及其邻近区域的施工建设是一个常见现象。在出现类似的问题时，医院感染管理人员应及时介入管理，采取各项措施减少 IFI 的风险。在本次案例中，医院采取了加强沟通、转移高风险患者、戴口罩、清洁消毒、减少不必要的人员流动、封闭建筑区域环境、向患者提供建议和空气过滤等非药物措施，以及对高风险患者预防性使用抗真菌药物等综合措施，取得了较好的控制效果。由于安装和维护工作复杂，该案例中医院并未安装 HEPA 过滤器。另外，在案例暴发调查过程中，空气采样一直是阴性，这可能是因为 IFI 存在潜伏期，以及单次的空气采样可能会错过真菌孢子污染的高峰期，导致采样结果阴性。此外，空气采样也缺乏标准化的采样方法，导致结果解释困难。

大量曲霉孢子在建筑施工中被释放。其直径小，可以到达小气道和肺泡，发芽成菌丝，引起高风险患者的侵袭性真菌病。因此，医院施工建设、翻修等引起的医院感染暴发并不少见。除了真菌，与医院建设、翻新有关的暴发还应考虑其他微生物，如发生过间歇性腹膜透析患者因外墙翻新导致鲍曼不动杆菌感染。

因此，医疗机构在有任何施工前，均应立即通知感染防控人员对现场开展风险评估，所有的施工应根据风险评估结果开展。在防控措施方面，防控的重点是控制真菌孢子在空气中传播，可采取屏障措施、隔离措施、空气处理措施，以及使用便携式高效空气微粒过滤器等装置。感染防控专职人员在施工期间应开展监测，调查任何可疑病例，根据监测结果及时修订防控政策，定期查看施工现场，确保所有防控措施落实到位。另外，在施工过程中，应充分考虑施工对同楼层和上、下相邻楼层的影响，特别是相邻区域为手术室、层流病房、移植病房等特殊区域时。

(乔甪)

第三节　新生儿病房少见病暴发

2018年5月15日至5月26日，某三甲医院NICU和中间护理室（针对不需要入住ICU但是需要高级别护理的患者，如急性期康复、手术后观察等，Intermediate Care Unit，IMCU）中9名新生儿相继出现发热、呕吐等症状，实验室检查均为埃可病毒11型感染，疑似医院感染暴发。5月31日，医院将上述情况上报给卫生行政部门。医院立即成立应急小组，配合卫生行政部门开展流行病学调查，查找感染源、感染途径、感染因素，采取控制措施，防止感染源的传播和感染范围扩大。最后一名确诊病例于6月4日通过快速筛查确定，除确诊病例外，19名接触者、47名新入院病例的监测结果均为阴性。所有确诊病例最终均康复。

一、流行病学调查

（一）确认暴发

NICU及IMCU短时间出现10例同种同源感染（埃可病毒11型感染，3例为社区感染、7例为医院感染），符合医院感染暴发定义的标准，确认医院感染暴发。

（二）病例定义

疑似病例：NICU及IMCU在院患者出现埃可病毒11型感染的相关症状。①心肌炎或心包炎；②伴有凝血功能障碍的肝炎；③脑炎；④肺炎合并呼吸衰竭；⑤脓毒症并排除其他常见病原体。伴有凝血功能障碍的肝炎定义为血清天冬氨酸转氨酶（AST）水平高于正常上限的3倍、血小板减少（血小板计数$<10^5/mm^3$）和凝血酶原时间/活化部分凝血活酶时间延长。心肌炎定义为超声心动图射血分数$<50\%$、心律失常或血清肌酸激酶或肌钙蛋白-Ⅰ水平升高，不能用其他原因解释。

（三）确诊病例

疑似病例具有实验室检测结果，包括分离培养到埃可病毒，血清学检测特异IgM抗体阳性或感染极期与恢复期双份血清IgG抗体滴度4倍以上增加，分子生物学检测到埃可病毒RNA以及组织病理学特征。

（四）三间分布

1. 调查期间共76名患者入住NICU及IMCU，病例集中于5月15日至5月26日出现症状并确诊为埃可病毒11型感染，除确诊病例外，在5月31日至6月15日，采用RT-PCR对NICU和IMCU中19例住院接触者和47例隔离病例进行了筛查，结果为阴性。

病例发病时间概述见图12-3。

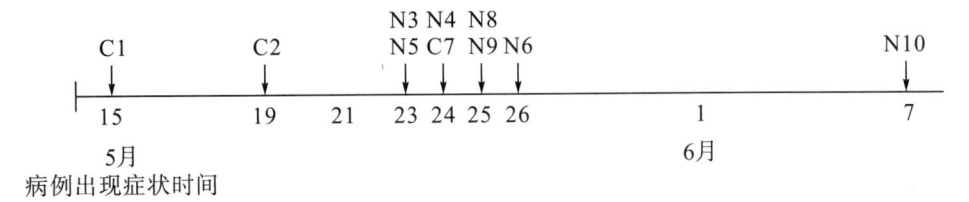

```
                          N3 N4 N8
             C1           N5 C7 N9 N6                              N10
              ↓     ↓      ↓  ↓  ↓ ↓                                ↓
             ─┼─────┼──────┼──┼──┼─┼──────────────────────┼─────────┼─
              15    19     23 24 25 26                     1         7
             5月                                          6月
病例出现症
状时间
```

图 12－3 病例发病时间概述

注：引自 Ho S Y, Chiu C H, Huang Y C, et al. Investigation and successful control of an echovirus 11 outbreak in neonatal intensive care units [J]. Pediatr Neonatol, 2020, 61 (2): 180－187.

2.10 例确诊患者的平均发病年龄为 21.5 日龄，平均胎龄为 35 周，平均出生体重为 2007.5g。常见的表现包括发热（80%）、心动过速或心动过缓（70%）。8 例婴儿（80%）发现血清 C 反应蛋白浓度升高（>15.8mg/L），而 3 例婴儿（30%）发现血小板减少。在 10 例确诊病例中，3 例指示病例的感染源几乎肯定来自社区，其余 7 例为医疗保健相关感染。

（五）提出假设

病例 1 于 5 月 15 日入院时出现症状，21 日确诊埃可病毒 11 型感染。病例 2 于 5 月 19 日入院，19 日出现症状，29 日确诊为埃可病毒 11 型感染。病例 7 于入院前出现症状。根据病史、入院情况及病毒潜伏期等综合判断，上述 3 例病例均为院外感染，病例 3~6 的病床分别靠近上述两例病例，护理人员相同，可能通过间接接触感染，其余病例可能由于环境污染等间接感染。NICU 及 IMCU 埃可病毒 11 型感染新生儿基本情况一览表见表 12－2。病例关联性分析见图 12－4。

表 12－2 NICU 及 IMCU 埃可病毒 11 型感染新生儿基本情况一览表

病例	性别	出生孕周（周）	出生体重（g）	入院日期	症状出现日期	年龄（天）	实验室诊断日期	实验室检查 病毒分离	PCR	CODEHOP
C1	女	38	3120	5月15日	5月15日	7	5月21日	U（+），T（－），CSF（+）	—	—
C2	女	40	3300	5月19日	5月19日	1	5月29日	T（+），R（+），CSF（+）	—	—
N3	男	36	1876	5月3日	5月23日	57	5月29日	T（+），R（+）	—	—
N4	女	33	2200	5月7日	5月24日	17	5月31	CSF（+）	—	—
N5	女	27	618	3月18日	5月23日	66	6月1日	T（+），R（+），CSF（+）	—	—
N6	女	27	1140	2月25日	5月26日	90	6月1日	T（+），R（+）	—	—
C7	女	40	3505	5月26日	5月24日	38	6月1日	R（+）	—	—
N8	女	35	2075	5月8日	5月25日	17	6月4日	CSF（+）	T（－）	—
N9	女	34	1940	5月9日	5月25日	16	6月5日	R（+）	T（－），R（+）	—

续表12-2

病例	性别	出生孕周（周）	出生体重（g）	入院日期	症状出现日期	年龄（天）	实验室诊断日期	实验室检查		
								病毒分离	PCR	CODEHOP
N10	男	33	1690	5月10日	6月7日	26	6月5日	—	T（—）	T（＋）

注：引自 Ho S Y, Chiu C H, Huang Y C, et al. Investigation and successful control of an echovirus 11 outbreak in neonatal intensive care units [J]. Pediatr Neonatol, 2020, 61 (2): 180-187。

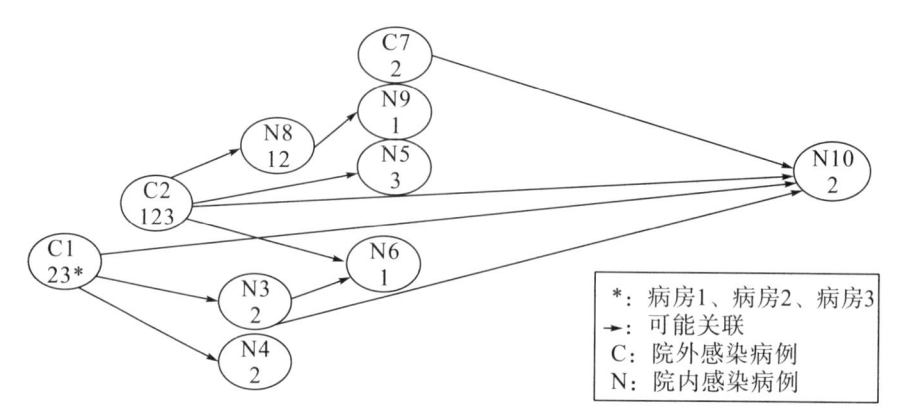

图12-4　病例关联性分析

注：引自 Ho S Y, Chiu C H, Huang Y C, et al. Investigation and successful control of an echovirus 11 outbreak in neonatal intensive care units [J]. Pediatr Neonatol, 2020, 61 (2): 180-187。

（六）验证假设

通过实施控制措施进行干预进而验证假设。

1. 管理传染源：将确诊病例、疑似病例及普通患者分区收治。埃可病毒感染主要通过粪-口途径传播，也可经飞沫和接触传播。因此针对确诊病例及疑似病例应严格落实飞沫及接触隔离。原发感染后，病毒外排最长持续时间咽部为3~4周，肠道为5~6周，埃可病毒感染者临床症状好转后，仍可在粪便中检测到病毒，仍具有传染性，因此隔离时间应大于5~6周，预防交叉感染。

2. 切断传播途径：接触患者皮肤、黏膜等的可重复使用的器械、器具及物品应当专人专用，用后需彻底消毒或灭菌；患者的奶瓶、奶嘴及其他物品需要单独使用，一用一消毒或灭菌；患者粪便单独处理，防止交叉污染；加强母乳接收、储存与配方奶使用的管理，防止交叉污染；医务人员接触患者前后洗手并佩戴相应的防护用品；隔离单元物体表面和地面每天使用有效消毒剂擦拭。

采取医院感染防控措施后，除10名确诊病例外，其余66名隔离监测患者无新增埃可病毒感染。

二、经验总结

本案例基于对一起由埃可病毒11感染引起的医院感染暴发事件的调查编写。在短短的两周内，76 名患者中出现 10 例埃可病毒感染，超出常态，尤其通过病毒分离、PCR 等实验室检测手段对病原体进行探究，发现为埃可病毒 11 引发此次感染，可确定本案例为医院感染暴发，通过采取综合防控措施，感染暴发得到有效控制。该暴发报告为我们提供了一个具有较好借鉴作用的实践案例。新生儿特异性和非特异性免疫功能均极为低下，其机体的各系统器官未发育成熟，更容易遭受病原微生物的入侵。新生儿可通过胎盘、产道或出生后获得感染，也可因母亲、医务人员等导致交叉感染。新生儿一直是医院感染的高发群体，新生儿病区的医院感染防控工作的每个环节都应当引起高度重视。在该事件中，两名病例在入院前及入院时已出现发热等感染症状，临床医生怀疑病毒感染并开具相关检查后并未将其单独隔离，给病毒进一步传播提供了机会，临床医生专业性强但医院感染防控意识薄弱。临床医生是临床一线诊疗团队的核心成员，是临床诊疗活动的主导者，是发现医院感染病例和按规定报告医院感染或疑似医院感染事件的第一责任人，其岗位职责和工作性质使得临床医生在医院感染病例的早期发现、诊治以及临床医院感染防控工作中具有专业优势和重要职责。医院感染病例的早发现、早诊断和早报告，对于遏制其进一步传播具有关键作用。本案例当事医院连续发生住院新生儿感染，且具有时间和空间聚集性，如果能在早期，特别是在首发病例出现时就引起临床医生的高度重视，考虑发生医院感染的可能性，尤其是在连续多例临床表现相同或相似的患者出现时，能够及早发现和早上报，以及采取积极的隔离防控措施，就可能使此次事件被更早发现并得到更及时的处置。因此，在当前医院感染防控实践中要逐步确立以"临床为导向，医生主导"的理念，让临床一线医生意识到医院感染防控工作贯穿临床工作的始终，真正积极有效地参与到医院感染防控全流程。

此外，此次埃可病毒的快速传播也提示该医院的医院感染防控存在系统性缺陷，手卫生、环境物体表面清洁消毒等基础医院感染防控措施在临床工作中被严重忽视。新生儿病区是医院感染防控的重点部门，如果日常工作存在防控短板，有防控漏洞，病原体就极有可能通过接触传播在环境中肆意传播，引起交叉感染，极易造成医院感染暴发，可能会产生比成人医院感染暴发更大的危害。建立医院感染质量管理与控制机制，制定并实施医院感染防控策略，将医院感染管理纳入医疗机构整体质量管理架构，形成领导全面统筹、科室多线协作、人员重点关注的"点线面"三维立体模式的院感防控机制，从人、机、料、环、法多个要素强化医院感染防控措施，实现医院感染管理系统化、规范化。

（李娟）

第四节　手术部位感染暴发

2018 年 8 月，法国一家教学医院消化外科病房发生了 4 例由黏质沙雷菌引起的术后早期感染，医院以此为线索扩大范围开展调查。调查发现在 2018 年 4 月 5 日至 8 月 7 日，同一消化外科病房共有 8 名患者发生由黏质沙雷菌引起的手术部位感染，这些患者均在术中超声引导下接受了肝切除术，其中 4 人接受了射频肿瘤切除术。通过对手术材料样本（射频材料和 T 形探头）、药品冰箱、示波器、房间表面、消毒剂和溶媒、注射器、超声波扫描仪和计算机键盘等采样，在超声探头中培养出了与患者相同的黏质沙雷菌，且具有相同的抗生素耐药性特征。在采取干预措施后，未再报告由黏质沙雷菌引起的手术部位感染病例。

一、流行病学调查

（一）确认暴发

2018 年 8 月 6 日，消化外科病房出现第 4 例黏质沙雷菌引起的手术部位感染关联病例，且 4 位患者均分离出相同的细菌，具有相同的抗生素耐药性特征。2018 年 8 月 7 日，该医院的外科医生、微生物学家和有经验的 ICU 医生将该事件报告给了医院的感染防控部门，导致该医院手术室被暂时关闭。

（二）病例定义

病例定义：所有在涉事手术室接受消化道手术的患者，尤其是通过射频或肝切除术（在术中超声引导下）进行肝肿瘤切除，并且微生物样本中黏质沙雷菌培养阳性的患者。

（三）三间分布

采取回顾性调查筛选自 2018 年年初以来未被发现的病例，调查发现 2018 年 4 月 5 日至 8 月 7 日，同一消化外科病房共有 8 名患者发生了由黏质沙雷菌引起的手术部位感染，分离出细菌的标本来自血液、腔道和器官等。时间分布为 4 月 1 例、5 月 1 例、6 月 2 例、8 月 4 例；8 例患者中男性 6 例，女性 2 例。这些患者均在术中超声引导下接受了肝切除术，其中 4 人接受了射频肿瘤切除术，所有 8 例患者都是术后早期出现深部手术部位感染（手术后 0~11 天）。

（四）提出假设

分析发现 8 例病例有两个共同点：一是和手术室相关，二是使用独特的 T 形术中探头 8816（BK Ultrasound，Peabody，MA，USA）。

（五）验证假设

本次调查共采集 67 个环境标本，包括手术材料样本（射频材料和 T 形探头）、药品冰箱、示波器、房间表面（地板、墙壁、材料、手推车、手术台、电缆、无影灯和容器）、消毒剂和溶媒、注射器、超声波扫描仪和计算机键盘等。结果显示 67 个样本中均未培养出黏质沙雷菌。微生物学家再次对超声探头进行检查发现超声探头电缆和探头主体之间密封的套管没有固定住，这有可能会形成细菌的藏身之处。基于前期的分析和发现，对超声探头采样方法改进后再次采样，采样时用无菌水预先冲洗探头，特别是将无菌水注入超声套筒，将冲洗出的无菌水作为新的样本送检。经过这一操作，在新的超声探头样本中分离出一株黏质沙雷菌，该菌株与 8 名患者中分离出的菌株具有相同的抗生素耐药性特征。通过全基因测序发现所有这些流行菌株都携带染色体 $AmpC\ bla-SRT-2$ 和 $aac(6')-Ic$ 基因，对头孢唑林和阿米卡星在内的大多数青霉素耐药。流行菌株也携带 $bla-TEM$ 基因，编码青霉素酶；氨基糖苷类 $aadA1$ 基因，介导对链霉素和大观霉素的耐药性；$dfrA1$ 基因，介导对甲氧苄啶和复方三噁唑的耐药性。QRDR 在染色体水平上被 GyrA（Ser83Ile 和 Asp87Asn）和 ParC（Ser80Ile）取代，通过这三个氨基酸的变化介导对氟喹诺酮类药物的高水平耐药性。流行菌株仍然对黏质沙雷菌治疗的关键抗生素（第三代头孢菌素或碳青霉烯类）敏感。

（六）补充调查

医院对操作过程进行分析，发现了两个主要违规行为：一是超声探头在手术中使用时没有使用一次性无菌保护套；二是使用后的维护不符合要求（清洁后没有进行终末消毒）。此外，还发现许多不符合规定的情况，如清洁消毒不到位，对射频材料、T 形探头和药品冰箱的维护记录缺乏可追溯性等。

这次调查还发现了几个护理方面的问题，必须引起高度重视：一是高强度的手术排程留给护士极少的时间去对设备运行状态进行检查和维护，二是缺乏标准操作技能相关的规范化培训。此外，外科医生习惯使用无鞘超声探头以获得更好的术野，但这种做法无疑存在一定的医院感染风险。同时，调查发现 T 形探针对患者的污染可能取决于细菌接种量和暴露时间。

（七）实施预防控制措施

医院感染防控部门在接到有 4 例患者发生手术后相同病原体且耐药性特征相同的病例报告后立即关闭了手术室；立即停止使用感染相关可疑射频材料；在调查开始 3 天后对独特的 T 形术中探头发出了警示，要求在进行深部外科手术中使用超声探头保护套；此外，在发生此次事件后该医院提高了对医疗器械的关注度，并对相关人员和清洁消毒程序进行了调整。

二、经验总结

（一）可能的传播途径

在消化外科手术中，由于超声探头电缆和探头主体之间密封的套管没有固定住，可能形成了细菌的藏身之处，加之在使用完超声探头后未对其进行规范的终末消毒，也没有使用一次性隔离保护套，导致患者在手术过程中被超声探头中隐藏的细菌感染。患者被感染的概率与超声探头进入体内的时间有一定相关性，使用超声探头的时间越长，感染的风险越高。

（二）教训

此案例报告警示我们在腹腔镜肝切除术中使用超声探头时，应在探头尖端放置一次性无菌鞘管以避免此类术后感染。

在进行流行病学调查采样时应注意采样方法的选择。对于那些有缝隙、采用涂抹方式不便采集样本的物品，在采样时可将器械浸没在无菌水中，或将无菌水注射到器械里，将冲洗液作为标本进行培养，以提高检测阳性率。

全基因组测序是一种具有高度鉴别力的工具，广泛应用于大规模流行病学调查。在本次调查中，通过全基因组测序很快确认了研究假设，并证实了本次感染的传播链条。

（裴小琴）

第五节　军团菌医院感染暴发调查

军团菌肺炎的暴发与水污染有关。自2000年以来，美国报告的军团菌肺炎发病率增加了近9倍，ICU住院率高达40%，死亡率约为9%，2018年共报告了9933例。2018年美国威斯康星大学医院发生一起医院获得性军团菌肺炎的暴发，涉及13名患者，医院通过开展流行病学调查，采取限制淋浴、应用高氯消毒水系统、水龙头安装终端过滤器等一系列有效干预措施，成功控制了此次暴发事件。

一、流行病学调查

（一）基本情况

为应对军团菌肺炎疫情的暴发，威斯康星大学医院自1995年起采用了铜银离子水处理系统，随后该医院没有发生院内军团菌肺炎病例。

2018年，该医院2例患者的尿液抗原鉴定出疑似医疗保健相关的军团菌肺炎病例，医院通过环境培养鉴定出患者住院病房饮用水样本中的嗜肺军团菌，感染防控人员被提醒可能出现了军团菌肺炎聚集性病例。医院随即展开流行病学调查。

（二）病例定义

1. 军团菌肺炎：病例通过临床和（或）放射学证据确定为肺炎，并通过下呼吸道标本培养和（或）尿抗原证实为军团菌。

2. 医疗保健相关的军团菌肺炎：在症状出现前14天中连续住院10天，或者经全基因组多位点序列分型（wgMLST）分析，患者临床分离物与环境样本的等位基因含量均大于99%。

3. 疑似医疗保健相关的军团菌肺炎：考虑到长达14天的潜伏期，在入院前14天的一段时间内曾住院的病例。

4. 发病日期：通过审查每天病情进展记录、护理记录和电话交流，确定可能归因于军团菌感染的明确临床变化的日期，然后将其定义为发病日期。

（三）调查方法

1. 病例回顾和病例对照研究：为了解引起本次感染的危险因素，调查者对13例军团菌肺炎病例进行了回顾调查,并按 5∶1 的比例进行了一项匹配的病例对照研究,提取了人口统计学数据和患者相关的因素(表 12-3)。单因素分析和多因素分析显示,吸烟、使用类固醇和住院期间淋浴是本次军团菌肺炎感染的危险因素(表 12-4)。

表 12-3 病例组与对照组的基线特征和结局

	总体（N=78）	病例组（N=13）	对照组（N=65）	P
年龄	57.8 (15.3)	62.5 (12.7)	56.6 (15.8)	0.39
18~48 岁	25	3 (23.0)	22 (33.8)	
49~69 岁	39	6 (46.2)	33 (50.8)	
>69 岁	14	4 (30.8)	10 (15.4)	
性别				0.84
男性	46	8 (61.5)	38 (58.5)	
女性	32	5 (38.5)	27 (41.5)	
种族				0.85
白种人	71	12 (92.3)	59 (90.8)	
黑种人	4	1 (7.7)	3 (4.6)	
亚洲人	2	—	2 (3.1)	
慢性阻塞性肺疾病				0.83
是	5	1 (7.7)	4 (6.2)	
否	73	12 (92.3)	61 (93.8)	
入院前使用类固醇				**0.001**[*]
是	14	6 (46.2)	8 (12.3)	
否	64	7 (53.8)	57 (87.7)	
移植（SOT 或 BMT）				0.46
是	29	6 (46.2)	23 (35.4)	
否	49	7 (53.8)	42 (64.6)	
恶性肿瘤				0.35
是	45	9 (69.2)	36 (55.4)	
否	33	4 (30.7)	29 (44.6)	
住院天数				**0.031**[*]
<5 天	33	2 (15.4)	31 (47.7)	
>5 天	45	11 (84.6)	34 (52.3)	
住院期间淋浴				**0.028**[*]
有记录	34	10 (76.9)	24 (36.9)	
无记录	44	3 (23.1)	41 (63.1)	
再次入院				**0.005**[*]
是	29	7 (63.6)	22 (33.8)	

续表12-3

	总体（N=78）	病例组（N=13）	对照组（N=65）	P
否	46	3（27.3）	43（66.2）	
结局				**0.013***
死亡	5	2（15.4）	3（4.6）	
出院回家/自我照顾	59	6（46.2）	53（81.5）	
转院	9	2（15.4）	7（10.8）	
其他	5	3（23.1）	2（3.1）	

注：粗体值表示具有统计学意义。*，$P<0.05$，χ^2检验。SOT，器官移植；BMT，骨髓移植。

引自 Kessler M A, Osman F, Marx J Jr, et al. Hospital-acquired legionella pneumonia outbreak at an academic medical center: lessons learned [J]. Am J Infect Control, 2021, 49（8）：1014-1020。

表12-4 军团菌感染的单因素和多元回归模型的预测因素

	单因素			多因素		
	OR	95%CI	P	OR	95%CI	P
吸烟（当前）	7.5	1.1-50.8	**0.03***	107.4	3.3-3459	**<0.01**
性别（男性）	1.17	0.33-4.1	0.8			
入院前使用类固醇	6.5	1.6-26.2	**<0.01***	28.5	2.44-331	**<0.01***
慢性阻塞性肺疾病	1	0.1-9.78	1.0			
住院期间淋浴	6.2	1.5-25.8	**0.01***	21.5	1.26-365.5	**0.03***
种族	0.97	0.1-9.5	0.98			
移植（SOT或BMT）	1.16	0.34-3.96	0.8			
淋浴次数	1.39	1.03-1.87	**0.02***	1.2	0.12-11.6	0.8
饮酒	0.95	0.34-2.50	0.92			
恶性肿瘤	1.52	0.41-5.6	0.52			
外科手术	0.67	0.13-3.5	0.64			
呼吸机暴露	0.74	0.17-3.1	0.67			
雾化治疗	0.67	0.13-3.5	0.64			
支气管镜检	1.36	0.12-14.2	0.79			
肠内喂养	0.63	0.07-5.8	0.69			
吞咽困难	0.4	0.08-2.06	0.27			

注：粗体值表示具有统计学意义。*，$P<0.05$，逻辑回归有统计学意义。

引自 Kessler M A, Osman F, Marx J Jr, et al. Hospital-acquired legionella pneumonia outbreak at an academic medical center: lessons learned [J]. Am J Infect Control, 2021, 49（8）：1014-1020。

2. 环境采样：在疫情暴发之前，没有常规收集水样以评估水系统中是否存在军团菌。首次诊断出与医疗保健相关的军团菌肺炎后，该医院采集环境标本以检测军团菌，包括病例所在病房的水龙头和淋浴喷头。在意识到可能发生聚集后，医院对所有临床单元都进行了更广泛的采样，包括私人病房的水龙头和淋浴喷头、公共水龙头以及病房的中央水源（包括制冰机）。

3. 现场访谈：为详细了解医院水的分布结构，以及疫情发生前一年内可能发生的变化，该医院在疾病预防控制中心军团菌小组的领导下，通过采访医院水处理系统工程和设施维护人员，对医院水处理系统进行环境评估。

（四）调查结果

1. 病例情况：根据流行曲线（图12-5），医院共发现了13例院内军团菌肺炎。病例分布在医院的3个住院楼层，10例（77%）在A楼层，2例（15%）在B楼层，1例（7%）在C楼层。A楼层主要收治免疫功能低下的移植、血液病和肿瘤患者，B楼层和C楼层收治内科和外科的普通住院患者。其中男性8例，女性5例，中位年龄63岁（40~79岁）。6例被确定为医疗保健相关的军团菌肺炎，7例被确定为疑似医疗保健相关的军团菌肺炎。

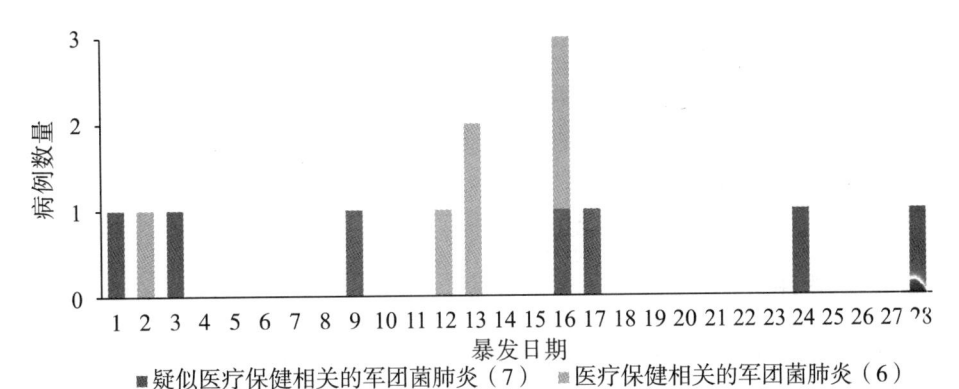

图12-5 军团菌暴发流行曲线

注：引自 Dooling K L, Toews K A, Hicks L A, et al. Active Bacterial Core Surveillance for Legionellosis—United States, 2011—2013 [J]. MMWR Morb Mortal Wkly Rep, 2015, 64 (42): 1190-1193.

2. 采样结果：13例病例均从泌尿系样本或下呼吸道样本中培养出军团菌。从流行病学上与确诊病例有关的地点收集的饮用水环境样本中共分离出5株军团菌，经鉴定均为嗜肺军团菌，即血清1型。医院将来自饮用水的环境样品相互比较，并与来自4例病例的临床样本进行比较，发现它们是克隆的；同时，将在医院水路内4个不同地点采集的4个环境样本进行wgMLST检测，结果显示等位基因同源性>99.9%。

3. 现场访谈：通过对医院设施管理和工程专家进行访谈，发现在医院设施场地上没有其他水源（如装饰性喷泉或冷却塔），但是在本次疫情暴发之前，供水系统和水处理方法发生了一些变化：

1）在疫情暴发之前，铜-银离子水处理系统已经使用了几十年，没有补充氯化。

2）医院供水依靠2个主要的水循环回路。上层回路供应A层，下层环路供应B层和C层以及非临床楼层。下层回路有更多的管道没有定期冲洗，形成供水系统死角，低层之间的水流量减少。

3）大约在疫情暴发前1个月，该医院安装了2台瞬时热水器。旧的加热器留在原地以备不时之需。这种变化导致上下层回路之间水流混合增加。

4）在疫情暴发前1周，根据行业标准，将铜－银离子水处理系统从高流量、固定剂量电离系统改为低流量、基于流量的给药系统。在变化前后，各制造商提供的目标中位离子浓度分别在0.1~0.8ppm和30~80ppb的目标浓度范围内。然而，为了从高流量电离系统切换到低流量系统，必须打开不经常使用的供水管路的旁通阀，这样就导致很少使用的管道中的水和潜在沉积物引入供水系统中。

（五）实施控制措施

在疫情发生10天后医院启动了应急处置。

1. 一旦发现可能的病例聚集，立即限制淋浴。
2. 用50~200ppm的游离氯对热饮用水系统进行消毒后，再对管路进行冲洗以去除多余的氯。
3. 将铜－银电离系统恢复到原来的结构。
4. 疫情暴发9天后，在有大多数病例住院的A楼层淋浴喷头和水龙头上安装终端过滤器。随后在持续的监测中，在与疫情无关的住院病房间歇检测到低水平的环境军团菌。所有临床住院病房均安装终端过滤器。
5. 拆除旧的热水器和相关的死角水管。

（六）效果评价

采取相关改进措施后医院1年多未发现新增病例，疫情得到有效控制。

二、经验总结

从本次暴发事件的处置可以看出，医疗机构在改变可能破坏军团菌预防机制有效性的原有水路结构之前，必须仔细规划并与感染防控部门密切合作。死水可以形成生物膜，降低军团菌对标准消毒剂的敏感性，这突出了对军团菌污染饮用水进行环境监测的重要性，特别是针对免疫功能低下患者比例较高的卫生保健机构应确保建立严格的水管理系统，同时考虑对来自环境源的可培养军团菌进行常规监测。尤其是在水系统或消毒策略有重大改变之前和之后的几个月内评估可培养军团菌的水平，以评估改变的影响，在临床病例发生之前检测院内军团菌感染的易感性。流行病学调查显示，热水是本次疫情最可能的来源，从后续采取的控制措施可以总结出，淋浴限制和使用终端饮用水过滤器在缓解疫情方面发挥作用。

医疗机构水源性病原体种类繁多，分布于相关用水的各个环节，可能的污染环节也较多，这就要求我们在日常工作中及时对各种用水和贮水设备进行感染风险评估，联合其他相关部门，因地制宜地采取感染防控策略，最大限度地降低医疗机构内水源性感染暴发的风险。

（李诗雨）

第六节 内镜中 CRE 感染暴发调查

2014 年 12 月，一家三级医院出现了一例内镜逆行胰胆管造影（Endoscopic Retrograde Cholangiopancreatography，ERCP）后感染 CRE 的患者，医院立即启动了流行病学调查。通过分子技术，最终确认 17 名 CRE 阳性患者，其中包括 9 名感染患者，7 名无症状携带者，1 名有印度住院史的患者。通过实验室调查加上流行病学调查，医院确定 ERCP 是感染携带 $bla_{OXA-232}$ 基因的 CRE 的危险因素。医院采取了一系列防控措施，重新启动 ERCP 以来的 24 个月，未发生 ERCP 相关的携带 $bla_{OXA-232}$ 基因的 CRE 感染。

一、流行病学调查

（一）确认暴发

文献中仅提到 2014 年 12 月，患者 5 接受 ERCP 后感染 CRE，医院启动了流行病学调查，对于如何确认暴发未做进一步阐述。

（二）提出假设

结合临床经验，怀疑患者 5 可能是由于暴露于内镜检查而感染 CRE。

（三）现场调查

在确认患者 5 感染 CRE 后，调查人员通过直接、详细的观察来评估内镜再处理程序，没有发现偏离制造商提供的指南的情况。十二指肠镜再处理技术人员每年都使用制造商提供的清单进行能力测试。技术人员使用的刷子不是制造商提供的。除了 1 个十二指肠镜是奥林巴斯 TJF-160F（此内镜与本次暴发无关），其余十二指肠镜均为使用年限小于 1 年的奥林巴斯 TJF-180V，十二指肠镜是新购买的，没有翻新，状态良好。所有内镜在每个再处理流程中都成功地通过了泄漏测试。

（四）验证假设

根据研究假设，医院开展了第一个病例对照研究，以确定 CRE 感染的危险因素。病例定义为 2014 年对美罗培南或亚胺培南中介或耐药的肠杆菌科细菌培养阳性患者。排除对亚胺培南中介但美罗培南敏感的变形杆菌、普罗维登斯菌或摩根菌的感染患者。采用年龄和性别进行匹配，对照在同一时期入院的非 CRE 培养阳性患者中随机选择。根据本领域已发表的文献确定危险因素，但主要集中于患者所接受的医疗操作。医院通过病例对照研究确认了多个 CRE 感染的危险因素，ERCP 的 OR 值最大，见表 12-5。

表 12-5　CRE 危险因素病例对照研究 1

危险因素	患者,% 病例组（n=50）	患者,% 对照组（n=70）	OR（95%CI）	P
入院年龄（岁）	55.4（18.3～92.0）	59.4（18.1～89.1）	0.99（0.98～1.01）	0.37
女性	40	40	1.26（0.62～2.55）	>0.99
住院时长（天）	30.0（1.0～386.0）	4.0（1.0～369.0）	1.01（1.00～1.02）	<.001
到过的特殊区域				
内科治疗单元	48	10	10.73（4.20～27.44）	<.001
手术室	40	38.6	0.86（0.42～1.78）	>0.99
介入室	28	11.4	2.52（0.97～6.54）	0.04
血透室	6	0	9.05（0.29～281.95）	0.07
入院时 APACHE II	13.0（3.0～28.0）	8.0（0.0～23.0）	1.15（1.07～1.22）	<.001
使用抗菌药物	96	65.7	6.91（2.23～21.38）	<.001
≥1 肠镜检查	14	1.4	9.86（1.18～82.70）	0.009
≥1 上消化道内镜检查	20	5.7	4.40（1.33～14.51）	0.02
≥1 ERCP	22	0	66.04	<.001
≥1 呼吸道操作	59.7	32.9	3.02（1.46～6.25）	0.003
≥1 手术	53.1	48.6	0.95（0.47～1.93）	0.63
≥1 介入诊疗	35.1	15.7	2.90（1.25～6.73）	0.01
移植	20	18.6	1.05（0.43～2.56）	>0.99
活动性癌症	22	21.4	1.08（0.47～2.51）	>0.99
癌症类型				
胆管癌	4	0	9.05（0.29～281.95）	0.17
结肠癌	0	1.4	<0.01	>0.99
肝癌	0	1.4	<0.01	>0.99
肺癌	0	4.3	0.17（0.01～5.23）	0.26
胰腺癌	10	1.4	6.63（0.75～58.50）	0.08
其他	8	12.9	0.65（0.21～2.07）	0.58
肝硬化/终末期肝病	22.4	7.1	3.93（1.31～11.82）	0.03
终末期肾病	16	4.3	3.59（0.91～14.24）	0.051
中心静脉置管	78	22.9	8.65（3.87～19.31）	<.001
导尿管	66	31.9	3.23（1.55～6.70）	<.001
过去 3 个月住过长期护理机构	18.4	1.4	13.21（1.62～107.79）	0.001
过去 6 个月境外旅居史	15	2.7	6.17（0.71～53.87）	0.11

注：除入院年龄、住院时长、入院时 APACHE II 外，其他为百分比。

引自 Humphries R M, Yang S, Kim S, et al. Duodenoscope-related outbreak of a carbapenem-resistant klebsiella pneumoniae Identified using advanced molecular diagnostics [J]. Clin Infect Dis, 2017, 65 (7): 1159-1166。

（五）分子微生物学调查

为更好地描述 CRE 感染患者的特点，阐明感染患者与 ERCP 的关系，医院开展了分子微生物学检测。50 株 CRE 中有 39 株可用于碳青霉烯酶基因 PCR 检测，其中 1 株 bla_{NDM-1} 阳性，1 株 bla_{SME} 阳性，16 株 bla_{KPC} 阳性，21 株未检测到碳青霉烯酶基因，包括来自患者 5 的菌株。作为一个不相关的研究项目的一部分，偶然对 21 株菌株中的 1 株（来自患者 1）进行了全基因组测序，意外地发现了 $bla_{OXA-232}$ 碳青霉烯酶基因。21 株未检测到碳青霉烯酶基因的菌株中，9 例患者的 11 株菌株经 LunaProbe HRMA 检测为 $bla_{OXA-232}$ 阳性，包括来自患者 5 的分离株，这 11 株分离株具有高度的基因组相似性。

（六）病例搜索

联系在患者 1 首次接受 ERCP 后（2014 年 10 月 3 日）和在停止使用十二指肠镜前（2015 年 1 月 28 日）期间接受了 ERCP 的 179 名患者并向其提供了直肠拭子以确定是否携带 CRE，其中 150 名患者寄回了样本，7 名患者携带 CRE，均为携带 $bla_{OXA-232}$ 基因的 CRE。使用过 47 号或 26 号十二指肠镜但检测阴性的患者在 1 个月后再次进行直肠拭子筛查。通过第二轮检测，医院又发现了 1 名患者携带 CRE。1 名携带者（患者 9）后续发生了感染，该患者在第二个病例对照研究中纳入病例组。未使用 47 号或 26 号十二指肠镜的患者中没有发现携带者。

（七）描述性流行病学研究

患者接受 ERCP 和培养出携带 $bla_{OXA-232}$ 基因的 CRE 的时间线见图 12-6。患者 1 于 2014 年 9 月 30 日从胆汁中最先分离出携带 $bla_{OXA-232}$ 基因的 CRE，该患者随后于 2014 年 10 月 3 日和 10 月 29 日接受了 2 次 ERCP 手术，所用十二指肠镜为 47 号和 26 号。其余 9 例分离出携带 $bla_{OXA-232}$ 基因的 CRE 的患者（患者 0，患者 2~患者 9）中，有 8 例（患者 2~患者 9）在阳性培养结果前使用了 47 号或 26 号十二指肠镜进行了 ERCP 检查。在上消化道或呼吸道内镜检查中没有发现类似的情况。

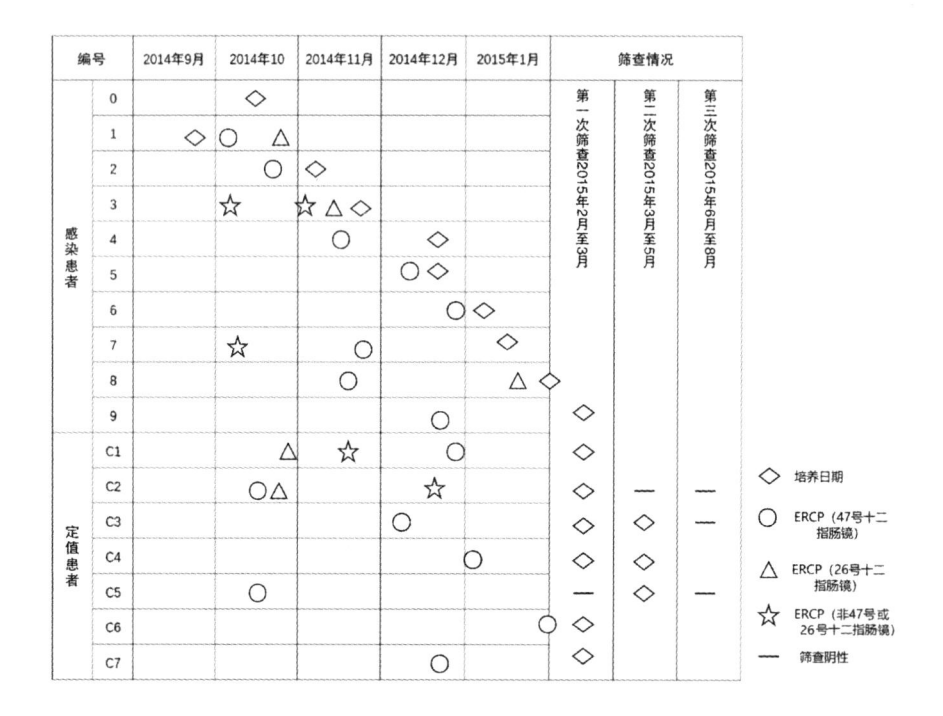

图 12-6 患者接受 ERCP 和培养出携带 $bla_{OXA-232}$ 基因的 CRE 的时间线

注：引自 Humphries R M, Yang S, Kim S, et al. Duodenoscope-related outbreak of a carbapenem-resistant klebsiella pneumoniae Identified using advanced molecular diagnostics [J]. Clin Infect Dis, 2017, 65 (7): 1159-1166。

患者 0 未进行 ERCP 手术，于住院第 44 天（2014 年 10 月 12 日）首次检测出携带 $bla_{OXA-232}$ 基因的 CRE，但于 2014 年 7 月在外院进行的尿培养中分离出 CRE（该分离物被丢弃）。患者 0 于 2014 年 5 月小脑卒中后在印度有较长时间的住院史，而携带 $bla_{OXA-232}$ 基因的 CRE 在印度流行，在美国很罕见。鉴于患者 0 尿培养中分离出 CRE，且其他患者没有境外旅居史，因此患者 0 可能是携带 $bla_{OXA-232}$ 基因的 CRE 的最初来源，尽管经过调查没有发现患者 0 和随后的暴发患者之间的传播链。

（八）再次提出假设

结合前期发现的病例（患者 2～患者 8）在阳性培养结果前使用了 47 号或 26 号十二指肠镜以及额外发现的 CRE 病例（C1～C7，患者 9）均暴露于 47 号或 26 号十二指肠镜，进一步确定 47 号和 26 号十二指肠镜与 CRE 传播之间的联系。

（九）再次验证假设

为了查找感染携带 $bla_{OXA-232}$ 基因的 CRKP 的危险因素，医院开展了第二个病例对照研究。选择 CRE 检测为 $bla_{OXA-232}$ 阳性的患者作为病例组，选择 CRE 检测为 $bla_{OXA-232}$ 阴性的患者作为对照组，确定了以下导致携带 $bla_{OXA-232}$ 基因的 CRE 感染的危险因素：到过内科治疗单元、接受上消化道内镜检查、接受 ERCP、有过呼吸道操作以及有胆管癌病史，见表12-6。

表12-6 CRE危险因素病例对照研究2

危险因素	携带 $bla_{OXA-232}$ 基因CRE ($n=11$) 患者,%	不携带 $bla_{OXA-232}$ 基因CRE ($n=39$) 患者,%	OR（95% CI）	P
入院年龄（岁）	58.6（18.3~77.9）	55.3（18.3~92.0）	1.01（0.98~1.04）	0.69
女	18.2	46.2	0.93（0.30~2.87）	0.16
住院时长（天）	55.0（1.0~195.0）	28.0（1.0~386.0）	0.99（0.99~1.00）	0.74
到过的特殊区域				
内科治疗单元	90.9	35.9	30.36（3.64~252.97）	0.004
手术室	54.5	35.9	0.89（0.28~2.90）	0.31
介入室	36.4	25.6	0.83（0.22~3.11）	0.48
血透室	9.1	5.1	1.09（0.09~12.84）	0.53
入院时APACHE Ⅱ	12.0（4.0~22.0）	14.0（3.0~28.0）	0.91（0.82~1.01）	0.12
使用抗菌药物	90.9	97.4	0.13（0.01~1.37）	0.4
≥1 肠镜检查	18.2	12.8	0.91（0.16~5.21）	0.64
≥1 上消化道内镜检查	45.5	12.8	4.33（1.14~16.43）	0.03
≥1 ERCP	72.7	7.7	60.00（10.85~331.70）	<.001
≥1 呼吸道操作	38.9	69.2	0.28（0.09~0.91）	0.03
≥1 手术	54.5	52.6	0.49（0.15~1.60）	>0.99
≥1 介入诊疗	22.2	41	0.41（0.11~1.48）	0.17
移植	18.2	20.5	0.78（0.18~3.35）	>0.99
活动性癌症	27.3	20.5	1.49（0.41~5.42）	0.69
癌症类型				
胆管癌	18.2	0	17.83（0.55~574.38）	0.04
胰腺癌	9.1	10.3	0.52（0.05~4.97）	>0.99
其他	0	10.3	0.52（0.05~4.97）	0.56
肝硬化/终末期肝病	9.1	26.3	0.56（0.13~2.35）	0.42
终末期肾病	18.2	15.4	0.69（0.13~3.79）	>0.99
中心静脉置管	63.6	82.1	0.22（0.06~0.75）	0.23
导尿管	36.4	74.4	0.13（0.04~0.47）	0.03
过去3个月住过长期护理机构	9.1	21.1	0.22（0.03~1.92）	0.66
过去6个月境外旅居史	10	16.7	0.50（0.05~4.83）	>0.99

注：除入院年龄、住院时长、入院时APACHE Ⅱ外，其他为百分比。

引自 Humphries R M, Yang S, Kim S, et al. Duodenoscope-related outbreak of a carbapenem-resistant klebsiella pneumoniae Identified using advanced molecular diagnostics [J]. Clin Infect Dis, 2017, 65 (7): 1159-1166.

（十）再次现场调查

调查人员在确认携带 $bla_{OXA-232}$ 基因的 CRE 病例后再次进行了现场调查，未发现异常。在十二指肠镜暂停使用后 1 周及 2 周，调查人员进行了十二指肠镜采样。尽管十二指肠镜采样阴性，但调查人员在与当地公共卫生部门协商后，认为结合分子检测和病例对照研究结果，可确定暴发是由 47 号和 26 号十二指肠镜引起的。

（十一）实施防控措施

在确认是 ERCP 相关的 CRE 暴发后，医院暂停了所有十二指肠镜相关检查，47 号和 26 号十二指肠镜永久禁用。咨询了卫生行政部门后，医院调整了内镜的复用流程。所有十二指肠镜在手工清洗、消毒后进行环氧乙烷灭菌。医院购买了额外的十二指肠镜以满足周转需求。医院重新培训所有再处理人员。每周由感染防控、护理和质量管理人员对内镜再处理进行督导。

二、经验总结

（一）可能的传播途径

十二指肠镜的风险较高，即使严格按照制造商的准则进行了高水平消毒，仍有传播疾病的可能性。

（二）研究的不足及启示

1. 研究的不足：在患者 5 感染 CRE 后，提出感染 CRE 与 ERCP 有关，比较突兀。内镜采样不及时，应在怀疑与内镜相关时立即采样，而不是所有内镜相关操作停止后采样。
2. 启示：开展本研究的机构对 CRE 进行了常规保存和基因分型，具有较强的实验室能力，从而有可能确定暴发源。因此，医疗机构要不断加强实验室的能力建设，才能尽早发现可疑暴发并开展调查，从而尽早控制暴发。

（黄静）

第七节　医务人员职业暴露暴发

2004 年，在泰国某医院 ICU 发生一起诊疗护理水痘－带状疱疹病毒（VZV）感染患者导致医务人员水痘暴发事件。该事件共导致 10 名医务人员确诊水痘－带状疱疹病毒感染，持续 33 天。在采取一系列接触隔离措施和空气隔离措施，持续监测至最后一例确诊病例发病 21 天后，医院未发现新发病例，此次暴发事件终止。

一、流行病学调查

(一) 确认暴发

随着水痘减毒活疫苗在全球范围内的广泛使用，水痘病例明显减少。在此次水痘职业暴露暴发前，医院未发生医务人员集中感染水痘-带状疱疹病毒事件。在 2004 年 11 月 18 日至 12 月 21 日出现 10 例医务人员确诊水痘，属于异常事件，因此考虑此次事件是一次医务人员职业暴露暴发。

(二) 相关定义

1. 感染病例的定义：出现水痘样皮疹并被临床诊断为水痘的医务人员，或者出现水痘相关的皮肤感染、肺炎等并发症。
2. 密接接触者的定义：直接与水痘-带状疱疹病毒感染者面对面接触且未佩戴医用防护口罩超过 5 分钟，未佩戴手套直接接触感染者疱疹。

(三) 三间分布

2004 年 11 月 18 日至 12 月 21 日，ICU 共报告 10 名医务人员感染水痘-带状疱疹病毒。2004 年 11 月 18 日，ICU 收治一名因药物治疗出现播散性带状疱疹的患者，随后相继有医务人员确诊水痘。首发病例发生在 12 月 1 日，按照水痘潜伏期一般为 12~21 天计算，即一代病例 9 例、二代病例 1 例。医务人员水痘暴发发病日期分布见图 12-7。所有病例一经确诊立即执行居家隔离措施，至水痘疱疹全部结痂脱落解除隔离。水痘感染病例均为 ICU 医务人员，其中本科室医生 1 例、进修医生 2 例，本科室护士 4 例、实习护士 3 例。10 例确诊病例中无重症感染病例，未采取药物治疗，隔离期满后返回工作岗位。

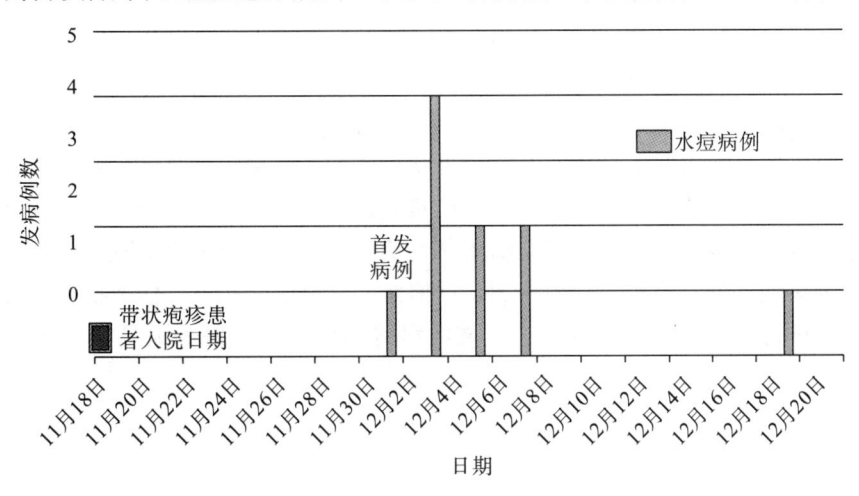

图 12-7 医务人员水痘暴发发病日期分布

注：引自 Apisarnthanarak A, Kitphati R, Tawatsupha P, et al. Outbreak of varicella - zoster virus infection among Thai healthcare workers [J]. Infect Control Hosp Epidemiol，2007，28（4）：430-434。

（四）感染途径调查

对ICU所有医务人员开展调查，明确此次事件是否与医务人员不规范行为有关。依据首次接诊水痘－带状疱疹病毒感染患者之日，对医务人员水痘、带状疱疹相关流行病学史，疫苗接种史，患者接触情况，生活轨迹等进行调查分析。所有病例均否认近期生活中接触水痘或带状疱疹病例。ICU于11月18日收治一例肺部感染患者，该患者在接受治疗4天后出现播散性带状疱疹。9例一代病例均存在未戴手套直接接触带状疱疹患者、面对面接触患者未戴口罩现象，考虑直接接触传播；二代病例与一代病例共用值班室，不排除空气传播的可能。

（五）实施防控措施

1. 安排专人对ICU所有医务人员开展监测，对发现的疑似或确诊水痘人员立即采取居家隔离措施。
2. 科室对所有在院患者及新入院患者开展监测，对疑似带状疱疹患者采取标准预防＋接触隔离，对疑似水痘病例采取标准预防＋接触隔离＋空气隔离。
3. 病区内易感人群于72小时内完成应急接种。
4. 准备充足的个人防护用品及手卫生用品，并规范使用。
5. 加强监管，保证各项制度落实，强化病区内空气及环境表面消毒。

二、经验总结

水痘－带状疱疹病毒是一种高传染性病毒，可以引起两种传染病：水痘和带状疱疹。水痘－带状疱疹病毒主要存在于水痘和带状疱疹患者的疱疹液中，以及水痘患者上呼吸道。传染期从出诊的前2天持续到所有疱疹结痂，潜伏期一般为12~21天。水痘－带状疱疹病毒主要通过直接接触尚未干燥结痂的疱疹或破损皮肤传播，或吸入病毒颗粒或呼吸道分泌物形成的气溶胶引起传播。

随着水痘减毒活疫苗在全球范围内推广，水痘发病明显减少。但对于免疫功能不全、长期卧床的免疫力低下高风险人群，带状疱疹的发病率在升高。带状疱疹在我国不属于法定管理及重点监测传染病，医务人员对其认识及防控意识不足。面对医院传播风险，医疗机构应健全管理制度、建立临床科室信息主动监测及上报流程，开展水痘－带状疱疹病毒医院感染防控相关知识培训，严格落实接触隔离和空气隔离措施，强化环境清洁消毒，进行专人护理，对ICU、血液内科等高风险科室医务人员开展水痘减毒活疫苗接种。

（徐世兰　张琳）

第八节　中医操作相关医院感染暴发调查

2011年，某诊所报道了一起在接受针灸治疗的患者中由结核分枝杆菌引起的感染暴发案例。2011年9月某诊所出现数十例患者发生针灸部位局灶性化脓性感染。流行病学调查、实验室检查、病例对照研究的结果均显示可能与针灸治疗和药物醋酸曲安奈德的使用有关。在一段时间的介入调查后，病例迅速减少，通过监测未发现新发病例。

一、流行病学调查

（一）确认暴发

2011年2月某诊所有2例患者出现发热、乏力，以及诊疗部位局部红肿、化脓等结核分枝杆菌局部感染的临床相关症状。2月至8月，每月有2~6例患者出现类似症状，9月患者数增加至15例。该诊所2011年前鲜有类似症状患者出现，仅在2011年出现较多结核分枝杆菌局部感染症状患者。2011年10月卫生监督部门介入进行调查，通过整合分析各来源信息，确认此次事件是一次感染暴发。

（二）病例定义

本次案例中，卫生监督部门调查2011年在该诊所就诊的患者，将调查病例分为疑似病例、临床诊断病例及确诊病例3种。疑似病例的定义：2011年在该诊所进行过诊疗，诊疗部位发生局部红肿、化脓，并出现发热、乏力、盗汗等全身症状之一者。临床诊断病例的定义：疑似病例中，局部感染灶脓液涂片阴性，但经抗结核药物治疗，局部感染灶愈合的病例。确诊病例的定义：疑似病例中，局部感染部位脓液涂片阳性，或局部感染灶脓液涂片阴性但实验室培养结核分枝杆菌阳性。

（三）病例发现

本案例中，卫生监督部门调查2011年在该诊所就诊的患者，制定个案调查表，详细了解相关诊疗过程，并结合实验室检测结果，发现和核实病例。

（四）三间分布

本案例中，流行曲线呈现单峰型，首例病例出现在2011年2月，后病例数逐渐增多，9月达到高峰。2011年10月卫生监督部门介入进行调查，病例迅速减少，末例病例发生于2013年5月。卫生监督部门共计发现感染病例59例，合计感染部位124处，人均2.10处；其中确诊病例32例，感染部位68处，人均2.13处。感染患者中男性29例，女性30例，感染者中位数年龄54岁，59例均发生局部化脓性炎症，主要症状为发热，其次为乏力、盗汗、食欲减退和淋巴结肿大等。59例病例均有针灸诊疗史，52人有注射诊疗史，47人有理疗诊疗史。其中32例确诊病例均有针灸诊疗史，28人有注射诊疗史，24人有理疗诊疗史。

感染病例发病时间分布见图12-8。

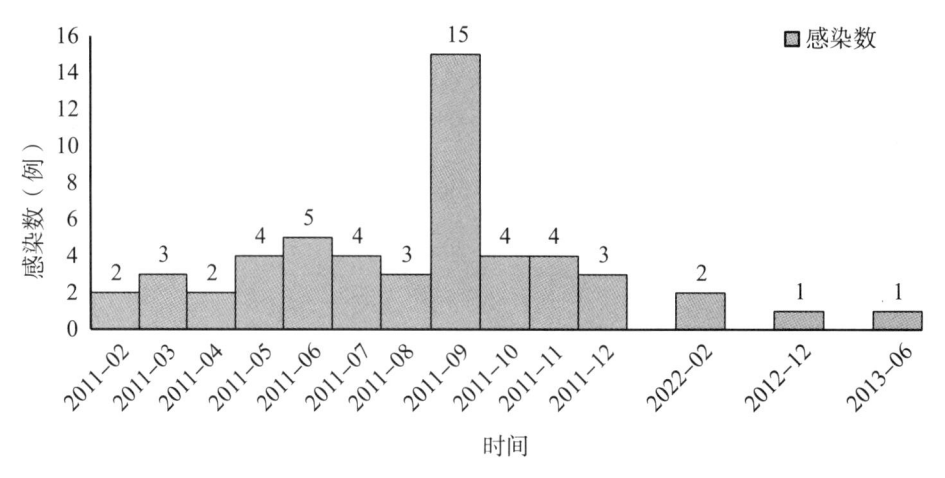

图 12-8 感染病例发病时间分布

注：引自林忠义，胡得意，黄大锟，等. 一起结核杆菌引起医院感染的调查报告[J].
浙江预防医学，2015，27（9）：902-904，909。

（五）提出假设

本案例中，卫生监督部门结合病例的发病时间，绘制发病时间分布图。对接受的诊疗、中医针灸操作的流程、注射操作流程、一次性针具的销毁情况、多次性针具的消毒灭菌情况等进行调查，了解到理疗纱布存在一天内未消毒，多人重复使用的现象，个别医生在针灸治疗中将已经使用过的针灸针直接用于针灸下一例患者，或使用酒精棉球消毒后再用于针灸下一例患者。注射治疗药物有醋酸曲安奈德、丹参等，既往研究表明醋酸曲安奈德注射液有免疫抑制作用，可使局部免疫力下降，大剂量使用会诱发结核分枝杆菌感染。卫生监督部门由此提出针灸操作不规范和注射治疗可能是导致本次感染暴发的原因。

（六）验证假设

本案例中，卫生监督部门建立假设后，开展病例对照研究验证假设。卫生监督部门将所有临床诊断病例（含确诊病例）纳入病例组，将在门诊登记的所有就诊者按照就诊时间排序后，采用系统抽样的方法，随机抽取 98 例就诊患者纳入对照组。对病例组和对照组所有对象采取一对一的问卷方式开展调查，主要对针灸诊疗经历、药物使用情况等进行比较（表 12-7、表 12-8）。研究结果显示，病例组 59 例患者共针灸诊疗 823 例次，平均每人 13.95 例次；对照组 98 例患者共针灸诊疗 675 例次，平均每人 6.89 例，Wilcoxon 秩和检验结果显示，两组针灸例次数差异具有统计学意义（$Z=5.82$，$P<0.05$），且发病例数随着针灸诊疗经历次数增多而增高，呈剂量-反应关系（$P<0.05$）。注射药物中，两组醋酸曲安奈德使用率分别为 59.32% 和 35.71%，差异有统计学意义（$P<0.05$），其他药物差异均无统计学意义（$P>0.05$）。

表 12-7 两组病例针灸治疗次数比较（例）

组别	针灸治疗次数				
	0~	5~	10~	15~	20~
病例组（$n=59$）	7	11	16	12	13
对照组（$n=98$）	42	32	15	6	3

注：引自林忠义，胡得意，黄大锟，等. 一起结核杆菌引起医院感染的调查报告[J]. 浙江预防医学，2015，27（9）：902-904，909。

表 12-8 药物与结核分枝杆菌感染的关系

药物名称	病例组（例）		对照组（例）		χ^2	P	OR	95%CI
	使用	未用	使用	未用				
醋酸曲安奈德	35	24	35	63	8.31	<0.05	2.63	1.28~5.39
丹参	1	58	7	91	2.26	<0.05	0.22	0.01~1.89
当归和野木瓜	7	52	10	88	0.11	>0.05	1.18	0.38~3.65
维生素 B_{12}	4	55	17	81	3.55	>0.05	0.35	0.09~1.18
不清楚	12	47	18	80	0.09	>0.05	1.13	0.47~2.75

注：引自林忠义，胡得意，黄大锟，等. 一起结核杆菌引起医院感染的调查报告[J]. 浙江预防医学，2015，27（9）：902-904，909。

（七）实施防控措施

本案例中，经过调查，禁止使用多次性针灸针后，新病例快速减少，这也进一步验证了针灸诊疗感染的可能性。

二、经验总结

（一）可能的传播途径

本案例中，针灸诊疗有使用多次性针灸针具治疗多人的现象，存在交叉感染的可能性，且醋酸曲安奈德具有一定的免疫抑制作用，注射醋酸曲安奈德可能是促使局部感染发生的一个因素。

（二）问题及教训

针灸作为中医诊疗中的经济有效的方法，受到基层诊所和群众的普遍喜爱。卫生监督部门有必要进一步加强社区诊所针灸针的消毒管理，严禁重复使用一次性针具，多次性针具使用后进行规范消毒灭菌，严禁未灭菌处理前再次使用。进行针刺操作时，做好皮肤消毒。

（庞启迪）

第九节 呼吸道传染病暴发调查

上海市某医院报告一起在小儿肝脏外科肝移植病区发生的麻疹感染暴发案例，时间跨度2周，3人感染麻疹，均为7~8月龄、无麻疹免疫史、有基础疾病的男性幼儿。通过临床症状表现、血清标本麻疹IgM抗体检测和发病时间分析，这3例患儿院内感染麻疹的可能性大，从传播链分析，考虑3例患儿在医技科室等候检查时感染麻疹病毒。通过加强医院通风换气、在医技科室候诊厅设置发热预检台，监测21天最长潜伏期无新病例发生，此次暴发事件终止。

一、流行病学调查

（一）确认暴发

发生麻疹感染暴发的病区为小儿肝脏外科肝移植病区，3例麻疹病例的基本情况见表12-9。从患儿住院情况可知，3例患儿住院时间均超过麻疹的最长潜伏期（21天），发病时间间隔不超过麻疹的最短潜伏期（7天），且3例患儿血液中的麻疹抗体IgM均呈阳性，属于近期感染，考虑患儿均在病房住院治疗，医院感染的可能性大，确认属于医院感染暴发。

表12-9 3例麻疹病例的基本情况

编号	患者	年龄（月）	入院日期	发热日期	出疹日期	疑似麻疹报告日期	麻疹确诊日期	与第1例病例的关系
1	患者A	8	2014-4-11	2014-5-4	2014-5-6	2014-5-9	2014-5-12	第1例病例
2	患者B	7	2014-3-27	2014-5-5	2014-5-7	2014-5-9	2014-5-12	与第1例病例邻床
3	患者C	7	2014-4-11	2014-5-9	2014-5-12	2014-5-12	2014-5-13	住第1例病例对面病房

注：引自任亚萍，彭毅，费怡，等. 3例麻疹住院患儿医院感染暴发流行病学调查［J］. 中国生物制品学杂志，2017，30（3）：290-292。

（二）病例定义

按照《麻疹诊断标准》（WS 296—2008），有发热，皮肤出现红色斑丘疹，伴咳嗽、流涕、打喷嚏等上呼吸道卡他症状，并有结膜炎症状，伴或不伴柯氏斑等，血清中查到麻疹抗体IgM阳性者考虑为麻疹病例。病例搜索范围主要集中在首例患儿发病前21天内3例患儿主要接触的人员，包括家属、医务人员和同病房的患儿。该病区有患儿28名（包括已出院患儿）、陪护人员49名、医务人员11名、保洁工勤人员3名，对以上人员进行症状和体征筛查发现，以上人员均未出现发热、出疹症状。

（三）三间分布

2014年5月4日至5月15日医院共计确诊麻疹病例3例，患者症状以反复咳嗽、发热及皮疹为主。病例均为男性，7~8月龄，无麻疹疫苗免疫史，因胆道闭锁，在上海市某医院小儿肝脏外科肝移植病区住院治疗。该病区大门常规关闭，没有开启中央空调及新风系统，通风环境较差。该病区的患儿住院期间经常去隔壁的儿童医院（以下简称B院）进行检查，患儿在病房外停留的时长均在30分钟以上，接触的人员也基本为医务人员，调查结果显示，3例患儿在发病之前的7~21天内都有去过B院接受相应的检查（表12-10）。

表12-10 3例麻疹患儿在B院停留30分钟以上的地点和时间

编号	姓名	发病日期	B院 心电图室	B院 心脏彩超室	B院 CT室
1	患者A	2014-5-4	2014-4-15（30分钟）	2014-4-15（90分钟）	—
2	患者B	2014-5-5	—	2014-4-28（30分钟）	2014-4-25（30分钟）
3	患者C	2014-5-9	2014-4-22（30分钟）	2014-4-26（60分钟）	2014-4-26（60分钟）

注：引自任亚萍，彭毅，费怡，等. 3例麻疹住院患儿医院感染暴发流行病学调查[J]. 中国生物制品学杂志，2017，30（3）：290-292。

2014年4月11日，首例患儿A因胆道闭锁在该院住院治疗，准备行肝脏移植术，在其入院期间，曾出现反复发热、咳嗽等相关症状。5月4日，患儿再次发热，体温达39.0℃，使用退热药对症处理。5月6日，患儿开始出现皮疹，5月9日，体温38.5℃，相继出现呼吸急促、面色发绀、精神萎靡等症状，随即转至B院PICU，诊断为麻疹疑似病例。5月12日实验室检测麻疹IgM抗体阳性。当地区疾病预防控制中心的流行病学调查发现，与患儿A同病区的另一例患儿出现相似症状，随后又在同病区发现了另一例类似症状的患儿，诊断麻疹疑似病例。3例患儿都伴有间歇性发热的症状，并且都出现了皮疹、咳嗽、气促等症状，但均未观察到麻疹黏膜斑、结膜炎。3例患儿的血液样本中，IgM抗体都呈阳性，诊断麻疹确诊病例。疫情发生后，3例病例均隔离住院进行治疗。

（四）提出假设

考虑3例患儿均在住院期间感染麻疹，对首例患儿发病前21天内3名患儿在院主要接触的人员进行调查，包括同病区的患儿、家属和医务人员。3例患儿在发病前7~21天均在B院做相关术前检查，包括心电图、心脏彩超和CT，停留时间均在30分钟以上，考虑可能在候诊厅等候时感染麻疹病毒。

（五）验证假设

该病区有患儿28人（包括已出院患儿）、陪护人员49人、医务人员11人、保洁工勤人员3人，对以上相关人员进行麻疹相关症状筛查，这些人均无发热、出疹等症状。B院的各个医技科室没有进行预检分诊工作，所有的患儿都在同一个候诊厅排队候诊，人员密集度较大，排查的难度系数较高，同时该候诊厅没有新风系统，采用自然通风，且通风效果较差。本次暴发疫情中的3例病例初步考虑在B院医技科室候诊厅等候检查时感染麻疹病毒。

（六）补充调查

国内多个研究显示，我国的麻疹感染病例中，在发病前21天去医院接受过治疗的情况呈现逐年递增的趋势。这表明患者去医院就诊，去的次数越多，其暴露的风险越高，提示医院感染是导致麻疹流行的重要危险因素之一。

典型麻疹病例容易鉴别，但对于一些有基础疾病且免疫力较弱的病例，尤其是儿童患者，较难与药物疹、儿童急疹等鉴别诊断。麻疹黏膜斑（柯氏斑）见于90%以上的麻疹患者，在起病后2~3天出现，一般2~3天内消失，具有早期临床诊断价值。本次疫情中的3例麻疹病例均因胆道闭锁被收治入院，而麻疹症状的反复发热、咳嗽以及喘息等症状和胆道闭锁的原发性症状类似，导致主管医生没有考虑其他传染病。3例病例中有2例在发病后4~5天才考虑麻疹诊断，早期检查没有关注病例麻疹黏膜斑的情况，导致早期没有对症用药，这种情况影响了病例的临床诊断和前期治疗，不利于本次案例中首发病例的早发现和后续病例的及时处置。

（七）实施防控措施

对直接接触或间接接触患儿的相关人员，紧急接种麻疹疫苗，医学观察21天。督促来院就诊的患者或陪护人员戴好口罩，做好呼吸道防护。加强对医务人员麻疹相关知识的培训。采用机械通风形式加强医院通风换气或者增设空气消毒机，落实终末消毒措施。要求各医技科室在候诊厅设置预检分诊台，要做好发热预检工作。从5月9日算起，经过最长潜伏期21天监测，无新发病例出现，本次麻疹疫情终止。

二、经验总结

（一）可能的传播途径

本次麻疹暴发案例中，人群调查未发现明确的共同传染来源，但考虑到此时为麻疹高发季节，病例均有基础疾病，没有疫苗接种史，并且长时间暴露在人员复杂的医疗环境中，感染风险较高，故列为此次麻疹疫情暴发的主要原因。

（二）问题及教训

麻疹病毒在外界存活力不强，若是空气流通良好，半小时即失去活力。

现场调查发现，该院和B院的通风设施较差，主要依赖自然通风，医技科室候诊区域通风不良且空气消毒不能有效落实。建议该院一方面增设机械式通风设备，加强通风；另一方面在相对密闭的环境配备人机共存的空气消毒机，达到空气消毒的目的。

建议在之后的工作中，临床医生尤其是儿科医生，在接诊有基础疾病的患儿时要提高传染病诊断的敏感性，及时进行鉴别诊断，避免漏诊造成疫情扩散。目前很多医院都规范设置了发热门诊或感染性疾病科，按要求进行预检分诊，但医技科室的候诊区存在防控空白，没有划分发热区和非发热区，人员混杂且流动，容易造成医院感染。

本次暴发调查仅对人员的症状和体征进行了排查，未对环境、空气进行采样检测。

建议针对此类感染暴发，在人群调查的基础上，增加环境、空气的检测，为感染原因及传播链的调查提供更全面的资料。

（段晓菲）

参考文献

[1] Chang C C, Cheng A C, Devitt B, et al. Successful control of an outbreak of invasive aspergillosis in a regional haematology unit during hospital construction works [J]. J Hosp Infect, 2008, 69 (1): 33-38.

[2] Ho S Y, Chiu C H, Huang Y C, et al. Investigation and successful control of an echovirus 11 outbreak in neonatal intensive care units [J]. Pediatr Neonatol, 2020, 61 (2): 180-187.

[3] Géry A, Mouet A, Gravey F, et al. Investigation of Serratia marcescens surgical site infection outbreak associated with peroperative ultrasonography probe [J]. J Hosp Infect, 2021, 111: 184-188.

[4] Legionnaires'Disease Surveillance Summary Report, United States 2018-2019 [EB/OL]. https://www.cdc.gov/legionella/php/surveillance/index.html.

[5] Dooling K L, Toews K A, Hicks L A, et al. Active Bacterial Core Surveillance for Legionellosis-United States, 2011-2013 [J]. MMWR Morb Mortal Wkly Rep, 2015, 64 (42): 1190-1193.

[6] Kessler M A, Osman F, Marx J Jr, et al. Hospital-acquired legionella pneumonia outbreak at an academic medical center: lessons learned [J]. Am J Infect Control, 2021, 49 (8): 1014-1020.

[7] 孙庆芬, 王广芬, 韩玲样, 等. 通过暴发案例归纳医疗机构水源性感染的预防与控制 [J]. 中华医院感染学杂志, 2018, 28 (19): 3037-3040.

[8] Humphries R M, Yang S, Kim S, et al. Duodenoscope-related outbreak of a carbapenem-resistant klebsiella pneumoniae Identified using advanced molecular diagnostics [J]. Clin Infect Dis, 2017, 65 (7): 1159-1166.

[9] 孙翠群, 孙源, 崔伟红, 等. 一起护理带状疱疹患者所致医务人员水痘暴发的调查与处理 [J]. 中国感染控制杂志, 2019, 18 (12): 1150-1153.

[10] 郭青青, 朱晨迪, 李莹莹, 等. 一起医务人员水痘暴发调查分析——一种少见的空气传播方式 [J]. 中国感染控制杂志, 2021, 20 (11): 1151-1155.

[11] 吴海燕, 孔席丽. 一起院内感染引起麻疹暴发的调查与思考 [J]. 现代疾病预防控制, 2017, 28 (11): 860-862

[12] Alanazi K H, Bin Saleh G M, Hathout H M, et al. Investigation of varicella outbreak among residents and healthcare workers in psychiatric hospital-Saudi Arabia [J]. Arch Environ Occup Health, 2021, 76 (2): 116-120.

[13] Apisarnthanarak A, Kitphati R, Tawatsupha P, et al. Outbreak of varicella-zoster virus infection among Thai healthcare workers [J]. Infect Control Hosp

Epidemiol，2007，28（4）：430-434.
[14] Aly N Y, Al-Obaid I, Al-Qulooshi N, et al. Occupationally related outbreak of chickenpox in an intensive care unit［J］. Med Princ Pract，2007，16（5）：399-401.
[15] 林忠义，胡得意，黄大锟，等. 一起结核杆菌引起医院感染的调查报告［J］. 浙江预防医学，2015，27（9）：902-904，909.
[16] 赵辨. 中国临床皮肤病学［M］. 2版. 南京：江苏科学技术出版社，2017.
[17] 张学军. 皮肤性病学［M］. 8版. 北京：人民卫生出版社，2013.
[18] 任亚萍，彭毅，费怡，等. 3例麻疹住院患儿医院感染暴发流行病学调查［J］. 中国生物制品学杂志，2017，30（3）：290-292.
[19] 张倩，费洁，钟培松，等. 嘉定区大规模麻疹疫苗强化免疫后麻疹流行病学特征分析［J］. 上海医药，2013，34（16）：36-38.
[20] 费怡，彭毅，任亚萍，等. 一起医院血液肿瘤患儿麻疹暴发调查［J］. 中国生物制品学杂志，2016，29（5）：557-560.
[21] 栾丽娟，赵丽佳，黄小翠. 医院病区内1例麻疹病例的预防控制措施［J］. 中华医院感染学杂志，2010，20（8）：1158.
[22] 丁亚兴，曲江文，骆晓艳，等. 天津市婴儿麻疹流行特征及发病危险因素分析［J］. 中华疾病控制杂志，2011，15（8）：698-700.
[23] 李梦东，王宇明. 实用传染病学［M］. 3版. 北京：人民卫生出版社，2011.

附 录

附表 1 缩略词表

HAI	Healthcare-associated Infection	医疗保健相关感染
CDC	Centers for Disease Control and Prevention	疾病预防控制中心
WHO	World Health Organization	世界卫生组织
CARSS	China Antimicrobial Resistance Surveillance System	中国细菌耐药监测网
SIR	Standardized Infection Ratio	标准化感染比
CMI	Case Mix Index	病例组合指数
RR	Relative Risk	相对危险度
OR	Odds Ratio	比值比
HR	Hazard Ratio	风险比
CI	Confidence Interval	置信区间
CL	Confidence Limit	置信限
t-test	t-test	t 检验
F 检验	Analysis of Variance	方差分析
χ^2 检验	Chi-squared Test	卡方检验
K-M 法	Kaplan-Meier Method	卡普兰-迈耶法
HIV	Human Immunodeficiency Virus	人类免疫缺陷病毒
ICU	Intensive Care Unit	重症监护病房
GCS	Glasgow Coma Scale	格拉斯哥昏迷评分
CRE	Carbapenem-resistant *Enterobacterles*	碳青霉烯类耐药肠杆菌
SSI	Surgical Site Infection	手术部位感染
VAP	Ventilator-associated Pneumonia	呼吸机相关性肺炎
NHSN	National Healthcare Safety Network	国家医疗安全网
VAE	Ventilator-associated Event	呼吸机相关事件
VAC	Ventilator-associated conditions	呼吸机相关并发症
IVAC	Infection-related Ventilator-associated Complications	与感染有关的呼吸机相关并发症

续附表1

PVAP	Possible Ventilator-associated Pneumonia	疑诊的呼吸机相关性肺炎
CLABSI	Central Line-associated Bloodstream Infection	中央导管相关血流感染
CRBSI	Catheter-related Bloodstream Infection	导管相关血流感染
CAUTI	Catheter-associated Urinary Tract Infection	导尿管相关尿路感染
MDRO	Multidrug-resistant Organism	多重耐药菌
CRAB	Carbapenems-resistant *Acinetobacter baumannii*	碳青霉烯类耐药鲍曼不动杆菌
CRPA	Carbapenems-resistant *Pseudomonas aeruginosa*	碳青霉烯类耐药铜绿假单胞菌
MRSA	Methicillin-resistant *Staphylococcus aureus*	甲氧西林耐药金黄色葡萄球菌
CREC	Carbapenem-resistart *Escherichia coli*	碳青霉烯类耐药大肠埃希菌
VRE	Vancomycin-resistant *Enterococcus*	万古霉素耐药肠球菌
PSM	Propensity Score Matching	倾向性评分匹配
ARDS	Acute Respiratory Distress Syndrome	急性呼吸窘迫综合征
APACHE II	Acute Physiology and Chronic Health Evaluation II	急性生理与慢性健康评分 II
CRKP	Carbapenem Resistant *Klebsiella Pneumoniae*	碳青霉烯类耐药肺炎克雷伯菌
IPC	Infection Prevention and Control	感染预防和控制
RCT	Randomized Controlled Trials	随机对照试验
IQR	Interquartile Range	四分位间距
GM	Grey Prediction Model	灰色模型
FNN	Feedforward Neural Network	前馈神经网络
GNN	Graph Neural Network	图神经网络
CNN	Convolutional Neural Network	卷积神经网络
RNN	Recurrent Neural Network	循环神经网络
AUC	Area Under the Curve	曲线下面积
AI	Artificial Intelligence	人工智能
RF	Random Forests	随机森林
SVM	Support Vector Machine	支持向量机
ANN	Artificial Neural Network	人工神经网络
ROC	Receiver Operating Characteristic Curve	受试者工作特征曲线
CM	Confusion Matrix	混淆矩阵
PFGE	Pulse Field Gel Electrophoresis	脉冲场凝胶电泳
CHEF	Contour-clamped Homogeneous Electric Field Electrophoresis	等高钳位均匀电场电泳
MSSA	Methicillin-sensitive *Staphylococcus aureus*	甲氧西林敏感金黄色葡萄球菌

续附表1

MALDI-TOF MS	Matrix-assisted Laser Desorption/Ionization Time-of-flight Mass Spectrometry	基质辅助激光解吸电离飞行时间质谱
NGS	Next Generation Sequencing	第二代测序技术/下一代测序技术
HTS	High Throuput Sequencing	高通量测序技术
TGS	Third Generation Sequencing	第三代测序技术
SMRT	Single Molecule Real Time Sequencing	单分子实时测序技术
WGS	Whole Genome Sequencing	全基因组测序
mNGS	Metagenomic Next-generation Sequencing	宏基因组第二代测序
tNGS	Targeted Next-generation Sequencing	病原体靶向第二代测序
ST	Sequence Typing	序列分型
MLST	Multi-Locus Sequence Typing	多位点序列分型
SNP	Single-Nucleotide Polymorphisms	单核苷酸多态性
wgMLST	Whole Genome-based Multilocus Sequence Typing	基于全基因组测序的多位点序列分型
wgSNP	Whole Genome-based Single-nucleotide Polymorphisms	基于全基因组测序的单核苷酸多态性分型
CDI	Clostridioides Difficile Infection	艰难梭菌感染
RD	Risk Difference	危险差
MD	Mean Difference	平均差值
WMD	Weighted Mean Difference	加权平均差值
SMD	Standardized Mean Difference	标准化的均数差
IA	Invasive Aspergillosis	侵袭性曲霉菌病
IFI	Invasive Fungal Infection	侵袭性真菌感染
ERCP	Endoscopic Retrograde Cholangiopancreatography	内镜逆行胰胆管造影术
VZV	Varicella-Zoster Virus	水痘-带状疱疹病毒
NICU	Neonatal Intensive Care Unit	新生儿重症监护病房
IMCU	Intermediate Care Unit	中间护理室